Katja Hambrecht

Train hard
love tight

Katja Hambrecht

Train hard love tight

Das Beckenboden-Workout für fantastischen Sex

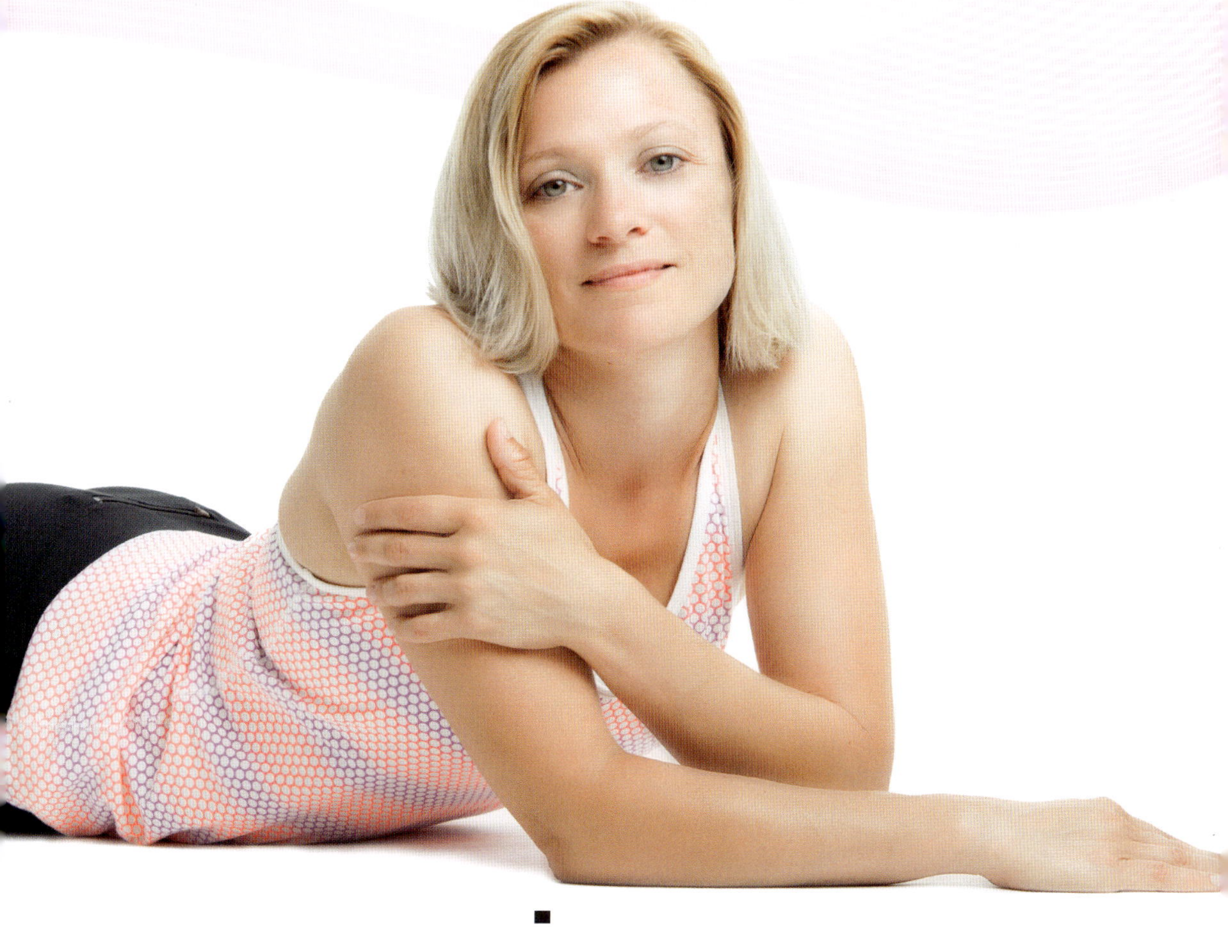

riva

Bibliografische Information der Deutschen Nationalbibliothek:
Die Deutsche Nationalbibliothek verzeichnet diese Publikation in der Deutschen Nationalbibliografie.
Detaillierte bibliografische Daten sind im Internet über http://dnb.d-nb.de abrufbar.

Wichtiger Hinweis
Dieses Buch ist für Lernzwecke gedacht. Es stellt keinen Ersatz für eine individuelle Fitnessberatung und medizinische Beratung dar. Wenn Sie medizinischen Rat einholen wollen, konsultieren Sie bitte einen qualifizierten Arzt. Der Verlag und die Autoren haften für keine nachteiligen Auswirkungen, die in einem direkten oder indirekten Zusammenhang mit den Informationen stehen, die in diesem Buch enthalten sind.

Für Fragen und Anregungen:
trainhardlovetight@rivaverlag.de

Originalausgabe
1. Auflage 2016

Nymphenburger Straße 86
D-80636 München
Tel.: 089 651285-0
Fax: 089 652096

Umschlaggestaltung: Kristin Hoffmann
Umschlagabbildungen und Übungsbilder im Innenteil: PHOTODESIGN-SPARR
Weitere Bilder und Grafiken: siehe Bildnachweis S. 237
Layout: Daniel Förster, Belgern
Satz: inpunkt[w]o, Haiger
Druck: Florjancic Tisk d.o.o., Slowenien
Printed in the EU

ISBN Print 978-3-86883-920-3
ISBN E-Book (PDF) 978-3-95971-253-8
ISBN E-Book (EPUB, Mobi) 978-3-95971-254-5

Weitere Informationen zum Verlag finden Sie unter

www.rivaverlag.de
Beachten Sie auch unsere weiteren Verlage unter
www.muenchner-verlagsgruppe.de

INHALT

Widmung und Danksagung

»Leuchtende Tage. Nicht weinen, dass sie vorüber.
Lächeln, dass sie gewesen.«

Konfuzius

In Gedenken an meine Mama

Dieses Buch ist für alle Mamas dieser Welt, denn sie haben Großes geleistet!

Es sei aber auch meinem Sohn gewidmet und meinem ebenso wunderbaren Mann, der sich, wie ich, immer das Beste für seine Familie wünscht und alles dafür tut.

An dieser Stelle möchte ich mich bei meiner lieben Tante Sigrid bedanken, die die wunderbaren Anatomiebilder gezeichnet hat. Ich kann nur ahnen, wie viele Stunden und Wochen sie an den anspruchsvollen Muskel- und Beckenskizzen gezeichnet hat. Danke, liebe Sigi!

Meiner Familie möchte ich dafür danken, dass ich mich in vielem ausprobieren durfte und so meinen eigenen Weg finden konnte. So manches Mal habe ich sie mit meinen fantasievollen Ideen und unkonventionellen Einfällen, mit meiner ruhelosen und eigenwilligen Art in den Wahnsinn getrieben. Dazu fällt mir der Spruch aus meinem Poesiealbum ein, den mein Papa für mich ausgesucht hatte:

Erste Schritte

Klein ist, mein Kind, dein erster Schritt,
Klein wird dein letzter sein.
Den ersten gehn Vater und Mutter mit,
Den letzten gehst du allein.

Seis um ein Jahr, dann gehst du, Kind,
Viel Schritte unbewacht,
Wer weiß, was das dann für Schritte sind
Im Licht und in der Nacht?

Geh kühnen Schritt, tu tapfren Tritt,
Groß ist die Welt und dein.
Wir werden, mein Kind, nach dem letzten Schritt
Wieder beisammen sein.

Albrecht Goes

Nehmen Sie diese Worte zum Anlass, darüber nachzudenken, wie viele Schritte Sie in Ihrem Leben bisher »unbewacht« gegangen sind und noch gehen werden. Viele davon konnten Sie selbst entscheiden und werden das auch weiterhin tun. Eine bewusste Richtungsänderung aus gesundheitlichen oder persönlichen Gründen bringt Unsicherheit mit sich, weil wir von der bisherigen, vermeintlich sicheren Spur abkommen. Es kann und es wird aber aus einer selbst gewählten Entscheidung für Sie immer eine positive Erfahrung entstehen. Schon allein aus dem Grund, dass Sie es selbst so entschieden haben!

Vorwort

Ich lege dieses Buch allen Frauen ans Herz, die mehr aus sich, mehr aus ihrem Körper, mehr aus ihrem Selbstwertgefühl und damit aus ihrem Leben machen möchten. Unser Leben ist viel zu kurz, als dass wir nur mittelmäßig damit zufrieden sein sollten.

Die Formel ist ganz klar: Fühlen Sie sich in Ihrem Körper wohl, strahlen Sie dieses Wohlgefühl verstärkt nach außen aus. Sie nehmen dadurch eine ganz andere, positive Haltung an, gehen mit sich und Ihren Mitmenschen viel besser um. Weniger gute Erlebnisse verarbeiten Sie schneller bzw. manchmal erkennen Sie auch den Nutzwert daraus an. Was sich zuerst als Enttäuschung herausstellt, kann im zweiten Moment eine neue, viel bessere Erfahrung sein. Dies können die unterschiedlichsten Erlebnisse sein: eine enttäuschte Liebe, ein abgesagter Job, ein lang gehegter Kinderwunsch. All diese für Sie schlimmen, negativen Erfahrungen sind im Nachhinein vielleicht sogar berechtigt gewesen. Manchmal benötigt man einfach eine gewisse Zeit, Ruhe und Selbstreflexion, um zu erkennen, dass es rückblickend betrachtet doch eine gute Entwicklung oder Entscheidung war.

Ich hatte selbst viele Jahre einen unerfüllten Kinderwunsch mit meinem damaligen Mann. Drei künstliche Befruchtungen und dreimal Kryotransfer brachten keinen Erfolg. Mein Körper nahm die befruchteten Eizellen, die mir eingesetzt wurden, einfach nicht an. Ich habe meinen Körper wirklich gehasst und ging nicht mehr achtsam mit ihm um, im Gegenteil. Ich vernachlässigte ihn, nahm aus Frust zu und als mir das sechste negative Ergebnis nach einem Schwangerschaftstest mitgeteilt wurde, schlug ich aus lauter Wut auf meinen Bauch, der einfach kein Kind in mir wachsen lassen wollte. Ich heulte, ich war verzweifelt, ich hasste jede Frau, die schwanger war oder einen Kinderwagen schob. Jedoch merkte ich schnell, dass es so mit mir nicht weitergehen konnte. Zumal meine Ehe aufgrund dieser vielen Enttäuschungen, die zwar uns beide betrafen, aber unter denen ich als Frau besonders litt, zu scheitern drohte.

Mit meinem damaligen Mann hatte ich nur noch Sex nach Plan. Quasi Sex nach Eisprung. Ein erfülltes Sexualleben und die damit verbundene körperliche Zufriedenheit und Verbundenheit gab es schon lange nicht mehr. Diese und andere persönliche Gründe gaben meiner Ehe schließlich den Rest, sodass wir uns scheiden ließen.

Trotz dieser persönlichen Niederlagen hatte ich den festen Vorsatz: Ich wollte glücklich und zufrieden sein. Ich überlegte lange, was mir wichtig war, wie ich leben wollte: Ich wollte einfach in jeglicher Hinsicht zufrieden sein, beruflich wie privat. Persönliche Zufriedenheit bedeutete für mich Unabhängigkeit, Freude am Leben und mit mir im Reinen sein. Ich begann daher wieder als Sporttherapeutin zu arbeiten und unterrichte bis heute an einer Berufsfachschule für Physiotherapie.

Was die körperliche Aktivität anging: Ich raffte mich auf, begann langsam wieder aktiv Sport zu treiben, die negativen Gedanken der erfolglosen künstlichen Befruchtungen und die damit verbundenen körperlichen wie seelischen Schmerzen zur Seite zu schieben und ging auch mental meinem Frust auf den Grund.

Von Anfang an richtete ich mein Augenmerk auch auf meinen Körper. Ich wollte endlich wieder schlanker sein, denn ich hatte im Laufe der letzten fünf Jahre leider kontinuierlich zugenommen, auch aus Mangel an Sport. Meine Ausdauer war miserabel, ich hatte immer wieder leichte Rückenschmerzen, hervorgerufen durch einen Beckenschiefstand. Meine komplette Rumpfmuskulatur war geschwächt. Dadurch verschlechterte sich meine Haltung. Mein Bauch war schwammig, ich fühlte mich instabil und schwerfällig. Eine weitere Problemzone war mein Urogenitaltrakt (Harn- und Geschlechtsapparat). Ich hatte in der Vergangenheit des Öfteren mit Pilzinfektionen zu kämpfen gehabt, meine Periode kam unregelmäßig, die Sexualität litt darunter. Ich informierte mich in diversen Foren im Internet und nahm meinen Beckenboden gedanklich unter die Lupe. Als Sporttherapeutin kannte ich mich aus und sah mich nun als meine eigene Patientin. Was war los mit meinem Beckenboden?

Der Beckenboden – oder genauer gesagt die Beckenbodenmuskulatur – bietet den unten liegenden inneren Organen wie zum Beispiel Blase, Harnröhre, Gebärmutter, aber auch den umliegenden Muskelbereichen wie der Rücken- und Bauchmuskulatur Kraft, Stärke und den notwendigen Rückhalt, der mir anscheinend fehlte. Also konzentrierte ich mich bei allen Bewegungs- und Fitnessübungen immer wieder auf meine Beckenbodenmuskulatur.

Ich begann mit dem Laufen, was sich schließlich zu meiner absoluten Lieblingsausdauersportart entwickelt hat. Nebenbei trainierte ich intensiv die Beckenbodenmuskeln. Natürlich kennen viele die klassischen Übungen, das An- und Entspannen der Beckenbodenmuskeln, das »Hochziehen« im Bereich des Dammes, häufig in Verbindung mit Vorstellungsübungen wie zum Beispiel Fahrstuhl fahren oder mit den Schamlippen imaginäre Grashalme zupfen, was auch je nach Zielgruppe sehr sinnvoll ist.

Allerdings bedeutet ein richtiges Beckenboden-Workout noch viel mehr: den eigenen Körper kennenlernen, fühlen, wahrnehmen und damit kleinste und größere Veränderungen spüren. Positive Veränderungen durch ein persönlich abgestimmtes Training, eine definiertere Figur, mehr Sicherheit, was die Blasenkontrolle betrifft (vor allem für Frauen, die gerade ein Kind entbunden haben oder die im fortgeschrittenen Alter ihre Blasenkontrolle als schwach empfinden), Aufrichtung und Stärke im Rücken und Selbstbewusstsein beim Sex.

Ich entwickelte also das »Train hard – love tight«-Trainingsprogramm. Ein Beckenbodentraining der besonderen Art, für alle Sinne, für jede Frau, sinnlich, lustvoll und voller Energie. Übungen, die Lust auf Bewegung und, besonders wichtig, Lust am eigenen Körper machen.

Es ist ein kombiniertes Ausdauer- und Muskel-Workout in verschiedenen Ausgangsstellungen, immer in Aktion mit den Beckenbodenmuskeln. Die Bewegungen werden besonders rhythmisch und hingebungsvoll ausgeführt, das Zentrum der Bewegung ist das Becken – unsere Körpermitte. Mehr zur Anatomie unseres Beckenbodens erfahren Sie ab Seite 44.

Bis heute spüre ich durch dieses Training eine unendlich positive Energie, ich habe meinen Körper dadurch stabilisiert und widerstandsfähig gemacht. Selbst eine nachgewiesene Skoliose und eine Blockade im Iliosakralgelenk kann ich dadurch wunderbar kompensieren und habe keinerlei Probleme mehr.

Mittlerweile bin ich Mama eines wunderbaren Sohnes geworden. Wie viele Frauen hatte auch ich reichlich mit »Nachwehen« aus der Schwangerschaft zu kämpfen: einem Dammriss 3. Grades durch die Entbindung und einer minimalen Beckenbodenschwäche, die ich besonders beim Husten oder Niesen gespürt habe. Diese war aber direkt nach der Entbindung als normal einzustufen. Da ich um die Anatomie und Funktion der Beckenbodenmuskeln wusste und auch schon mein »Train hard – love tight«-Trainingsprogramm entwickelt hatte, arbeitete ich nach der Entbindung mit meinem Beckenboden und die postnatalen Beckenbodenprobleme waren schnell Vergangenheit.

Auch Sie können durch die Veränderung Ihres Körpers mit dem »Train hard – love tight«-Trainingsprogramm eine völlig veränderte, positivere Lebenseinstellung entwickeln. Eine Lebenseinstellung, die Ihr Leben maßgeblich verbessern wird.

Überlegen Sie: Was in Ihrem Leben, was in Ihrem Alltag möchten Sie ändern? Viele Frauen wollen abnehmen, attraktiver werden, ein besseres, aufregenderes Sexualleben haben, mehr Zufriedenheit, Lebensqualität, Erfolg, Glück und Gesundheit aufbauen. Merken Sie, dass diese aufgezählten Punkte alle miteinander zu tun haben?

Und ich verspreche Ihnen nicht zu viel, wenn ich Ihnen sage, dass Sie all das mit diesem Trainingsprogramm erreichen können, ganz egal ob Sie ein junges Mädchen oder eine Seniorin sind, ob Sie schon Kinder geboren haben oder nicht, ob Sie das Buch aus reiner Neugier gekauft haben oder aus einem echten Leidensdruck heraus. Das »Train hard – love tight«-Trainingsprogramm verhilft jeder Frau zu einem starken Beckenboden und auf diesem Weg zu mehr Lust und sexueller Erfüllung, einer besseren Körperhaltung und Gesundheit, mehr Wohlbefinden und Selbstvertrauen. Sie werden in einfachen Schritten lernen, Ihren Beckenboden zu erspüren und zu aktivieren. Im anschließenden Trainingsprogramm stelle ich Ihnen rund 60 Übungen vor, mit denen Sie Ihren Beckenboden und die eng mit ihm verbundenen benachbarten Muskeln kräftigen können. Für frisch gebackene Mütter gibt es ein besonders schonendes Programm, das smooth-Training, für die erste Zeit nach der Entbindung (siehe Seite 176 ff.). Sie werden erfahren, welche Sportarten Ihren Beckenboden besonders gut ansprechen (siehe Seite 187 ff.) und wie Ihnen das Beckenbodentraining helfen kann, Ihr Liebesleben zu verbessern (siehe Seite 200 ff.) und allgemein selbstbewusster und »aufgerichteter« durchs Leben zu gehen (siehe Seite 212 ff.).

Einführung – mein Erlebnis

Im Alter von 24 Jahren hatte ich ein besonders einschneidendes Erlebnis mit einer 54-jährigen Patientin, die ich als Einzelpatientin im Beckenbodentraining betreut habe. Sie kam zu mir mit der Diagnose einer mittelschweren Belastungsinkontinenz. Beim Heben, Laufen, Niesen und Husten hatte sie leichten Harnverlust, der sie in ihrer Lebensqualität schon sehr einschränkte.

Wir haben gemeinsam verschiedene Übungen zur Aktivierung des Beckenbodens durchgeführt, haben mittels Visualisierung die Vaginalmuskulatur angesteuert und aktiviert und damit auch die Bewegung der Schamlippen angeregt. Diese Übungen sollten der Patientin ein besonderes Körpergefühl vermitteln, um wieder einen Zugang sowohl zur eigenen Weiblichkeit als auch zu den persönlichen und sexuellen Bedürfnissen zu erlangen. Sanfte, sich stetig wiederholende Beckenbewegungen, die Aufrichtung und das Nachvornekippen des Beckens sollten ergänzend die Lendenwirbelsäule entlasten. Die Patientin hat die Übungen sehr aufmerksam und ehrgeizig durchgeführt und ging an diesem Tag äußerst motiviert nach Hause.

In der Woche darauf hatte sie erneut einen Termin bei mir, wieder als Einzelpatientin. Wir haben ein weiteres Mal sehr intensiv mit ihrer Beckenbodenmuskulatur sowie auch mit ihrer Bauch- und Rückenmuskulatur gearbeitet. Im Liegen und im aktiven Stand haben wir Bein- und Gesäßmuskeln gekräftigt, immer mit zusätzlicher Beckenbodenaktivität.

Im Anschluss an das sehr intensive Training habe ich mit meiner Patientin noch einige beckenbodenentspannende Übungen durchgeführt. Während dieser Entspannungsphase kamen wir ins Gespräch. Die bis dahin eher einsilbige, aber dennoch aktive und motivierte Patientin begann, mir von sehr persönlichen Erlebnissen zu berichten. Sie erzählte, dass ihr seit 15 Jahren an den Rollstuhl gefesselter Ehemann sie regelmäßig dazu zwang, ihn oral oder mit der Hand zu befriedigen. Aus Liebe oder mittlerweile mehr aus Schuldgefühlen sah sie sich dazu veranlasst, ihm diesen »Dienst« zu erweisen. Ihre eigenen Bedürfnisse, ihre eigene Sexualität interessierten ihren Ehemann allerdings überhaupt nicht. Er suhlte sich im Selbstmitleid und sie fügte sich ihm.

Bis zu dieser vergangenen Woche. Sie erzählte mir, dass sie auch zu Hause die Beckenbodenaktivierungen für sich übte und sie regelmäßig in den Alltag einbezog. Sie hatte dabei plötzlich gespürt, wie sich ihre eigenen Bedürfnisse regten. Sie hatte gemerkt, dass durch die Übungen ihre Scheidenmuskulatur und ihre Klitoris angeregt wurden. Ihre Vagina war feucht geworden und ein sexuelles Verlangen hatte eingesetzt. Sie hatte richtig Lust, sich selbst zu befriedigen, und tat dies nach über 20 Jahren das erste Mal wieder. Sie empfand es als etwas Großartiges, sie hatte einen tollen Orgasmus. Den Orgasmus, auf den sie so viele Jahre verzichtet hatte.

Dies war der Moment, der ihr Leben veränderte. Sie sagte mir, dass sie sich nie mehr befehlen lassen würde, ihren Mann auf sein Verlangen hin zu befriedigen. Seine Behinderung durfte nie mehr als Druckmittel verwendet werden, ihm sexuelle Dienste zu erweisen, obwohl sie das nicht wollte.

Mir wurde in diesem Moment plötzlich klar, dass ihre Harninkontinenz nicht nur eine körperliche, sondern vielmehr auch eine seelische Ursache hatte. Der sexuelle Druck, den ihr Mann auf sie ausübte, hatte sich komplett auf ihre Beckenbodenmuskulatur ausgewirkt. Ihr Beckenboden war geschwächt! Schwach durch den psychischen Druck, durch die Angst vor dem sexuellen Erleben mit ihrem Mann.

Dieses Erlebnis mit meiner Patientin zeigte mir, dass Sexualität, ein starker Beckenboden und ein gefestigtes Selbstbewusstsein ganz klar miteinander verbunden sind.

Gut trainierte, aktivierte Beckenbodenmuskeln verstärken unser Lustempfinden und verbessern deutlich die Orgasmusfähigkeit und -intensität, indem sie die Durchblutung im Genitalbereich erhöhen und die Scheide verengen. Dadurch wird beim Sex der Penis enger umschlossen und die Reibung in der Vagina erhöht, was auch Ihr Partner zu spüren bekommt.

Ebenso resultiert eine starke, aufrechte und gesunde Rückenmuskulatur aus der Stärke unseres Beckenbodens. Egal ob Mann oder Frau, für beide Geschlechter ist es wichtig, die Beckenbodenmuskulatur zu pflegen, mit ihr regelmäßig zu arbeiten, sie zu aktiveren.

Für den Mann steigt mit der Kraft der Beckenbodenmuskulatur neben der Kontinenz die Erektionsfähigkeit. Die Ausdauer beim Geschlechtsverkehr, die Zeit, wie lange ein Orgasmus hinausgezögert werden kann, und auch die Härte des erigierten Penis werden von der Beckenbodenmuskulatur mitbestimmt. Natürlich spielen hier aber auch andere Faktoren eine Rolle, wie zum Beispiel mentale Stärke, ein gut eingestellter Hormonspiegel und eine gesunde Libido.

Aktivieren und trainieren wir Frauen regelmäßig und zunehmend unsere Beckenbodenmuskulatur, bearbeiten wir dabei unter anderem einen Teil der umliegenden »Hilfsmuskeln«, also Bauch-, Rücken- und Beinmuskulatur, auf die wir in unserem Trainingsprogramm ab Seite 81 besonders eingehen werden. Bewegen wir gerne, ausdauernd und liebevoll unseren Körper, fühlen wir uns auch mental stärker. Klar, wer will schon mit Ende 30, Anfang 40 Inkontinenzeinlagen tragen? Auch wenn uns die Werbung suggeriert, es sei doch überhaupt kein Problem, ein selbstbestimmtes und wunderbares Leben zu führen, wenn wir täglich unsere Slipeinlagen verwenden. Eine Firma hat sogar einen Namen dafür kreiert und ihn schützen lassen: der »Uups-Moment«!

Aber mal ehrlich, wer von uns, egal welchen Alters und in welcher Situation, möchte einen »Uups-Moment« erleben? Keine Frau, die ich kenne! Wir möchten einen starken Beckenboden, der unsere Blase jederzeit kontrollieren und den Harn zurückhalten kann. Und wenn es sein muss, auch mal länger, wenn nicht sofort eine Toilette in Reichweite ist.

Ich wurde nun schon des Öfteren gefragt, wie ich auf die Idee kam, ein Buch zum Thema Beckenboden zu schreiben, dazu mit dem Titel »Train hard – love tight – Das Beckenboden-Workout für fantastischen Sex«. Ich habe in der Vergangenheit viele Bücher zum Thema Beckenbodentraining gelesen und habe in meiner Arbeit als Sporttherapeutin sehr viele Beckenbodenkurse und -fortbildungen geleitet, da dieses Thema schon immer eine Herzensangelegenheit für mich war. Es ist für alle Frauen gewinnbringend, egal ob jung oder alt, ob Mütter, solche, die es werden wollen, oder jene ohne Kinder, schwangere Frauen, Frauen mit Inkontinenz oder anderen Beschwerden im Urogenitaltrakt oder Frauen, die einfach eine bessere Sexualität erleben wollen.

Ich möchte den Beckenboden auf wertschätzende und respektvolle Weise in den Alltag, in das tägliche Bewusstsein rücken. Ich möchte neugierig machen und darüber informieren, welche positiven Effekte ein gut trainierter Beckenboden mit sich bringt, auf das allgemeine Wohlbefinden, die Körperhaltung, die Sexualität. Orgasmen können trainiert, können intensiver erlebt werden. Und wenn Sie die umliegenden Muskelbereiche in Ihre Aktivierung der Beckenbodenmuskeln miteinbeziehen, wie mein Programm es vorsieht, werden Sie zugleich auch Ihre Figur sichtbar positiv verändern können!

1

DIE LUST AM EIGENEN KÖRPER

Weibliche Sexualität

T*rain hard – love tight* ist Lust auf Bewegung, Lust am eigenen Körper, Lust auf Sex. Die weiblichen Genitalien, Selbstbefriedigung, Orgasmusfähigkeit und der Wunsch, offen darüber zu kommunizieren, sind weitere Themen dieses Buches.

Ich möchte erreichen, dass Sie Lust auf Bewegung haben, Lust am eigenen Körper spüren, Lust auf Sex bekommen, den Sie auch richtig genießen können. All das lässt sich durch unser Beckenbodentraining erreichen, denn unser Beckenboden ist viel mehr als nur das »Auffangnetz« für die inneren Organe des Unterkörpers. Er hat großen Einfluss auf unser Lustempfinden, aber auch auf unsere allgemeine Gesundheit, unsere Körperhaltung und nicht zuletzt unser Selbstbewusstsein. Und je wohler Sie sich in Ihrem Körper fühlen, je zufriedener Sie mit sich selbst sind, desto bewusster bewegen Sie sich im Alltag. Sie treten selbstsicher auf, blicken gerne in den Spiegel, zeigen sich ungeniert nackt und haben Spaß am Sex.

In den nächsten Kapiteln geht es darum, weibliche Sexualität aktiv und genussvoll zu leben. Gerade wenn es Ihnen schwerfällt, zum Höhepunkt zu kommen, oder wenn Sie Schwierigkeiten haben, beim Geschlechtsverkehr durch reine Penetration einen Orgasmus zu erleben, werden dieses Buch und das darin beschriebene Beckenboden-Trainingsprogramm Ihnen helfen.

Viele Frauen benötigen die Unterstützung mit den Händen, also eine gleichzeitige Stimulation der Klitoris, um beim Sex kommen zu können. Wenn Sie leichter, schneller und intensiver beim Geschlechtsverkehr mit Ihrem Partner oder Ihrer Partnerin und bei der Selbstbefriedigung einen Orgasmus erleben möchten, können Sie durch gezieltes Training Ihrer Beckenbodenmuskeln zum einen die Libido fördern, was wiederum eine verbesserte Durchblutung der Scheide bewirkt. Schamlippen und Klitoris wirken dann wie die Schwellkörper im Penis des Mannes. Zum anderen können Sie durch das Anspannen Ihrer Beckenbodenmuskeln beim Sex die Reibung in der Vagina erhöhen und den Penis des Mannes (oder auch einen Dildo oder Vibrator) regelrecht umklammern. Je nach Stellung, zum Beispiel wenn Sie auf dem Mann sitzen, bestimmen Sie Tempo und Intensität und können so intensiv den G-Punkt stimulieren.

Leider haben viele Frauen Schwierigkeiten, zum Orgasmus zu kommen. Die Gründe dafür sind vielfältig und können körperlichen wie seelischen Ursprungs sein. Wie Sie im Folgenden erfahren werden, lässt sich die Orgasmusfähigkeit und -intensität aber in den meisten Fällen trainieren. Befassen Sie sich mit dieser überaus interessanten und lustbringenden Thematik und erfahren Sie, wie Sie persönlich davon profitieren können.

Weibliche Genitalien – so wunderschön!

Liebe Frauen, bitte merken Sie sich eines: Unsere weiblichen Genitalien sind wunderschön und absolut einzigartig! Jede Vagina, auch Scheide genannt, sieht anders aus, sie unterscheiden sich voneinander wie der persönliche Fingerabdruck.

Falls Sie es nicht schon längst getan haben, sollten Sie Ihre Vagina am besten erst einmal genau kennenlernen. Beschäftigen Sie sich mit ihr: Setzen Sie sich mit weit geöffneten Beinen vor einen Spiegel und schauen Sie sich Ihre Vagina genau an. Streicheln Sie sanft darüber, spüren Sie diese samtweiche Haut und freuen Sie sich daran.

Öffnen Sie mit Ihren Fingern die Schamlippen, fahren Sie sanft über die Klitoris. Bei jeder Frau sieht die Klitoris ein bisschen anders aus und unterscheidet sich sogar in ihrer Größe. Schauen Sie einmal genau hin: Die Klitoris ähnelt einem kleinen Penis und bei manchen Frauen ist sie um einiges größer als bei anderen Frauen. Sie hebt sich regelrecht ab und kann ähnlich wie ein Penis stimuliert werden.

Sehr schnell werden sich Ihre Schamlippen unter Ihren Streicheleinheiten von selbst öffnen. Sie werden die zwei Schamlippenpaare erkennen können, die äußeren und die inneren Schamlippen, die bei jeder Frau unterschiedlich groß ausgeprägt sind und dementsprechend nah angeschmiegt sind oder sich leicht nach außen schlagen.

Beobachten Sie auch einmal zyklusabhängig Ihre Vagina. Im Zeitraum kurz vor und während der fruchtbaren Tage sind die Schamlippen stärker sichtbar und ausgeprägter. Sie werden größer und praller und öffnen sich weiter nach unten außen.

Verstärken Sie die Streicheleinheiten rund um Ihre Vagina mithilfe eines Öls, fördern Sie die Durchblutung, die Sensibilität und Erregbarkeit. Erweitern Sie den Radius, massieren Sie auch den Bereich des Dammes. Je nach Vorliebe erregt es Frauen, wenn der Bereich um den Anus gestreichelt und stimuliert wird. Gerade hier verlaufen unzählige Nerven, diese Zone ist eine sehr empfindliche und erogene Körperstelle, deren Stimulation allein bereits zum Orgasmus führen kann.

Wissenschaftler haben herausgefunden, dass Teile der Vagina im Inneren mit den Beckenbodenmuskeln zusammenhängen bzw. sie umschließen. Aus diesem Grund ist auch die Orgasmusfähigkeit trainierbar! Ebenso wie das Erreichen eines vaginalen Orgasmus. Und alle Frauen, die schon einen vaginalen Orgasmus hatten, behaupten mit Recht, dass es ihn gibt!

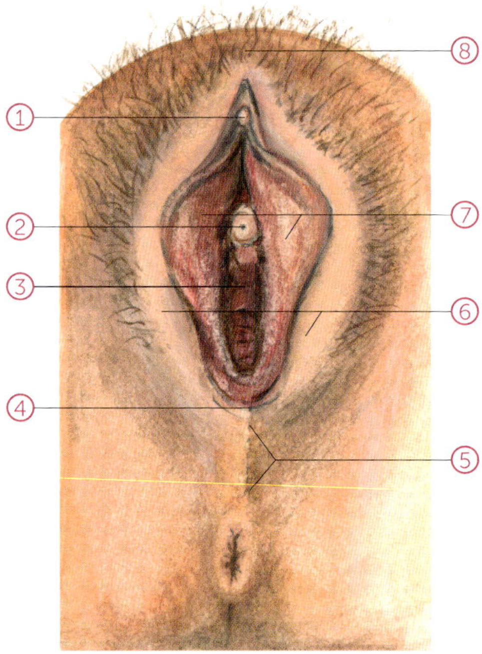

Der Aufbau der Vagina

① Klitoris

② Äußere Harnröhrenöffnung

③ Scheidenvorhof

④ Hintere Verbindungsstelle der beiden großen Schamlippen

⑤ Verbindungsnaht (Damm)

⑥ Große, äußere Schamlippen

⑦ Kleine Schamlippen

⑧ Schamhügel

Aktivieren Sie willkürlich Ihre Beckenbodenmuskeln, wie es auf Seite 51 f. beschrieben wird, werden Sie bald spüren, dass es durch die Kontraktionen in der Klitoris sanft zu pochen beginnt. Dafür benötigen Sie eine gute Wahrnehmung, die Sie durch viele Übungen in diesem Buch erlernen können.

So können Sie jederzeit durch Kontraktionen des Beckenbodens im vorderen Bereich Ihres Beckens die Durchblutung Ihrer Vagina fördern und somit nahezu auf Knopfdruck Lust erzeugen. Durch Beckenbodentraining auf absolut geniale Weise in Stimmung kommen!

Lustvollerer Sex – wie uns (unsere) Hormone beeinflussen

Das weibliche Lustempfinden und somit unsere Sexualität sind stark von Hormonen geprägt und unterliegen dadurch auch zyklusbedingten hormonellen Schwankungen. Den Zyklus von der Monatsblutung an über die Vorbereitung auf den Eisprung durch Aufbau der Schleimhaut in der Gebärmutter nehmen Frauen besonders gut durch das gleichzeitig vermehrte Auftreten von Zervixschleim wahr (siehe hierzu auch Seite 202).

Beobachten Sie dabei auch die äußerliche Veränderung Ihrer Vagina! Kurz vor der Periode sind die inneren und äußeren Schamlippen viel kleiner und enger an den Körper angeschmiegt. Wenn es dann nach einigen Tagen auf den Eisprung, die fruchtbaren Tage zugeht, sind die äußeren Schamlippen besonders prall, die inneren Schamlippen haben sich weit nach außen geöffnet und beim Geschlechtsverkehr spüren Sie, dass Sie sehr feucht, wenn nicht sogar sehr nass sind, um den Penis besonders leicht und gut in sich aufnehmen zu können.

Gerade in diesen Tagen, wenn wir hormonell extrem lustempfänglich sind, weil wir uns instinktiv fortpflanzen möchten, nehmen die Gedanken an Sex und Selbstbefriedigung enorm zu. Wir Frauen schleichen dann geradezu um unsere Partner herum und haben große Lust auf Sex und Befriedigung. Trauen Sie sich, Ihren Partner oder Ihre Partnerin darauf anzusprechen. Berichten Sie ihm oder ihr von Ihren Wünschen und Ihrem Verlangen nach Sex. Männer sind sehr empfänglich für die Lust ihrer Frauen. Auch ihnen tut es gut, wenn ihnen signalisiert wird: Ich habe jetzt Lust auf dich!

In den fruchtbaren Tagen, wenn unsere Lust groß ist, gelingen auch Orgasmen leichter und sind oft noch intensiver! Besonders wenn Sie sich mit dem Orgasmus allgemein schwertun, er oft schwach ausgeprägt ist oder Sie Schwierigkeiten haben, einen vaginalen Orgasmus zu erreichen (siehe hierzu Seite 30 f.), probieren Sie es einmal in der Zyklusmitte aus. Der Orgasmus ist definitiv trainierbar! Sie sollten hierzu nicht nur mit dem gezielten Beckenbodentraining beginnen, sondern Ihre Lustregion auch bewusst in den Mittelpunkt rücken und Ihre Sexualität in den Alltag einbinden. Es gibt dafür verschiedene Möglichkeiten: zum Beispiel beim Eincremen nach dem Duschen verwöhnen Sie auch Ihre Schamregion mit Creme, rund um die Schamlippen, den Schamhügel. Dabei die Beckenbodenmuskeln anspannen (Übungen »Beckenbodenmuskeln richtig aktivieren« siehe Seite 51 f.) und die Scheide währenddessen beobachten. Beckenboden und Sex sind ein unschlagbares Team. Wenn Sie Ihre Sexualität mit dem Beckenbodentraining verbinden, erzielen Sie spürbare Erfolge.

Hatten Sie auch schon einmal erotische Träume, vielleicht hatten Sie sogar schon hin und wieder einen Orgasmus während des Schlafs? Willkürlich und unwillkürlich beeinflussen Gedanken, Nerven- und Muskelaktivität die Orgasmusfähigkeit. Einige Frauen hatten auch schon während des Sports (zum Coregasm siehe Seite 194 ff.), beim Fitnesstraining oder beim Radfahren Orgasmen. Diese werden von der jeweiligen Position, Stimulation durch Reibung oder durch Muskelaktivitäten im Bauch- und Beckenraum beeinflusst.

Schauen Sie sich Aufbau und Funktion der weiblichen Genitalien sowie der Beckenbodenmuskeln an. Sie werden erkennen, wie Scheide und Klitoris aufgebaut sind und wie sie von den Beckenbodenmuskeln umgeben sind. Wenn Sie wissen, wie Sie beim Geschlechtsverkehr oder bei der Selbstbefriedigung die Beckenbodenmuskeln anspannen können, wie Sie regelrecht mit dem Beckenboden spielen können, steuern Sie gezielt auf den nächsten Orgasmus zu!

Bei vielen Frauen ist der Hormonhaushalt durch die Einnahme oder die Anwendung von Hormonpräparaten zur Verhütung (Mini-, Mikro-, 2-Phasen-Pille, 3-Monats-Spritze, Hormonimplantat, Hormonspirale usw.) allerdings dahingehend gestört, dass sie ihren natürlichen Eisprung und damit verbunden ihre fruchtbaren Tage überhaupt nicht wahrnehmen. Aus diesem Grund sind Lust (Libido) und das damit verbundene Verlangen nach Sex und Orgasmus immens gestört. Viele Frauen, die ihre Verhütungsmethode von hormonell auf NFP (natürliche Familienplanung) oder auf Barrieremethoden (Kondom, Frauenkondom, Diaphragma oder Kupferspirale) umgestellt haben, berichten, dass sie sich von da an selbst als Frau viel besser gespürt und wahrgenommen haben.

In der Schwangerschaft verspüren einige Frauen besonders viel Lust auf Sex, wenn die Phase der Schwangerschaftsübelkeit vorbei ist. Warum ist das so? Die Hormone in der Schwangerschaft bewirken, dass Vagina und Klitoris stärker durchblutet sind und deshalb besonders empfänglich für Reize und Berührungen. Häufig sind die Orgasmen in der Schwangerschaft intensiver.

Frauen in der Menopause sind beim Sex oft unbefangener als vorher. Dies liegt zum einen daran, dass jetzt nicht mehr an Verhütung gedacht werden muss und sie so ganz unbekümmert ihre Lust ausleben können. Zum anderen sind reifere Frauen oftmals »angekommen« und wissen genau, was sie brauchen und was ihnen guttut. Leider begünstigen Hormonschwankungen in den Wechseljahren Scheidentrockenheit durch den sinkenden Östrogenspiegel, da die Durchblutung in der Vaginalschleimhaut abnimmt. Eine gesteigerte Durchblutung kann durch ein lustvolles Vorspiel vor dem Sex und ein regelmäßiges Beckenbodentraining maßgeblich gesteigert werden, so regen Sie die Produktion der Scheidenflüssigkeit an und erleben nach wie vor feuchten Sex.

2

DER ORGASMUS – SINNLICHES ERLEBEN

Der weibliche Orgasmus – ein Trick der Natur?

Immer wieder hört man von Naturwissenschaftlern, der Orgasmus der Frauen sei evolutionsbiologisch unwichtig, habe also für das Überleben der Menschheit keine Relevanz. Andere sind der Meinung, dass die Menschheit nur aus dem Grund nicht ausgestorben ist. Denn gäbe es den Orgasmus nicht, hätten wir deutlich weniger Lust auf Sex, was in früherer Zeit, als es noch keine Verhütungsmöglichkeiten gab, ja zugleich bedeutete: weniger Lust, uns fortzupflanzen. Biologisch gesehen ist der weibliche Orgasmus also zumindest ein wahnsinnig intelligenter Trick der Natur, um gerne und häufig Sex zu haben und sich fortzupflanzen.

Ganz instinktiv um den Zeitpunkt des Eisprungs herum, also dann, wenn eine Frau »Paarungsbereitschaft« signalisiert, erscheinen uns auch sonst weniger attraktive Männer plötzlich unheimlich attraktiv. Der Mensch soll sich fortpflanzen, soll seine Spezies vermehren. Wir Frauen flirten dann besonders gerne und wirken selbst auch attraktiver. Die Haut wird reiner, rosiger, praller. Es steigt die Lust auf Sex, die Lust auf Vermehrung.

Beim Orgasmus der Frau werden die Spermien des Mannes (vorausgesetzt der Mann ejakuliert gleichzeitig oder davor) durch die kontrahierenden Muskeln in Scheide und Beckenboden in Richtung Gebärmutter befördert. In einer wissenschaftlichen Untersuchung wurde ein Paar beim Geschlechtsverkehr computertomografisch gefilmt und gescannt. Dabei wurde besonderer Wert darauf gelegt, dass Mann und Frau gleichzeitig zum Höhepunkt kamen. In den Aufnahmen konnte man deutlich erkennen, wie durch die Kontraktionen von Scheiden- und Beckenbodenmuskulatur beim Orgasmus der Frau das Sperma regelrecht nach oben in die Gebärmutter gepumpt wurde. Während der fruchtbaren Phase wartet die reife Eizelle nur noch darauf, befruchtet zu werden. Dadurch, dass wir Frauen beim Sex zum Höhepunkt kommen, helfen wir ihr also dabei, indem wir ihr das Sperma des Mannes »entgegenschieben«. Man kann also davon ausgehen, dass Paare mit Kinderwunsch vom Orgasmus definitiv in jedem Sinne profitieren. Allein schon aus diesem Grund ist der weibliche Orgasmus sinnvoll und förderlich für die menschliche Entwicklung – vom größeren Spaß am Sex, der engeren Bindung an unseren Partner und unserer eigenen Befriedigung ganz zu schweigen.

Männer haben allgemein beim Geschlechtsverkehr viel weniger Probleme, zum Höhepunkt zu kommen. Den Orgasmus beim Sex zu erreichen ist für viele Frauen schwieriger. Wir brauchen ein längeres Vorspiel und müssen oft anders stimuliert werden als durch reine Penetration des Penis. Manche Frauen hatten überhaupt noch nie einen Orgasmus. Aus Scham? Aus körperlichen Gründen? Weil sie selbst nicht wussten, »wie es geht«? Etliche Frauen scheuen sich, offen darüber zu sprechen. Wie geht es Ihnen dabei? Können Sie offen mit Ihren Freundinnen, Ihrem Partner oder Ihrer Partnerin über Ihre Lust, Ihre Sexualität und Ihre Orgasmen sprechen?

Wir empfinden es als normal oder fast schon eine Pflicht, durch kurzen, einfachen Sex intensive Orgasmen zu bekommen. Weil wir es in Filmen sehen, weil es uns in Zeitschriften und in Internetartikeln vorgegaukelt wird, vielleicht auch weil uns andere Frauen davon erzählen, wie einfach es bei ihnen angeblich geht. Wir fühlen uns unter Druck gesetzt und wollen unseren Partner nicht enttäuschen, ihm das Gefühl geben, dass er ein guter Liebhaber ist. Dabei verzichten wir auf unsere eigene Befriedigung, die wir hinter jene des Mannes zurückstellen. Aus diesem Grund und auch, um für sie unbefriedigenden Sex zu einem baldigen Ende zu bringen, täuschen Frauen oft Orgasmen vor. Sie befreien sich selbst und ihren Partner von dem Druck, »performen« zu müssen. Das mag in Einzelsituationen ja mal legitim sein und von Zeit zu Zeit ist es völlig in Ordnung, auch einmal keinen Orgasmus zu haben, aber auf Dauer bringen wir uns damit um das halbe Vergnügen und verhindern auch, dass unser Partner herausfindet, wie er uns wirklich zum Höhepunkt bringen kann.

Tatsächlich gibt es auch die sogenannte Anorgasmie – die Unfähigkeit, einen Orgasmus zu bekommen. Sie kann seelische und körperliche Ursachen haben und sollte ärztlich abgeklärt werden. In diesem Buch gehen wir von gesunden Frauen aus, die grundsätzlich orgasmusfähig sind, wenn sie die richtige Stimulation erfahren, oder es durch Aktivierung und Training ihres geschwächten Beckenbodens wieder werden können.

Was ist ein Orgasmus?

Jede Frau beschreibt ihn anders und doch fühlt er sich bei den meisten Frauen grandios an: Wie ein Beben, ein Heranrauschen, ein Glühen empfinden wir den sogenannten Höhepunkt beim Sex oder bei der Selbstbefriedigung, den Orgasmus. Mal fühlt er sich ganz sanft, leise an, mal intensiv, laut. Mal fühlen Sie ihn kürzer, mal länger. Vielleicht erleben Sie ihn mal klitoral, mal vaginal oder beides gleichzeitig. Manche Frauen empfinden ihren Orgasmus auch als sehr schwach oder sind sich nicht mal sicher, ob sie überhaupt einen hatten.

Ob Sie einen Orgasmus erleben, ihn herbeiführen können, liegt auch sehr stark daran, wie sehr Sie sich fallen lassen können. Wie hemmungslos frei Sie sich beim Sex geben können, ob Sie auch ganz selbstbestimmt das Ziel verfolgen können, »zu kommen«.

Es gibt so viele verschiedene Formen, ihn zu erleben. Genauso viele Möglichkeiten gibt es, ihn auszulösen. Ob Sie sich selbst befriedigen, sich mit den Fingern, mit ein oder zwei Händen oder mit einem Dildo oder Vibrator stimulieren oder ob Ihr Partner oder Ihre Partnerin Sie verwöhnt, oral, anal, mit den Händen oder mit dem Penis penetriert: Jeder Orgasmus wird anders hervorgerufen und dementsprechend neu und anders erlebt.

Im physiologischen Sinn kann man den Orgasmus als einen zentralnervösen Vorgang beschreiben und somit von anderen Sexualfunktionen – etwa der Ejakulation, der Befruchtung oder dem Eisprung – deutlich abgrenzen.

Die Vorgänge im Gehirn während des sexuellen Höhepunktes gleichen einem Feuerwerk der Nervenzellen. Doch viele Frauen kommen nur selten oder sogar nie in den Genuss dieses Erlebnisses. Während einer weltweiten Studie zufolge 80 Prozent aller Männer jedes Mal oder fast immer zum Höhepunkt kommen, wenn sie Sex haben, erlebt nur jede dritte Frau regelmäßig einen Orgasmus. Dabei steigert der Höhepunkt laut Untersuchung die generelle Zufriedenheit, das eigene Selbstbewusstsein und die emotionale Nähe zum Partner – vom Spaß am Sex ganz zu schweigen. Wie also zum Orgasmus kommen?

Die vier Phasen der »sexuellen Reaktion«

Wer die Vorgänge im Körper kennt, die sich während der sexuellen Erregung abspielen, kann sie gezielt beeinflussen und so die eigene Lust steigern. Die amerikanischen Sexualforscher William Howell Masters und Virginia Johnson haben diese detailliert beschrieben. Sie unterteilten die »sexuelle Reaktion«, also die Erregungskurve, die zum Höhepunkt führt, in vier Phasen.

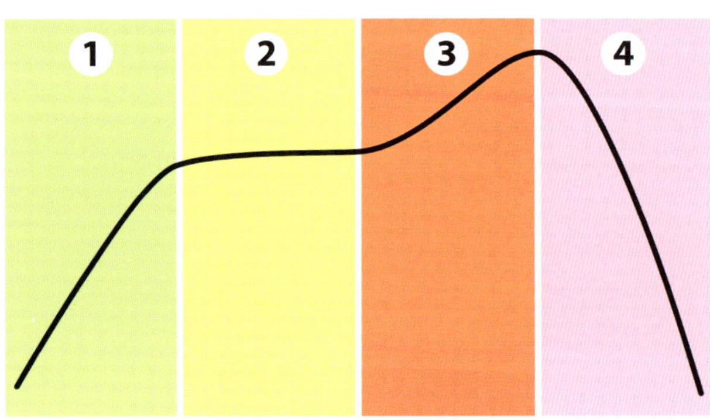

Die vier Phasen der »sexuellen Reaktion«:

① *Erregung*

② *Plateau*

③ *Orgasmus*

④ *Rückbildung*

Orgasmus-Phase 1: die Erregungsphase

In der Erregungsphase wird der ganze Körper in Spannung versetzt, zum Beispiel durch Küssen und Streicheln, aber auch durch visuelle Reize oder erotische Fantasien. Die Durchblutung im gesamten Körper wird gesteigert, die Brustwarzen stellen sich auf, die Scheide wird feuchter und voluminöser. Sie bereitet sich schon während dieses Vorspiels auf ein mögliches Eindringen des Penis vor: Eine klare Flüssigkeit aus Drüsen am Muttermund und aus der Scheidenwand macht die Scheide möglichst »barrierefrei« und beugt Schmerzen und Verletzungen beim Eindringen vor.

Andere erogene Stellen am weiblichen Körper, wie Bauch, Brüste, Nacken, Ohren und viele weitere Bereiche, sind auch sehr empfänglich für manuelle oder orale Stimulation, nicht nur die Scheidenregion.

Durch die erhöhte Herzfrequenz und verstärkte Durchblutung der Scheide schwellen Klitoris und Schamlippen an und nehmen deutlich an Größe und Umfang zu. Die Lust wird spürbar intensiver und automatisch beginnen auch die Beckenbodenmuskeln zu kontrahieren, was beim Zusammensein mit einem Partner oft zu Bewegungen im Becken führt, zum Beispiel einem Heranpressen an den Partner. Die Erregungsphase kann ganz unterschiedlich lang sein, von wenigen Minuten bis zu einer Stunde, dies hängt von der jeweiligen Frau ab und davon, wie intensiv die Klitoris oder andere erogene Zonen stimuliert werden.

Orgasmus-Phase 2: die Plateauphase

In der nächsten Phase der Erregung, die als Plateauphase bezeichnet wird, bleiben Lust und Erregung lange auf einer hohen Stufe, bevor der Orgasmus erreicht wird. Die Scheide hat ihr größtes Volumen erreicht und ist prall und stark durchblutet. Der äußere Bereich der Scheide verengt sich. Muskelspannung im Beckenbereich, Puls und Blutdruck erhöhen sich weiter. Die Plateauphase dauert oft nur einige Minuten.

Orgasmus-Phase 3: die eigentliche Orgasmusphase

Alle Nerven und Muskeln sind aufs Äußerste erregt und warten auf den Höhepunkt. Plötzlich beginnt sich die gesamte Energie zu entladen und der ganze Scheidenbereich pulsiert rhythmisch 3 bis 15 Mal, zuerst ganz schnell, dann werden die Kontraktionen langsamer. Instinktiv kontrahieren Scheidenwand und Gebärmutter, ebenso der Schließmuskel des Pos. Die Herzfrequenz ist noch mal um einiges höher und auch die Atemfrequenz hat sich nahezu verdreifacht. Der Orgasmus ist im ganzen Körper spürbar.

Orgasmus-Phase 4: die Rückbildungsphase

Der Orgasmus war eine spürbare körperliche Leistung. Jetzt ist Erholung angesagt. Die Schwellkörper der Klitoris nehmen an Umfang ab und entlassen das Blut wieder in den Körper. Ebenso verlangsamen und normalisieren sich Atem- und Herzfrequenz. Die Körpertemperatur, die in den Phasen zuvor erhöht war, nimmt wieder ab.

Abschließend kann gesagt werden: Eine gesteigerte Durchblutung der Vagina und aktive, bewusst steuerbare Beckenbodenmuskeln wirken maßgeblich an einem intensiven Orgasmus mit. Also ran ans Beckenbodentraining!

Orgasmusarten – klitoral und vaginal

Eines haben wir schon erfahren: Jeder Orgasmus fühlt sich ein bisschen anders an. Abhängig von Lust, Zeit und eigenem körperlichen Befinden. Ob ausgelöst durch Selbstbefriedigung oder beim Sex mit dem Partner oder der Partnerin. Klitorale Orgasmen fühlen sich nach Aussagen vieler Frauen sanfter, schwächer und deutlich zentrierter um die Klitoris an. Wie eine Art neuronale Explosion auf der Scheidenoberfläche, die dann die ganze Vagina einschließt und rhythmisch pochen lässt.

Klitorale Orgasmen werden auch häufig durch Selbstbefriedigung erlebt, auch abhängig von Lust und Intensität der Stimulation. Mal nimmt frau sich viel Zeit, bereitet sich selbst ein Vorspiel mit gedämpfter Musik und einem Schaumbad, nimmt sich vielleicht Sextoys dazu, die auf die unterschiedlichste Art und Weise stimulieren und die Erregung deutlich unterstützen können. Hier kann ein Orgasmus viel intensiver ausgelebt werden, vielleicht sogar ein zweites oder drittes Mal.

Vaginale Orgasmen beim partnerschaftlichen Sex ausgelöst sind meistens intensiver, dazu kommen der Rausch beim Sex, die Leidenschaft, die Haut, und weitere erogene Zonen wie die Stimulation der Brustwarzen. Auch dadurch kommen manche Frauen zum Orgasmus. Aber auch durch Selbstbefriedigung mit einem Dildo oder den Händen ist es Frauen möglich, den vaginalen Orgasmus zu genießen. Dieser ist meist intensiver und wird eher im Inneren der Scheide ausgelöst.

Klitoraler Orgasmus

Der klitorale Orgasmus wird hauptsächlich durch die Stimulation der Klitoris ausgelöst. Jede Frau erlebt diese Nervenexplosion wieder anders, wenn auch viele sie ähnlich beschreiben, oft etwas weniger intensiv als den vaginalen Orgasmus und eben deutlich zentrierter um die Klitoris und Scheide. Manche Frauen empfinden ihn als eine Art Flattern, Zucken, Pulsieren.

Der klitorale Orgasmus kann gut durch manuelle Stimulation erreicht werden, wobei manche Frauen eine direkte Stimulation der Klitoris bevorzugen, andere eher die einer Region um sie herum. Kreisende, rubbelnde, streichelnde, kleine, große, schnelle und langsame Bewegungen können bei der Selbstbefriedigung eingesetzt und abgewechselt werden, um zum klitoralen Orgasmus zu kommen. Jede Frau hat eine andere Vorgehensweise und andere Vorlieben.

Wussten Sie, dass die Klitoris etwa 6 bis 9 Zentimeter in die Vagina hineinragt? Sie ist viel größer, als man vielleicht glauben könnte. Klitorale und vaginale Orgasmen lassen sich daher auch oft schwer unterscheiden. Insbesondere beim Sex werden nicht selten beide Orgasmusarten zusammen erlebt. Die tief im Inneren des Beckens liegenden klitoralen Strukturen werden unter anderem von den Beckenbodenmuskeln umgeben. Aus diesem Grund ist es für einen besonders intensiven Orgasmus so wichtig, die Beckenbodenmuskeln regelmäßig zu trainieren. Außerdem bekommen Sie dadurch einen leichteren Zugang zu Ihrem Beckenboden und Ihren Bedürfnissen, Sie nehmen sich stärker und besser wahr und können so auf Ihre persönlichen, lustvollen Bedürfnisse leichter eingehen.

Um die Wahrnehmung Ihrer Beckenbodenmuskeln hinsichtlich der Klitoris-Stimulation zu trainieren, machen Sie folgende Übung.

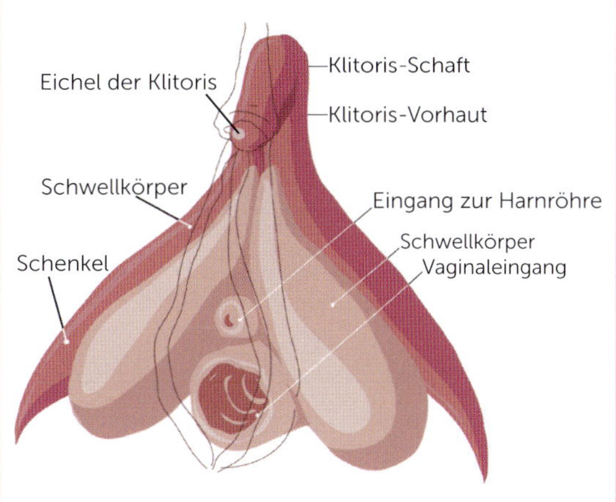

Anatomischer Aufbau der Klitoris

Stimulation der Klitoris

Gönnen Sie sich etwas Zeit und Ruhe! Legen oder setzen Sie sich bequem hin. Richten Sie Ihre Aufmerksamkeit auf Ihre Becken- und Scheidenregion.

»Ticken« Sie Ihre Beckenbodenmuskeln leicht an, als wollten Sie diesen Muskelbereich wie ein Herz schlagen lassen. Variieren Sie die Muskelkontraktionen in Intensität und Geschwindigkeit. Beginnen Sie im Bereich des Dammes und wandern Sie mit der Muskelaktivität immer ein kleines Stück weiter nach vorne in Richtung Vagina. Falls Sie gar nicht wissen, wie und wo Sie Ihre Beckenbodenmuskeln finden und ansprechen können, führen Sie zuerst die Aktivierungsübungen auf Seite 51 f. durch.

Diese Stimulationsübung bei gleichzeitiger Aktivierung der Beckenbodenmuskeln kann kurz und kräftig, sanft und langsam oder wellenartig ausgeführt werden. Wie bei einem Warm-up im Sport werden Sie nun vielleicht langsam feststellen, dass sich durch dieses Beckenboden-Warm-up Ihre Vagina angenehm warm und weich anfühlt. Vielleicht kommen Ihnen dabei fantasievolle, erotische Gedanken? Richten Sie Ihre Aufmerksamkeit weiterhin auf Ihren Beckenboden und versuchen Sie nun ganz bewusst, im Bereich Ihrer Klitoris zu »ticken«. Führen Sie diese Beckenbodenaktivität so aus, wie Sie Ihnen gefällt, und zwar so lange, wie Sie es möchten. Auf diesem Weg können Sie sogar einen klitoralen Orgasmus auslösen, ohne jegliche anderweitige »Unterstützung«.

Stimulieren Sie mithilfe der folgenden Übungen Beckenboden und Klitoris und fördern Sie deren Wahrnehmungsempfinden.

Beckenboden- und Klitoris-Stimulation mit Ball oder Kissen

Hierfür ist ein Overball oder Redondo-Ball nötig. Falls Sie einen solchen nicht zur Hand haben, setzen Sie sich rittlings auf ein gefaltetes Kissen (siehe hierzu Bild rechts), sodass Sie den gefalteten Wulst unter dem Damm spüren.

Pusten Sie den Ball zu zwei Dritteln auf und setzen Sie sich darauf, am besten auf einem Hocker, so haben Sie die beste Bewegungsfreiheit nach hinten. Stellen Sie beide Beine breit und stabil auf und fühlen Sie dabei den prallen Ball mittig unter Ihrem Damm. Falls Ihnen der Ball zu wackelig ist, lassen Sie noch etwas Luft heraus.

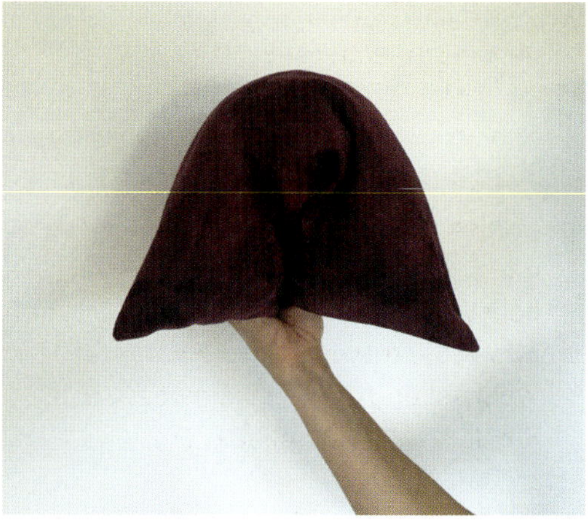

Als Ballersatz nehmen Sie am besten ein kleines Kissen, circa 40 x 40 cm, das Sie so falten.

- Schaukeln Sie auf dem Ball sanft hin und her. Der Oberkörper darf dabei leicht mitwiegen. Variieren Sie im Ausmaß der Bewegung. Ihr Gesäß darf seitlich etwas vom Ball rollen. Dies ist eine Beckenkippung nach rechts und links. Wiederholen Sie diese Übung beliebig oft.

- Kippen Sie Ihr Becken sanft nach vorne und anschließend nach hinten (siehe hierzu die Grafiken rechts oben). Führen Sie diese Bewegung in Ihrem eigenen Tempo aus, so wie es Ihnen gefällt. Sie werden sie auch im unteren Rücken spüren. Es darf auf keinen Fall unangenehm oder schmerzhaft sein! Wiederholen Sie diese Übung beliebig oft – Sie werden bald spüren, dass sich Ihr Damm und Ihre Scheidenregion warm und weich anfühlen. Atmen Sie dabei ruhig und entspannt.

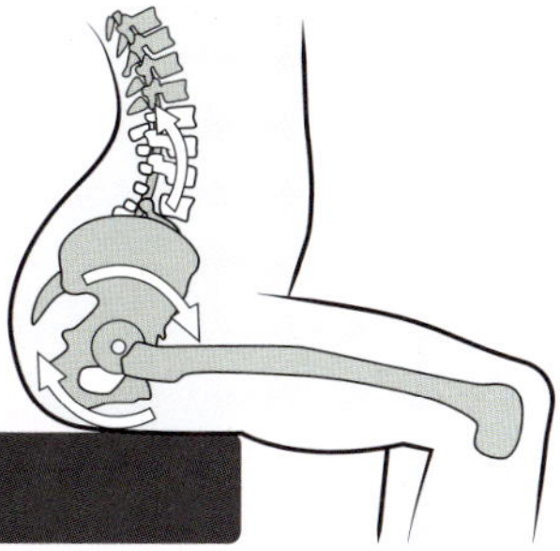

Wenn das Becken nach vorne gekippt ist, entsteht in der Lendenwirbelsäule eine deutliche Hyperlordose (Hohlkreuz).

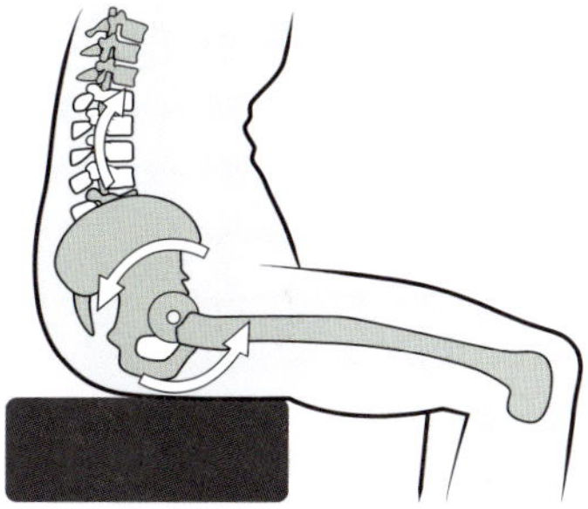

Wenn das Becken nach hinten gekippt ist, entsteht in der Lendenwirbelsäule im Sitzen ein Rundrücken.

- Kreisen Sie Ihr Becken, indem Sie die beiden vorherigen Übungen miteinander verbinden (Beckenkippung nach hinten und vorne und Beckenkippung rechts und links). Sitzen Sie dabei mittig und stabil auf dem Ball. Führen Sie diese Übung möglichst weich und locker aus, beginnen Sie mit langsamen, kleinen Bewegungen und lassen Sie diese nach und nach größer werden. Machen Sie öfters einen Richtungswechsel und achten Sie darauf, ob Sie Richtungsunterschiede spüren. Wiederholen Sie diese Übung beliebig oft.

- Neigen Sie sich mit Ihrem Oberkörper leicht nach vorne und spüren Sie den sanften Druck des Balles unter Ihrer Vagina. Schieben Sie Ihr Becken sanft vor und zurück und stimulieren Sie so Vagina und Klitoris. Aktivieren Sie dabei nach Belieben Ihre Beckenbodenmuskeln (wie das geht, ist auf Seite 51 f. genau beschrieben).

- Sitzen Sie wieder gerade und spannen Sie nun die Beckenbodenmuskulatur an, indem Sie sich vorstellen, den prallen Ball im Bereich des Dammes (Variante A) in sich einzusaugen. Variieren Sie in Kraft und Geschwindigkeit, ganz wie es Ihnen gefällt.

- Neigen Sie sich leicht nach vorne und spüren Sie den prallen Ball unter Ihrer Vagina. Spannen Sie nun Ihre Beckenbodenmuskeln an, indem Sie sich vorstellen, den Ball in Ihre Vagina (Variante B) einzusaugen. Stellen Sie sich vor, Ihre Schamlippen umschließen den Ball und möchten ihn einsaugen. Intensität und Dauer bestimmen Sie ganz selbst.

Tipp

Schließen Sie während der Übungen Ihre Augen und spüren Sie, wie sich durch die jeweilige An- und Entspannung Ihre Position immer wieder verändert. Sie können auch bei allen Übungen die Atmung dazu kombinieren. Beim Ausatmen spannen Sie an, beim Einatmen entspannen Sie wieder. Selbstverständlich können Sie alle Übungen auch unbekleidet durchführen, so verstärkt sich das Gefühl in Vagina und Beckenregion.

Vaginaler Orgasmus

Haben Sie selbst schon einen vaginalen Orgasmus erlebt? Wunderbar!

Manchmal wird behauptet, es gäbe keinen vaginalen Orgasmus. Doch dies können all die Frauen widerlegen, die schon vaginale Orgasmen erlebt haben.

Eine sensible Zone in der Vorderwand der Scheide wurde bereits im 17. Jahrhundert vom niederländischen Anatomen Reinier de Graaf beschrieben. Zudem erwähnte De Graaf auch schon die »weibliche Ejakulation«. Später wurde diese Region zu Ehren des Gynäkologen Ernst Gräfenberg, der sie genauer untersuchte, als »G-Punkt« bezeichnet.

Die Stimulation der an dieser Stelle befindlichen Skene-Drüsen, auch Paraurethraldrüsen genannt, scheint, wie die Prostatastimulation des Mannes, sexuell erregend zu sein. Die Paraurethraldrüsen liegen im Körperinneren, in der Scheidenvorderwand etwa 5 cm vom Scheideneingang entfernt und erstrecken sich meist auf 2 bis 2,5 cm (siehe Bild auf Seite 31). Die Anatomie der Paraurethraldrüsen ist sehr variantenreich. Es gibt auch Frauen, bei denen diese Drüsen nicht stark ausgebildet und sehr klein sind. Sie erleben in den seltensten Fällen einen vaginalen Orgasmus.

Wie aber wird der vaginale Orgasmus am besten ausgelöst? Da sich der G-Punkt im Inneren der Scheide befindet, muss man ihn zum Beispiel mit dem Penis, mit den Fingern, einem Dildo oder Vibrator stimulieren. Je nach Krümmung des Penis und nach der geeigneten Stellung gelingt es Ihnen so, zum vaginalen Höhepunkt zu kommen. Dabei ist – im Unterschied zum klitoralen Orgasmus – oft viel Bewegung von Hüfte und Becken im Spiel. Bei der Reiterstellung bestimmen Sie Tempo, Intensität und den richtigen Reizpunkt. Genauso ist es, wenn Sie sich mit einem Vibrator, Dildo oder den Fingern selbst befriedigen. Manchen Frauen gelingt es allerdings nur bei vorheriger oder gleichzeitiger Stimulation der Klitoris, so zum Höhepunkt zu kommen. Es ist oft Übung nötig, um den vaginalen Orgasmus durch Penetration zu erlernen. Die Scheide muss sich erst an diese neuen Reize gewöhnen. Dies gelingt besonders gut bei der Selbstbefriedigung, wenn die Stimulation der Scheide mehr und mehr in die Stimulation der Klitoris einbezogen wird. Frauen, die den vaginalen Orgasmus erleben, beschreiben ihn als besonders heftig, lustvoll, tief und von innen kommend.

Nehmen Sie sich einfach Zeit, Ihren G-Punkt zu suchen, falls Sie ihn noch nicht gespürt haben. Gehen Sie am besten in die Hocke oder knien Sie sich hin. Führen Sie zwei Finger in Ihre Vagina ein und tasten Sie dabei an der Vorderseite entlang. Vielleicht ertasten Sie einen kleinen Hügel, der eine etwas rauere, leicht geriffelte Oberfläche hat. Beim Geschlechtsverkehr können Sie ihn gezielt spüren, wenn Sie oben sitzen und sich leicht nach vorne beugen. Der Penis massiert in dem Moment genau diesen Punkt. Stimulieren Sie Ihren G-Punkt auf diese Art weiter, können Sie zum vaginalen Höhepunkt kommen.

Denken Sie daran: Gehen Sie gelassen ran! Viele andere Faktoren, zum Beispiel die richtige Stimmung, Vorspiel, Libido, Körperwahrnehmung, Ruhe, Gelassenheit und natürlich ein regelmäßiges Beckenbodentraining spielen ebenfalls eine wichtige Rolle auf dem Weg zu Ihrem Ziel – dem Orgasmus!

Eine gute Nachricht gibt es: Die auf Seite 27, 28 f. und 51 f. vorgestellten Aktivierungsübungen fördern Ihre Orgasmusfähigkeit. Nehmen Sie sich ausreichend Zeit, vermeiden Sie inneren Druck.

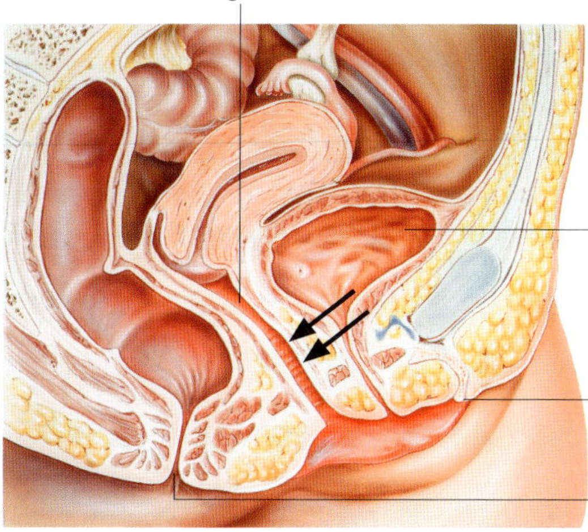

Lage des weiblichen G-Punktes an der Scheidenvorderwand

Kommen können – Voraussetzungen

Einen Orgasmus zu erleben bewirkt wahnsinnig viel Positives. Ausgelöst durch partnerschaftlichen Sex, steigert er insbesondere das Zusammengehörigkeitsgefühl in der Beziehung. Wissenschaftler haben herausgefunden, dass beim Sex und durch den Orgasmus besonders bei Frauen das Hormon Oxytocin ausgeschüttet wird, das als Bindungshormon wirkt. Verliebtheitsgefühle stellen sich unter anderem mit dem Sex ein. Bei einem Kinderwunsch kann ein Orgasmus der Frau zudem die Wahrscheinlichkeit einer Schwangerschaft erhöhen, weil durch die Kontraktionen in der Vagina das Sperma regelrecht in die Gebärmutter aufgesaugt wird.

Orgasmen bauen außerdem Verspannungen ab und setzen Unmengen von Glückshormonen frei. Sie bekommen einfach gute Laune!

Darüber hinaus bildet der Körper bei einem Orgasmus Phenethylamin, eine natürliche Substanz, die den Appetit regelt. So lässt es sich gut von Luft und Liebe leben! Ein weiterer guter Grund, viele Orgasmen zu erleben, oder welche Frau wird nicht gerne auf diesem Weg schlank?

Orgasmen machen Lust auf mehr – je öfter Sie einen erleben, desto mehr wollen Sie davon. Und auch für sie gilt der Spruch: »Wer noch nie von Erdbeeren genascht hat, weiß nicht, wie gut sie schmecken.«

Wenn Sie mit der Häufigkeit und Intensität, mit der Sie Orgasmen erleben, nicht zufrieden sind, lohnt es sich also, nach den Ursachen zu forschen und sie zu bearbeiten und zu beheben.

Dass wir Frauen einen Orgasmus erleben können, hängt von sehr vielen verschiedenen Faktoren ab. Die mentalen und emotionalen Aspekte sind dabei nicht zu unterschätzen. So können manche Frauen bei der Selbstbefriedigung sehr leicht und schnell kommen, mit einem Partner gelingt ihnen dies aber nicht oder nur schwer, zum Beispiel weil sie sich nicht genügend entspannen und fallen lassen können oder der Partner einfach nicht das Richtige tut und sie ihm das nicht zu sagen trauen.

Wenn auch Sie Schwierigkeiten haben, zum Höhepunkt zu kommen, setzen Sie sich mit den im Folgenden beschrieben Voraussetzungen auseinander und überlegen Sie, woran es bei Ihnen liegen könnte. Versuchen Sie, die Hindernisse, die Ihrer Befriedigung im Weg stehen, zu beseitigen. Die bei jedem Faktor genannten Tipps können ein erster Schritt dazu sein.

Lust

Je größer die Lust auf Sex ist, desto schneller kommen Sie zum Orgasmus? Stimmt! Hier gilt aber auch häufig: Der Appetit kommt beim Essen – das heißt, die Lust kommt beim Sex. Viele Frauen berichten, dass ihre Lust anfänglich gering ist, weil zum Beispiel die Kinder gerade erst im Bett sind oder die Müdigkeit groß ist, sie aber währenddessen immer mehr Lust überkommt.

Tipp

Klären Sie zuerst ab, ob körperliche Ursachen vorliegen, wenn es Ihnen an Lust fehlt. Krankheit kann der Auslöser sein; Medikamente, psychische Probleme, Stress oder Müdigkeit können die Lust schwinden lassen. Wenn keine körperlichen Gründe vorliegen und Ihnen einfach nur zeitweise die Lust auf Ihren Partner vergangen ist, sollten Sie an Ihrer Beziehung arbeiten.

Verabreden Sie sich zum Sex, auch wenn es Ihnen anfänglich schwerfällt, Ihre »Termine« einzuhalten. Paare, die diese Sex-Verabredungen ausprobiert haben, berichten nur Positives: Anfänglich ist es etwas ungewohnt, aber von Mal zu Mal werden Sie sich schon tagsüber auf Ihre abendliche Verabredung freuen!

Nehmen Sie sich Zeit für diesen wunderschönen Moment! Wenn im Hintergrund das Kind schreit, Sie vielleicht zu müde oder erschöpft sind, wenn Sie sich selbst unwohl fühlen, setzen Sie sich nur unter Druck. Erleben Sie öfters hektischen, unausgefüllten und unbefriedigenden Sex, werden Sie schnell merken, wie Ihnen bald von vornherein die Lust darauf vergeht und wie schwierig es ist, wieder erfüllten und tollen Sex zu genießen.

Holen Sie sich visuelle Stimmungsmacher ins Haus – es gibt viele ansprechende, lustbringende Filme. Oder lesen Sie sich gegenseitig aus einem erotischen Buch vor.

Überlegen Sie gemeinsam, was Ihnen die Lust ins Schlafzimmer bringt, und lesen Sie dazu auch ab Seite 201 in diesem Buch weiter.

Auch das Beckenbodentraining (ab Seite 81) fördert durch das aktive An- und Entspannen, durch gezielte Übungen rund um Scheide, Damm und After die Lust auf Sex.

Loslassen

Um fantastische, intensive Orgasmen zu erleben, muss man loslassen, sich fallen lassen, ungehemmt sein können. Nur wenn Sie sich entspannen und loslassen können, sei es bei der Selbstbefriedigung oder beim Geschlechtsverkehr mit einem Sexualpartner, wenn Sie vertraut und ohne Hemmungen miteinander umgehen und den Sex genießen können, werden Sie auf einen Höhepunkt hinsteuern.

Muskuläres wie mentales Loslassenkönnen ist für uns Frauen beim Sex besonders wichtig, wenn wir den Penis des Mannes tief in uns aufnehmen. Je verspannter wir sind, desto eher verursachen Schmerzen beim Sex zu große Anspannung und der Orgasmus lässt lange auf sich warten oder kommt erst gar nicht.

Denken Sie nicht von Anfang an an das Ziel, einen Orgasmus zu haben. Wie bei so vielem im Leben gilt auch hier: Der Weg ist das Ziel! Sex kann auch so wunderbar sein, dass der Orgasmus sich von selbst einstellt, ohne dass Sie großartig darüber nachdenken müssen.

Tipp

Stimmungsvolle Musik, gedämpftes Licht, ein angenehm warmer Raum und eine Flasche wohlriechendes Massageöl können Abhilfe schaffen. Dies sind auch ideale Hilfsmittel für eine sinnliche Partnermassage. Oder Sie streicheln sich einfach im Wechsel 10 bis 15 Minuten am ganzen Körper, beziehen alle Körperteile mit ein und lassen sich allgemein viel Zeit. Kommunizieren Sie miteinander, sprechen Sie darüber, was Ihnen guttut, was Ihnen gefällt.

Den Kopf frei haben

Gedankliches Abschalten und die dafür notwendige Muße ist für uns Frauen beim Orgasmuserleben besonders wichtig. Aber auch Männer brauchen einen freien Kopf. Je mehr Stress im Beruf oder im Privatleben, desto häufiger haben Männer Erektions- und Potenzschwierigkeiten, ejakulieren zu früh und frau ist dann noch nicht so weit. Das verursacht Frust im Bett und Unzufriedenheit auf beiden Seiten.

Tipp

Schaffen Sie sich Sex-Freiräume. Schmeißen Sie alles Störende aus Ihrem Schlafzimmer, zum Beispiel den Fernseher, Laptop, Smartphone. Das Schlafzimmer sollte ein Ort der Ruhe, Entspannung und Zweisamkeit sein. Überlegen Sie, wann und wo es noch Möglichkeiten gibt, einen Entspannungsort für Sie beide zu schaffen. Lassen Sie auch im Wohnzimmer einfach mal Fernseher oder Laptop aus, legen Sie das Smartphone weg und nehmen Sie sich Zeit nur für sich.

Wenn Sie abends einfach nicht den Kopf für Sex frei haben oder Ihr Partner durch jeglichen Stress mit Erektionsproblemen zu kämpfen hat, nutzen Sie einfach mal die Morgenlatte aus.

Feuchte Vagina

Die Produktion des Scheidensekrets ist sehr vom Hormonspiegel abhängig. Um den Eisprung herum stellt der Körper es vermehrt her, um den Spermien den Weg zur fruchtbaren Eizelle möglichst zu erleichtern, sie aufnahmefähig zu machen. Die Lust ist dann auch deutlich am größten. Je feuchter die Vagina beim Geschlechtsverkehr ist, desto geringer ist die Gefahr für Verletzungen. Durch die ansteigende Lust wird mehr und mehr Scheidenflüssigkeit durch porenähnliche Spalten aus dem Blut ins Gewebe gepresst. Manche Frauen ejakulieren sogar beim Orgasmus: Die dabei austretende Flüssigkeit ist tatsächlich dem Sekret der männlichen Prostata, das Teil der männlichen Spermaflüssigkeit ist, sehr ähnlich. Das weibliche Ejakulat enthält unter anderem saure Prostata-Phosphatase (PAP), Calcium, Glukose und das Hormon Serotonin. Optisch erinnert die kleine Flüssigkeitsmenge in vielen Fällen an eine wässrige Milchlösung. Sie kann – häufig während des höchsten Punkts der Lust – aus der Vagina austreten und ist eine dünnflüssige, durchsichtige Flüssigkeit, die zudem eine niedrige Konzentration von Harnstoff, Harnsäure und Kreatinin enthält. Mitunter gibt es auch den koitalen Harnverlust. Frauen verlieren beim Geschlechtsverkehr Harn durch die Penetration des Penis oder während des Orgasmus. Dieser Harnverlust hat allerdings nichts mit einer Inkontinenz zu tun.

Tipp

Vorspiel, Vorspiel, Vorspiel! Männer sind meistens schneller erregt als Frauen. Während Ihr Partner schon bereit ist für Sex, sind Sie es noch nicht. Gedanklich ist er schon im Zieleinlauf, während Sie gerade erst feucht werden. Wenn Ihnen diese Problematik bekannt ist, überlegen Sie gemeinsam, wie Sie zu einer für beide Partner guten Lösung kommen könnten: Sextoys, gegenseitiges Masturbieren. Reden Sie darüber und bitten Sie Ihren Partner darum, sich so lange Zeit für das Vorspiel zu nehmen, wie Sie brauchen, und zeigen oder erklären Sie ihm, wie Sie sich selbst bei der Selbstbefriedigung in Stimmung bringen. Und wenn dies alles nichts hilft, gibt es ausgezeichnete Vaginalcremes gegen die trockene Scheide. Oder Gleitmittel. Aber eine gesunde Frau, die sich nicht gerade in der Menopause befindet, sollte nach einem Vorspiel von selbst feucht werden. Teilen Sie Ihrem Partner ruhig mit, dass es nicht nur an Ihnen liegt, wenn Sie noch nicht feucht und damit nicht bereit für ein Eindringen seines Penis sind. Das ist doch ein sicheres Zeichen für ihn, ob es Ihnen gefällt. Viel zu schnell wird da zum Gleitgel gegriffen, um die Sache zu beheben. Das ist rücksichtslos, schließlich soll es ja beiden Spaß machen und eine Frau kann auch leichter kommen, wenn sie vorher ordentlich »aufgeheizt« wurde.

Leidenschaft

Dazu gehören in jedem Fall beide Partner! Ich kann von meinem Partner keine Leidenschaft verlangen, wenn von mir selbst nichts dazu beigetragen wird. Sprechen Sie ruhig darüber. Leidenschaft verhilft definitiv zu intensiveren Orgasmen.

Tipp

Stellen Sie sich die Frage: Wie, wann und warum bekomme ich so richtig Lust auf meinen Partner? Wenn Sie Kinder haben, ist vielleicht ein Paar-Urlaub ganz wichtig. Und wenn Sie dafür keine Zeit haben, tut es auch ein Abend nur für Sie beide alleine. Ein romantisches Abendessen rückt Sie beide als Paar wieder zusammen. Oder Sie probieren gleich etwas Ausgefalleneres aus wie Rollenspiele. Seien Sie kreativ!

Hemmungslosigkeit und Neugierde

Bauen Sie Hemmungen ab und öffnen Sie sich. Mit dem Partner oder der Partnerin offen über eigene sexuelle Erfahrungen und Bedürfnisse zu sprechen kann eine befreiende Erfahrung und ein Schlüssel zu Ihrer Befriedigung sein. Probieren Sie aus, was Ihnen gefällt. Seien Sie offen für Neues. Egal ob für neue Stellungen oder Sextoys. Ihnen fällt sicher etwas ein.

Tipp
Sprechen Sie mit Ihrem Partner über Ihre Vorlieben, über Ihren Sex? Probieren Sie es aus, auch schlüpfrige Themen können anregend sein. Besuchen Sie gemeinsam oder alleine einen Sexshop, gehen Sie auf einen Dildoabend, auf eine Erotikmesse, durchforsten Sie das Internet. Ergänzen Sie mit witzigen und lustspendenden Hilfsmitteln Ihr kleines, privates Zedernholzschränkchen. Sie haben noch keines? Dann nichts wie los!

Eine gute Kenntnis des eigenen Körpers und der eigenen Bedürfnisse

Was tut mir gut? Welche Streicheleinheiten schätze ich und wo sollen die Hände und/oder der Penis des Mannes sein? Was bereitet mir Lust? Wie kann ich selbst zum Orgasmus kommen?

Tipp
Die meisten Frauen finden, genauso wie die Männer, durch Selbstbefriedigung heraus, wie sie zum Orgasmus kommen können. Oft erleben sie dabei zuerst den klitoralen Orgasmus. Führen Sie diese Entdeckungsreise weiter, allein und mit dem Partner oder der Partnerin. Teilen Sie Ihre Gedanken und Erfahrungen offen mit. Jede Frau ist anders und insbesondere Männer können nicht von vornherein wissen, was Ihnen Lust bereitet und wie Sie am besten zum Orgasmus kommen können. Zeigen Sie es ihm oder finden Sie es gemeinsam heraus! Nehmen Sie Ihre Hände (oder die des Partners) hinzu, probieren Sie Dinge aus und geben Sie Rückmeldung, was Ihnen gefällt und was nicht. Auf jeden Fall ist es hilfreich und wichtig, offen mit Ihrem Partner zu kommunizieren. Dazu gehört auch die Fähigkeit, ohne Hemmungen über Sex sprechen zu können. Schön, wenn Sie wissen, was Ihnen gefällt und gut tun würde, blöd, wenn der Partner dennoch im Dunkeln tappt. Häufig sind Frauen geprägt aus der Kindheit und dem damaligen Umgang mit dem Körper sowie dadurch, wie sie aufgeklärt wurden. Weil Sexualität in der Kindheit und Jugend ein Tabuthema ist, fällt es immer noch vielen Erwachsenen schwer, offen darüber zu sprechen. Befreien Sie sich davon und werden Sie frei!

Die richtige Stimulation

Zu viel oder zu wenig Druck auf die Klitoris, zu wenig Reibung beim Oralsex, zu grobe oder zu sanfte Stimulation mit den Fingern, ein falsches Tempo beim Geschlechtsverkehr können einem die Lust auf Sex richtig vergehen lassen. Auch die immer gleiche Stellung oder der immer gleiche Ablauf wird irgendwann langweilig.

Tipp
Trauen Sie sich, Ihrem Partner oder Ihrer Partnerin zu zeigen, was Ihnen gefällt, und ihm oder ihr zu sagen, was Sie ausprobieren möchten.

Intensive Arbeit mit dem Beckenboden

Je häufiger Sie sich mit Ihrem Beckenboden beschäftigen, die Muskeln trainieren, desto mehr erhöht sich natürlich auch wie bei allen anderen Muskeln, die trainiert werden, der Muskelumfang. Eine stärkere Beckenbodenmuskulatur bewirkt eine stärkere Durchblutung der Vagina, was zu einer verbesserten Libido führt, die sich wiederum positiv auf die Orgasmusfähigkeit auswirkt.

Gerade beim Sex mit dem Partner können Sie mit einem gut trainierten Beckenboden den Penis in der Scheide fest umklammern und somit zusätzlich stimulieren. Die Männer finden es klasse und gleichzeitig erhöhen Sie die Reibung des Penis im Inneren der Scheide. Die Vagina wird spürbar enger und Sie können mit diesem »Umklammern« den Penis aktiv an die richtige, für Sie intensivste Stelle dirigieren. Besonders in der Reiterstellung.

Tipp
Das »Train hard – love tight«-Trainingsprogramm ab Seite 81

Selbstbewusstsein

Fühlen Sie sich mit Ihrem Körper, mit Ihrem Aussehen wohl, strahlen Sie dieses Selbstbewusstsein auch aus. Sie geben sich locker, entspannt, sexy. Und dieses Selbstbewusstsein spiegelt sich im Bett wider. Selbstbewusst kommen Sie zielstrebig und sicher zum Orgasmus. Sie wissen, was Sie wollen und was Ihnen guttut. Sie zeigen es Ihrem Partner und haben auch keine Hemmungen, darüber zu sprechen!

Tipp
Lesen Sie hierzu die Ausführungen ab Seite 210.

Nicht kommen können – Störungen der Orgasmusfähigkeit

Die meisten Frauen können bei richtiger Stimulation zum Orgasmus kommen. In den wenigsten Fällen liegt eine echte Anorgasmie vor, bei der professionelle Hilfe gesucht werden muss. Die Gründe, warum Frauen nicht kommen können, sind allerdings vielfältig und können körperlicher oder seelischer Natur sein.

Wenn Sie bei der Selbstbefriedigung zum Orgasmus kommen können, beim Geschlechtsverkehr aber nicht, liegt keine körperliche Ursache, sondern ein Abstimmungsproblem vor, über das Sie mit Ihrem Partner oder Ihrer Partnerin sprechen sollten, denn sicher wünscht auch er oder sie sich, dass Sie kommen können!

Gelingt es Ihnen überhaupt nicht, zum Orgasmus zu kommen, kann das an der falschen Stimulation liegen, aber auch seelische oder körperliche Ursachen haben.

Sind Ihre Orgasmen zu schwach ausgeprägt, liegt dies vermutlich auch an Ihrer Beckenbodenmuskulatur. Hier können Sie mit meinem »Train hard – love tight«-Trainingsprogramm auf jeden Fall deutliche Verbesserungen erzielen!

Körperliche Ursachen

- Zu wenig Vorspiel, zu kurze Erregungsphase
- Mangelnde Lust
- Falsche Stimulation
- Sexuelle Störungen wie Scheidenkrämpfe (Vaginismus) und Gebärmuttersenkungen können verhindern, dass es überhaupt zum Geschlechtsverkehr kommt. Der Penis kann nur schwer oder gar nicht eindringen, oder der Geschlechtsverkehr ist so schmerzhaft, dass eine sexuelle Stimulation bis zum Höhepunkt gar nicht erst aufgebaut werden kann. In diesen Fällen sprechen Sie am besten mit Ihrer Gynäkologin/Ihrem Gynäkologen darüber. Scheidenkrämpfe, die primär körperlich sind, können auch aus seelischen Gründen entstehen. Dahinter können Paarprobleme, Blockaden oder Traumata stecken.
- Durchblutungsstörungen
- Zu schwache Beckenbodenmuskeln
- Rückenschmerzen
- Medikamente, Drogen oder zu viel Alkohol
- selten: Anorgasmie (diese kann auch seelische Ursachen haben)

Unterschiedliche Bedürfnisse und fehlende Abstimmung mit dem Partner

- Andere Vorlieben und Bedürfnisse führen oft zu Missverständnissen: Sprechen Sie offen mit Ihrem Partner über Ihre Vorlieben. Trauen Sie sich zu sagen, was Ihnen gefällt und was Ihnen nicht gefällt. Ziehen Sie auch Grenzen und respektieren Sie sich dadurch selbst.
- Libido-Unterschiede: Sie mögen Sex lieber am späten Nachmittag oder abends? Ihr Partner hat aber jeden Morgen Lust auf Sie, während Sie gedanklich schon bei der Arbeit sind? Er möchte jeden Tag Sex, während Ihnen drei Mal pro Woche ausreichen? Sprechen Sie darüber und gehen Sie Kompromisse ein, mit denen Sie beide zufrieden sind.

Seelische Ursachen

- Blockaden, Nichtloslassenkönnen
- Müdigkeit, Stress
- Belastende Erfahrungen in der Vergangenheit
- Wenn Ihr Mann beim Sex gehemmt ist oder unter erektiler Dysfunktion leidet, beeinflusst dies Ihr gemeinsames Sexleben. Vielleicht fragen Sie sich, ob Sie die Ursache seiner Störungen sind. Sprechen Sie darüber. Fragen Sie Ihren Partner, wie Sie ihm helfen, wie Sie ihn unterstützen können. Vielleicht sind es Erlebnisse oder Enttäuschungen aus früheren Zeiten, die ihn heute noch hemmen. Nur wenn Sie beide ohne Hemmungen über Ihre Ängste, Sorgen, Probleme und Wünsche sprechen, kommen Sie zu einer gemeinsamen guten Lösung.

Kommen lernen: Selbstbefriedigung

»Lästert nicht darüber – es ist Sex mit einem Menschen, den ich liebe.«

Woody Allen

Wussten Sie, dass mittlerweile 86 Prozent aller Frauen sich selbst befriedigen? Diese Zahl hat sich in den letzten Jahren geradezu verdoppelt. Es ist wie ein animalischer Trieb, den Männer untereinander ganz selbstverständlich offen kommunizieren, während es Frauen oft unangenehm und peinlich ist, mit ihrer Freundin oder ihrem Partner darüber zu sprechen. Frauen werden seltener selbst aktiv als Männer.

Frauen sind wie Männer ebenso hormonell gesteuert, allerdings nimmt bei ihnen die Lust auf Selbstbefriedigung und damit deren Häufigkeit nach dem Eisprung bis zur Periode tendenziell ab, während sie häufiger masturbieren, wenn es auf den Eisprung zugeht.

Seit den 60er-Jahren gibt es »Zeitschriften für den Mann« mit nackten Frauen in Hochglanz abgebildet, die mit weit gespreizten Beinen ihre Vagina Richtung Kamera schieben und komplett rasiert, mit kleiner »Landebahn« oder anderen Intimfrisuren zur Masturbation locken.

Und wir Frauen? Frauen leben ihre eigene, ganz persönliche Lust im Kopf, lassen sich inspirieren durch das geschriebene Wort, durch ansprechende Bilder. Gerade in den Tagen um den Eisprung haben Frauen besonders große Lust, sich selbst zu befriedigen. Beobachten Sie einmal, wie häufig Sie an den fruchtbaren Tagen Lust haben. Achten Sie darauf, wie Sie sich dabei fühlen. Gehen Sie dieser Lust nach! Nehmen Sie sich Zeit und gönnen Sie sich Ruhe, um ganz für sich zu sein.

Erinnern Sie sich noch an »*Mein Erlebnis*« (siehe Seite 12 ff.) zu Beginn des Buches? Meine damalige Patientin hatte erst nach vielen Jahren wieder einen Zugang zu ihrem Körper, zu sich selbst gefunden. Ausgelöst durch das Beckenbodentraining. Durch die Beckenbodenübungen, durch die weichen, innigen Beckenbewegungen wurden Gewebe, Muskulatur und Haut immer stärker durchblutet, es entstanden Gefühlsregungen in ihrer Becken- und Scheidenregion, die sie dazu veranlassten, sich nach vielen Jahren zum ersten Mal wieder selbst zu befriedigen.

Wenn Sie sich bisher wenig Zeit für Selbstbefriedigung genommen haben, probieren Sie es doch einfach einmal aus.

Starten Sie mit den Übungen zur Körperwahrnehmung und zur Beckenboden- und Klitoris-Stimulation (siehe Seite 27 f.). Diese Übungen haben geniale Mehrfacheffekte. Sie gewinnen einen spielerischen Zugang zu Ihrem Beckenboden. Sie trainieren Ihre Beckenbodenmuskeln, Sie lernen Ihren Körper auf eine erotische Art kennen und lieben und Sie können bei regelmäßiger Anwendung besonders innige und intensivere Orgasmen erleben.

Mich selbst hat vor vielen Jahren das Buch *Vier Männer und eine Frau* von Shulamit Gilboa inspiriert, die notwendige Orgasmusfähigkeit und den damit verbundenen Zugang zum eigenen Körper zu erlangen: Dana, eine junge Frau, lernt darin zwar die Sexualität mit Männern kennen, aber nicht, ihre eigenen Wünsche zu berücksichtigen. Ihre Vorlieben, ihre Bedürfnisse stellt sie hinter die ihrer Männer. Bis ein Mann, ihr damaliger Freund, sie dazu bringt, ihren ersten Orgasmus selbst herbeizuführen, indem sie sich selbst befriedigt. Es ist die Geschichte eines Reifeprozesses, durchtränkt von Sex, der mit Abhängigkeit beginnt und mit Unabhängigkeit endet. Mit diesem tiefgründigen, erotischen Buch gelang Shulamit Gilboa ein Bestseller.

Mit Hilfsmitteln zum Höhepunkt: Vibratoren, Dildos & Co.

Auch die Erotikindustrie hat in den letzten Jahren auf die neue Lust der Frauen reagiert und eine Vielzahl an Hilfsmitteln und Produkten auf den Markt gebracht, die es Frauen ermöglichen sollen, mehr Spaß am Sex zu haben und leichter zum Höhepunkt zu kommen. Es gibt Vibratoren, Dildos, Liebeskugeln und viele weitere interessante Hilfsmittel, die uns angenehm stimulieren, einen neuen Spaß- und Lustfaktor ins Schlafzimmer bringen und Orgasmen erzeugen können.

Auf Dildopartys, in Online-Shops oder im Erotikladen werden auch stets neue Produkte angeboten, die Lust bringen und gleichzeitig die Beckenbodenmuskeln trainieren.

Liebeskugeln, Vaginalkugeln oder auch Trainingshilfen für den Beckenboden gibt es in unterschiedlichsten Formen und Gewichten. Mit ihnen können Sie auf spielerische und lustvolle Weise immer und überall Ihre Beckenbodenmuskeln trainieren.

Bei den Liebes- und Vaginalkugeln stimuliert und kräftigt die Rotation im Inneren der Kugel die Beckenbodenmuskulatur schon bei einfachen Alltagsbewegungen. Kurze, aber regelmäßige Tragephasen bewirken die besten Trainingserfolge und beugen Stressinkontinenz und einem Gebärmuttervorfall (siehe Seite 73 ff.) vor. Außerdem wird das Empfinden beim Sex dadurch gesteigert – für Sie und ihn! Auch im Rahmen der Rückbildung nach einer Schwangerschaft werden diese Hilfsmittel von Hebammen und Gynäkologen empfohlen.

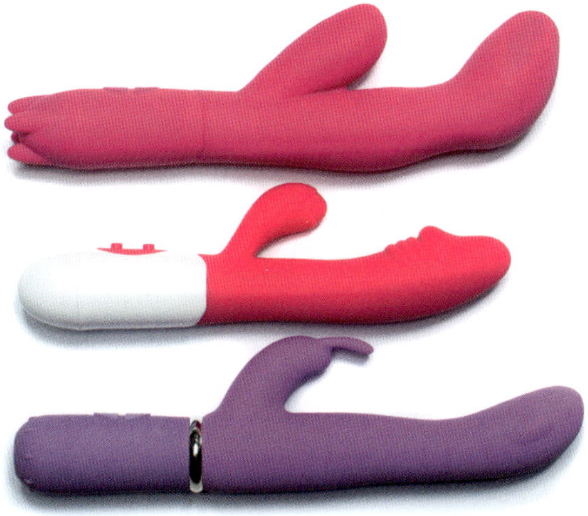

Diese sogenannten Rabbit-Vibratoren sind so geformt, dass damit Klitoris und G-Punkt gleichzeitig stimuliert werden können.

Probieren Sie für mehr Prickeln in Ihrem Sexualleben ruhig einmal Sextoys aus. Ob Sie sich allein oder zu zweit verwöhnen möchten, Dildos und Vibratoren unterstützen und fördern die Orgasmusfähigkeit nachhaltig. Probieren Sie einfach die unterschiedlichsten Produkte aus, seit vielen Jahren gibt es sehr hochwertige Modelle aus körperverträglichen Materialien in modernen Farben.

Die Vibrationen sprechen Klitoris und G-Punkt an und je nach Modell auch die Schamlippen. Die anregende und erregende Stimulation der Klitoris durch diese sanften Vibrationen allein kann einen Orgasmus hervorrufen. Oder binden Sie Ihren Partner in die Wahl der Sextoys ein. Er kann Sie zum Beispiel mit einem Dildo zärtlich verwöhnen.

Wenn es Ihnen schwerfällt, beim Sex nur durch reine Penetration des Penis zu kommen, gibt es Klitoris- und G-Punkt-Vibratoren, die während des Geschlechtsverkehrs eingesetzt werden können, um den Orgasmus herbeizuführen.

Sextoys aller Art bringen definitiv Lust und Spannung in Ihr Sexualleben, vorausgesetzt, Sie finden Gefallen daran. Nichts muss – alles kann!

3

DER BECKENBODEN – STÄRKE UND ENERGIE AUS DER KÖRPERMITTE

Der Beckenboden – Anatomie

Der Beckenboden ist ein starkes Konstrukt aus vielen Muskelschichten und befindet sich im kleinen Becken. Das große Becken ist der Bereich zwischen den großen Beckenschaufeln. Das kleine Becken befindet sich von oben gesehen unterhalb der runden Öffnung, des Beckeneingangs, nach unten. Im folgenden Bild sehen Sie die Beckenbodenmuskeln der Frau von oben beim Blick ins Becken. Sie dichten die knöcherne Öffnung regelrecht ab.

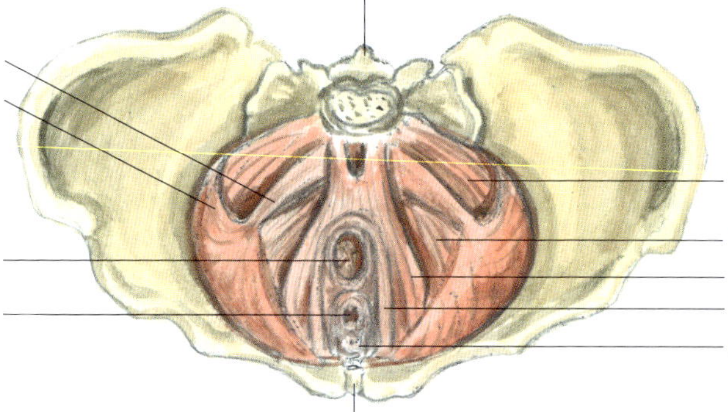

Beckenbodenmuskeln der Frau: Ansicht von oben

Bei der Frau ist das kleine Becken bzw. der Beckeneingang viel größer als beim Mann. So ist es möglich, dass der Kopf des Kindes bei der Geburt ideal ins Becken eintreten und auf der anderen Seite daraus austreten kann.

Eine weitere Folge des großen Beckeneingangs bei Frauen ist, dass die Organe von oben einen viel größeren Druck auf die Blase und die Gebärmutter ausüben können, die der Schwerkraft entsprechend nach unten schieben.

Leider ergibt sich aus dem größeren Beckeneingang auch eine viel höhere Inkontinenzproblematik. Denn die Beckenbodenmuskulatur ist wesentlich stärker gefordert, dem Druck der inneren Organe auf die Blase standzuhalten.

Auf den folgenden zwei Bildern erkennen Sie sehr gut den Unterschied zwischen dem weiblichen und dem männlichen Becken. Schon allein anatomisch gesehen könnten Männer kein Baby entbinden, weil der Kopf des Kindes nicht durch das Becken passen würde. Wenn man sich nun noch vorstellt, dass die Muskelschichten des Beckenbodens die Beckenöffnung voll auskleiden und somit den Beckeneingang abdichten, lässt sich unschwer erahnen, dass die Last auf den Beckenboden der Frau deutlich größer ist als beim Mann. Die mit dem Kind entstehende Last erhöht die Schwerkraft weiter und verursacht einen noch viel höheren Druck von oben auf die Beckenbodenmuskeln.

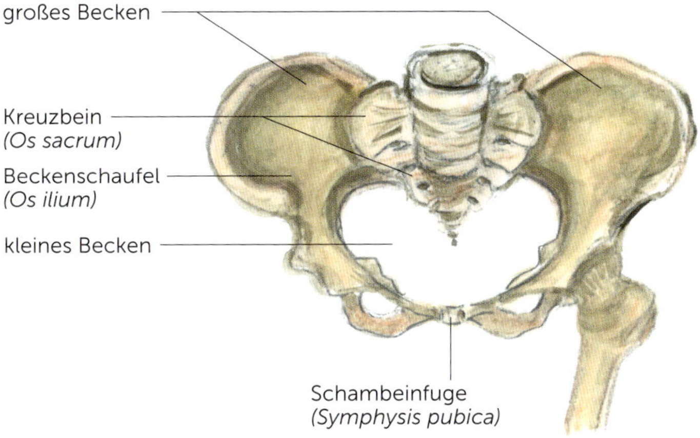

Weibliches Becken von oben mit dem viel größeren Beckeneingang

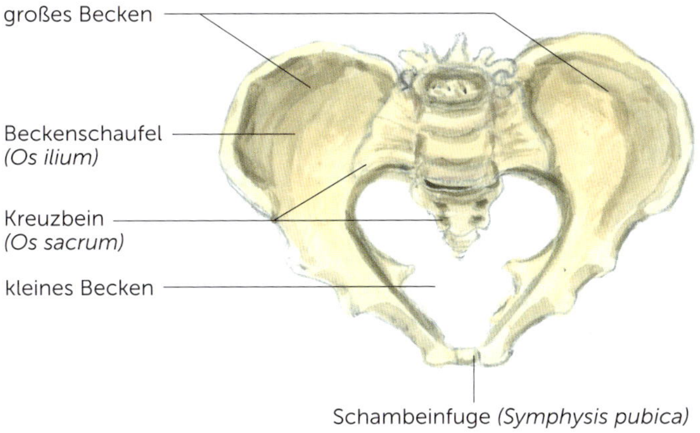

Männliches Becken von oben. Der Beckeneingang ist deutlich kleiner als der der Frau.

Der Beckenboden liegt wie ein Trampolin im Becken und stützt die inneren Organe. Er spannt sich als Muskelkonstrukt zwischen den Beckenschaufeln und ist ähnlich aufgebaut wie die Deckenwölbung einer Kathedrale. So gesehen ist umgekehrt auch eine richtige Haltung für den Beckenboden so wichtig, um die Statik des Beckenbodenkonstruktes im Gleichgewicht zu halten.

Außerdem umschließen einige Muskeln des Beckenbodens Harnröhre, Scheide und After und verschließen diese Ausgänge, damit dem Druck von Stuhl- und Harndrang nicht sofort nachgegeben werden muss.

Leider baut die Muskulatur bei Frauen und Männern im Alter gleichermaßen ab, so auch die Beckenbodenmuskeln (altersbedingte Muskelatrophie), hinzu kommt eine weibliche hormonelle Disposition. Das bedeutet, dass Frauen hormonbedingt dehnfähigere Strukturen (Bindegewebe, Bänder, Muskeln) besitzen, die das Gewebe weich und nachgiebig machen. Das Bindegewebe spielt eine große Rolle bei der Beckenbodenfunktion.

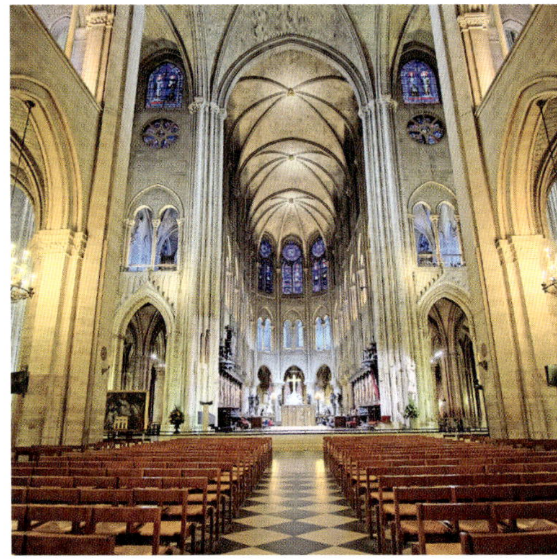

Die Decke der Kathedrale stützt sich selbst mit jedem einzelnen Stein – genauso verhält es sich mit allen muskulären und bandhaften Strukturen im Beckenboden.

Ab Mitte 20 nimmt die Elastizität des Bindegewebes ab. Dieser altersbedingte Verlust an Elastin führt zum Nachlassen der Wandspannung in der Vagina, was bedeutet, dass das Bindegewebe der Schwerkraft nachgibt. Das Kollagen (verantwortlich für die Zugfestigkeit) wird zunehmend starrer und der verminderte Elastingehalt (verantwortlich für die Dehnbarkeit) führt zu einer Abnahme der Dehnbarkeit des urogenitalen Gewebes um bis zu 60 Prozent. Dieser Elastizitätsverlust in der Scheidenwand wirkt sich funktionell so aus, dass zu wenig Spannung vorhanden ist, um den Ausgang der Harnröhre komplett zu verschließen. Vergleichbar mit einer Hose, deren Gummizug ausgeleiert oder zerrissen ist, erklärt sich daraus der sich langsam entwickelnde, unkontrollierte Harnverlust. Die Elastizität des Bindegewebes lässt sich leider nicht mehr wiederherstellen, allerdings kann ein gezieltes Training der Beckenbodenmuskeln die Inkontinenz aufhalten beziehungsweise so eine verbesserte Kontrolle über den Harnverlust erreicht werden.

Frauen, die aufgrund einer Erkrankung oder bei abgeschlossenem Kinderwunsch ihre Gebärmutter haben entfernen lassen, haben ein besonders hohes Risiko, im Alter Inkontinenzprobleme zu entwickeln. Bei ihnen fehlt die Gebärmutter als wichtiges stabilisierendes Konstrukt. Da die Gebärmutter direkt oder indirekt mit stützenden und haltenden Bändern verbunden ist, tritt bei Fehlen der Gebärmutter eine Schwächung dieses Bereichs auf. Druck und Zug wirken nach Entfernung der Gebärmutter nur noch auf die wenig stabile Scheidenwand. Es findet keine Kraftübertragung auf die umliegenden Bänder statt. Das Gewebe lockert sich, was zu Blasen- und Darmproblemen und zu Scheidensenkungen führen kann.

Die Beckenbodenmuskeln sind in allen Bereichen über Becken, Schambein, Darmbein, Steißbein und Wirbelsäule, Fasern und Bänder (Ligamente) mit den umliegenden Muskeln von Beinen, Gesäß, Bauch und Rücken verknüpft.

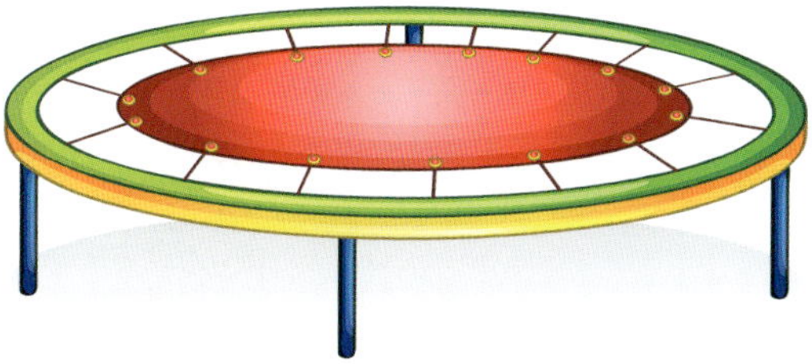

Der Beckenboden arbeitet wie ein Trampolin: Er besteht aus einer Membran (Vagina) und Sprungfedern (Bänder) vorne, mittig und hinten, die am Rahmen (Beckenknochen) befestigt sind.

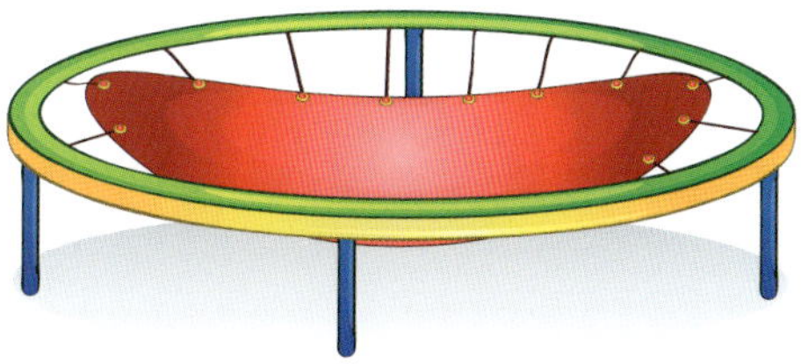

Wenn die Bänder oder die Membran überdehnt sind oder die Statik aufgrund einer muskulären Dysbalance nicht mehr stimmt, ist das Trampolin nicht mehr funktionsfähig.

Der Beckenboden übernimmt Stütz- und Haltefunktion des Rumpfes, also von Bauch und Rücken, er fördert sogar bei Aktivierung die Kraft in den Beinmuskeln. Probieren Sie es aus und aktivieren Sie bei allen Bewegungsabläufen zusätzlich Ihre Beckenbodenmuskeln, indem Sie sie beim Gehen, Laufen, Stehen und sowieso beim Sport immer wieder mit anspannen. Sie werden sich viel kraftvoller und dynamischer fortbewegen beziehungsweise Ihr Training meistern. Falls Sie nicht genau wissen, wie Sie Ihre Beckenbodenmuskeln finden und aktivieren können: Eine Anleitung hierzu folgt auf Seite 51 f.

Ein Blick auf die Anatomie hilft Ihnen dabei, sich vorzustellen, wie die Beckenbodenmuskeln Ihre Geschlechtsorgane umschließen, wo sie entspringen und ansetzen und wie andere Muskelbereiche (Beine, Gesäß, Bauch, Rücken) beteiligt sind.

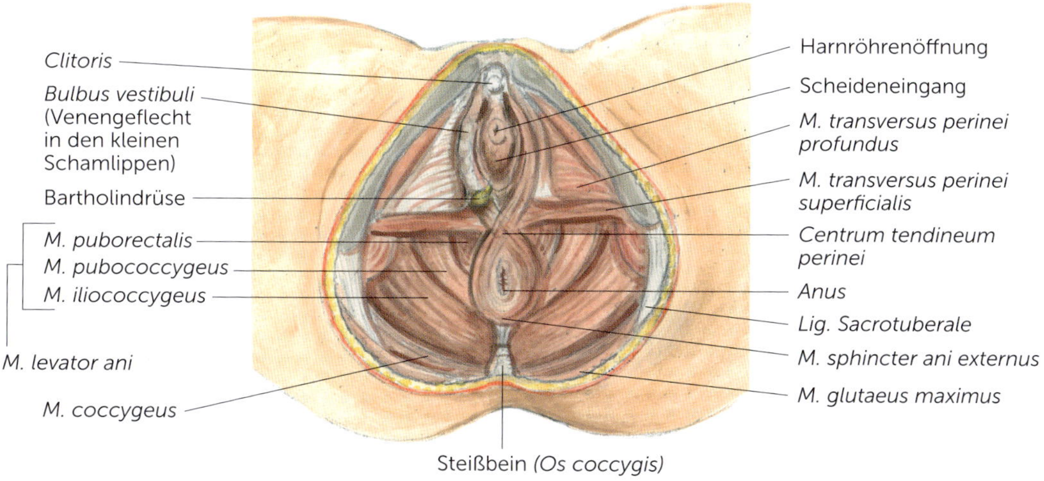

Der Beckenboden: Ansicht von unten

Der Blick von unten auf die Beckenbodenmuskeln offenbart ein wahres Muskelkunstwerk. In Schleifen, fächerförmig, überlappend und mit vielen Querstreben stützen, ziehen und spannen sich die Muskeln gegenseitig und halten sich so im besten Fall optimal in ihrer Grundposition.

Der Beckenboden selbst besteht aus drei Muskelschichten, die gitterförmig übereinandergelegt sind. Durch diese Struktur wird er sehr stark und belastbar, was er auch sein muss, da er alle Organe des kleinen Beckens und im Grunde den gesamten Rumpf trägt (siehe Abb. Seite 44, 47 und 75).

Trotz ihrer Stärke werden diese Muskeln von den meisten Menschen aber kaum wahrgenommen, weshalb auch das gezielte Training anfangs oft sehr schwerfällt. Anders als andere Muskeln bewegen diese Muskeln keine Gelenke, sodass die An- und Entspannung nicht so deutlich sichtbar ist.

Hinzu kommt, dass der Genitalbereich für die meisten von uns von klein auf als Tabuzone gilt, die man nicht anschaut oder untersucht und außer zum Waschen auch nicht berührt. Das führt dazu, dass für viele Menschen, die sonst ihren Körper recht gut kennen, dieser Bereich, mit dem die Beckenbodenmuskulatur in enger Verbindung steht, ein blinder Fleck ist.

Stellen Sie sich nun vor, Sie verändern im Laufe Ihres Lebens die Körperhaltung, ein operativer Eingriff am Unterleib muss vorgenommen werden oder durch die Geburt eines Babys werden einzelne oder mehrere Muskelstrukturen verletzt oder überdehnt. Dadurch können Veränderungen entstehen, die sich vielleicht nicht sofort, aber irgendwann im Laufe der Zeit bemerkbar machen.

Schauen Sie sich mal um, wenn die Freibad- oder Strandsaison losgeht. Achten Sie auf die Körperhaltung der anderen Frauen, auf schwache Bauch- und Rückenmuskeln, einen Rundrücken oder ein überstarkes Hohlkreuz. Meistens zeichnet sich ein kleines Hängebäuchlein über der Bikinihose ab. Dies hat aber nichts mit einem leichten Übergewicht zu tun. Allein die Körperhaltung und die Statik im Beckenboden sind dafür verantwortlich. Übergewichtige Frauen können genauso einen wunderbar trainierten und starken Beckenboden haben.

Mit etwas Übung lässt sich die Beckenbodenmuskulatur auch vollkommen isoliert von anderen Muskeln anspannen, sowohl im Scheiden- als auch im Afterbereich. Gezieltes Training kann wahre Wunder bewirken, gesundheitlich, körperlich, seelisch und sexuell.

Die äußere Schicht

Die unterste, äußerste Beckenbodenmuskelschicht (siehe Abb. rechts) verläuft von vorne nach hinten. Sie besteht aus dem Muskelhaltekreuz, auch PC-Muskel (Musculus pubococcygeus) genannt, dem Blasenschließmuskel (wegen seiner Form meist auch U-Muskel genannt), den Schließmuskeln und dem Afterschließmuskel. Die meisten Menschen können diese Muskelschicht recht leicht anspannen. Erkennen Sie auf dem Bild, wie sich die Beckenbodenmuskeln im Inneren an Vagina und Klitoris schmiegen?

Die äußere Schicht erspüren

Ziehen Sie Vagina und Anus zusammen – die beiden Ringmuskeln verschließen die Öffnungen des Beckens.

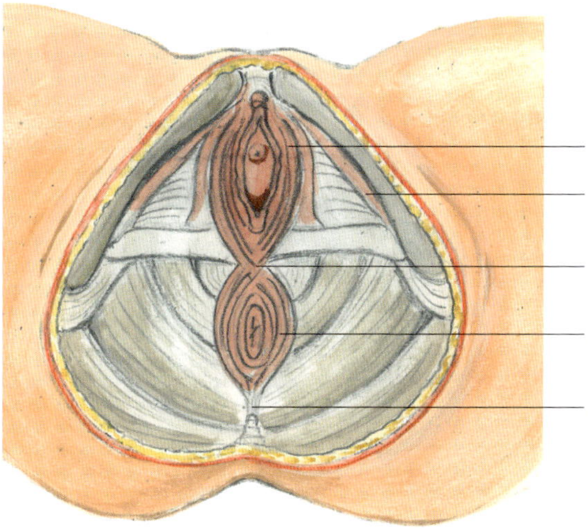

Die äußere Schicht: die Schließmuskeln

Die mittlere Schicht

Die mittlere Schicht besteht aus der quer laufenden Muskelplatte und dem quer laufenden Muskelstrang und verläuft von rechts nach links.

Die mittlere Schicht erspüren

Setzen Sie sich aufrecht auf einen harten Stuhl, legen Sie Ihre Hände mit den Handflächen zum Po zeigend direkt unter beide Sitzbeinknochen. Ziehen Sie nun sanft die Sitzbeinknochen nach innen, indem Sie die Beckenbodenmuskeln im Bereich des Dammes nach innen oben ziehen. Sie werden diese Bewegung sofort mit den Händen spüren können. Sie ist zwar minimal, der Effekt in der Muskulatur allerdings sehr groß. Wichtig: Die Gesäßmuskulatur bleibt dabei entspannt.

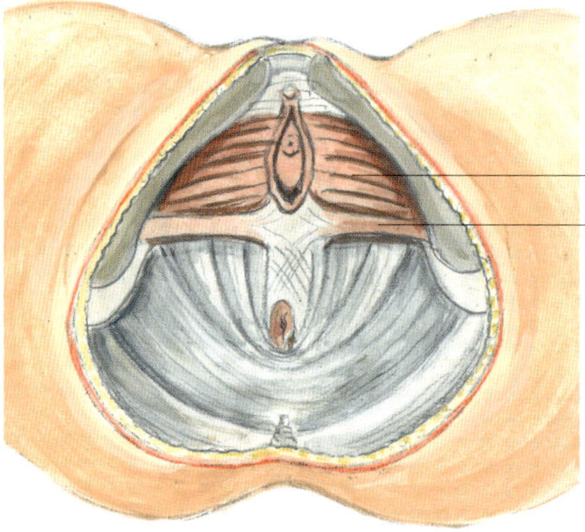

Die mittlere Schicht: Diaphragma urogenitale

Die innere Schicht

Die tiefste und innerste Muskelschicht verläuft von vorne nach hinten. Sie wird auch das »Beckenzwerchfell« genannt und besteht aus der fächerförmigen Muskelplatte (auch Afterhebemuskel) und zwei Muskelpaaren (dem inneren U-Muskel und dem Steißbeinmuskel). Sie ist kaum mehr zu erfühlen, hat aber eine umfassende Wirkung auf den ganzen Körper. Sie ist dafür verantwortlich, ob wir eine aufrechte, straffe oder eher eine gebeugte, schlappe Haltung haben. Sie ist damit auch ein Spiegel unseres Selbstwertgefühls.

Bei Tieren wird mit dieser Schicht der Schwanz bewegt. Bei uns kann man mit etwas Übung beim Anspannen noch eine kleine Bewegung des Steißbeins wahrnehmen. Wir verwenden den Ausdruck »den Schwanz einziehen« als Metapher für das Gefühl der Angst: Wir machen den Körper rund, ziehen den Kopf ein und schieben die Schultern ein wenig nach vorne. In dieser Stellung ist der Beckenboden offen, die Muskulatur schlaff.

Die innere Schicht erspüren

Setzen Sie sich auch hierfür auf einen Stuhl, legen Sie jeweils die Fingerspitzen einer Hand an Schambein und Steißbein und stellen Sie sich ein stark gespanntes Band zwischen diesen beiden Punkten vor. Lenken Sie Ihre Aufmerksamkeit in die Tiefe des Beckens. Drücken Sie nun kräftig auf die beiden Knochen und spüren Sie, wie sich das Band ganz sanft verkürzt und sich die Spannung in der tiefsten Schicht verändert.

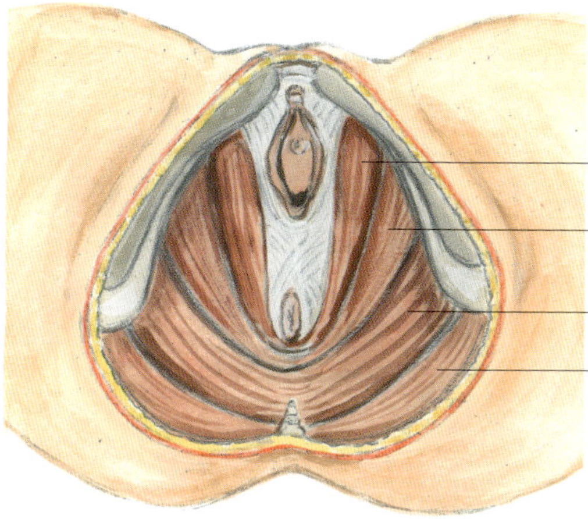

Beckenbodenmuskeln richtig aktivieren

Da die Beckenbodenmuskulatur in mehreren Schichten (siehe Seite 47) im Becken liegt und auch für die Kontrolle der verschiedenen Körperausgänge (Harn und Stuhlgang) zuständig ist beziehungsweise die bandhafte Aufhängung der Gebärmutter und des Gebärmutterhalses stabilisiert, ist es möglich, die Beckenbodenmuskeln im vorderen, mittleren und hinteren Bereich differenziert zu aktivieren. Dafür ist eine gute Körperwahrnehmung notwendig, die sich wunderbar schulen lässt.

Nehmen Sie sich ausreichend Zeit und setzen Sie sich möglichst bequem bekleidet hin. Lenken Sie Ihre Aufmerksamkeit nun auf Ihre Körpermitte.

Aktivierung des vorderen Bereiches und Hinführung zur Beckenbodenwahrnehmung

Stellen Sie sich vor, Sie sitzen auf der Toilette, machen Pipi und möchten plötzlich den Urinstrahl stoppen. Hierbei aktivieren Sie die umschließenden Harnröhrenmuskeln sowie die Beckenbodenmuskeln im vorderen Genitalbereich. Sie spüren deutlich eine Muskelkontraktion (Zusammenziehen/Anspannen der Muskeln). Diese Übung ist lediglich als Hinführung zum Beckenbodentraining gedacht. Sie soll nur anfänglich hin und wieder durchgeführt werden. Sobald sie Ihnen gut gelingt, gehen Sie zu dieser Übungsvariante über:

Stellen Sie sich vor, Sie wollten Ihre Klitoris und Ihre Schamlippen nach innen in Ihren Körper hineinsaugen. Führen Sie diese Übung mehrmals am Tag durch, dann werden Sie in und um die Klitoris herum ein angenehmes Kribbeln und Pulsieren spüren. Diese Übung fördert die Libido! Bauen Sie sie als ein tägliches Ritual wie das Zähneputzen ein.

Aktivierung des mittleren Bereiches

Stellen Sie sich Ihren Damm vor, er liegt zwischen After und Scheide. Nun möchten Sie den Damm gedanklich in sich hineinsaugen. Wenn Sie während dieser Übung auf einem Stuhl sitzen, merken Sie deutlich, wie sich gleichzeitig das Becken leicht aufrichtet und sogar der untere Teil der Bauchmuskulatur etwas nach innen zieht. Je nachdem, mit wie viel Kraft Sie diese Übung ausführen, spüren Sie dies mehr oder weniger im Bauch- und Beckenbereich. Diese Übung beugt einer Gebärmuttersenkung vor und stabilisiert Ihr Becken und den Lendenwirbelbereich. Sie können sie ganz leicht in Ihren Tagesablauf übernehmen, indem Sie mehrmals täglich den Beckenboden über den Dammbereich anspannen. Dieser Bereich ist für uns Frauen relativ einfach vorstellbar und sehr trainingswirksam.

Eine weitere Übung für den mittleren Bereich ist eine sehr intime Möglichkeit, die Beckenbodenaktivität uneingeschränkt und direkt zu spüren: Legen Sie sich unbekleidet auf den Rücken, stellen Sie Ihre Beine auf und führen Sie zwei Finger in Ihre Scheide ein. Versuchen Sie nun, beide Finger mit Ihrer Beckenbodenmuskulatur fest zu umklammern. So können Sie ideal den Trainingsfortschritt Ihrer Beckenbodenmuskeln überprüfen. Bedenken Sie jedoch, dass die Beckenbodenmuskeln einen viel größeren Bereich als nur den Bereich um die Vagina umfassen. So spüren Sie außerdem, was Ihr Mann beim Geschlechtsverkehr fühlt, wenn Sie dabei Ihre Beckenbodenmuskeln um seinen Penis anspannen.

Aktivierung des hinteren Bereiches

Stellen Sie sich vor, Sie möchten einen Pups unterdrücken, und spannen Sie die entsprechende Muskulatur an. Die Aktivierung im hinteren Bereich des Beckens ist viel diffiziler und erfordert mehr Konzentration. Da dieser hintere Bereich des Beckenbodens seltener benötigt wird, liegt er weniger in unserem Wahrnehmungsbereich. Trotzdem ist es hin und wieder gut, auch den hinteren Beckenbodenbereich zu aktivieren. Er ist einfacher anzuspannen, wenn man ihn mitsamt der mittleren Beckenbodenmuskulatur aktiviert.

Bauen Sie diese einfachen Beckenbodenübungen in Ihre alltäglichen Unternehmungen ein. Wo Sie gehen und stehen, ziehen Sie Ihren Beckenboden nach oben, saugen Ihre Schamlippen, Ihre Klitoris in sich hinein. Spielen Sie mit den verschiedenen Ebenen, variieren Sie in Tempo und Kraft. Sie werden spüren, wie sich dieses regelmäßige Training zu Ihren Gunsten auswirkt!

Kraft im Rumpf – Kraft im Beckenboden

Die Anatomie der umliegenden Muskelgruppen

Ich möchte nun auch auf die umliegenden Muskelgruppen in Rumpf und Beinen eingehen. Zum einen sind sie mit den Beckenbodenmuskeln verknüpft beziehungsweise entspringen am Becken und setzen dort an, genauso wie die Beckenbodenmuskeln. Zum anderen reicht ein Beckenbodenmuskeltraining allein natürlich nicht aus, um dem Körper die Stabilität zu geben, die er braucht. Außerdem formen Bauch-, Rücken-, Gesäß- und Beinmuskeln einen schönen Körper, der wiederum nach außen strahlt.

Wenn Sie sich bisher noch nicht mit der Muskelanatomie beschäftigt haben, lohnt sich nun ein Blick darauf, denn so bekommen Sie ein noch besseres Verständnis für Ihren eigenen Körper. Außerdem hilft es Ihnen, wenn Sie gezielt Muskelaufbautraining betreiben möchten.

Auf den folgenden Bildern sehen Sie, wie sich in der Ansicht von vorne und von hinten die Muskeln darstellen. Da alle Muskelgruppen direkt und indirekt miteinander verbunden sind und miteinander arbeiten, habe ich sie in der Gesamtheit pro Bild erläutert.

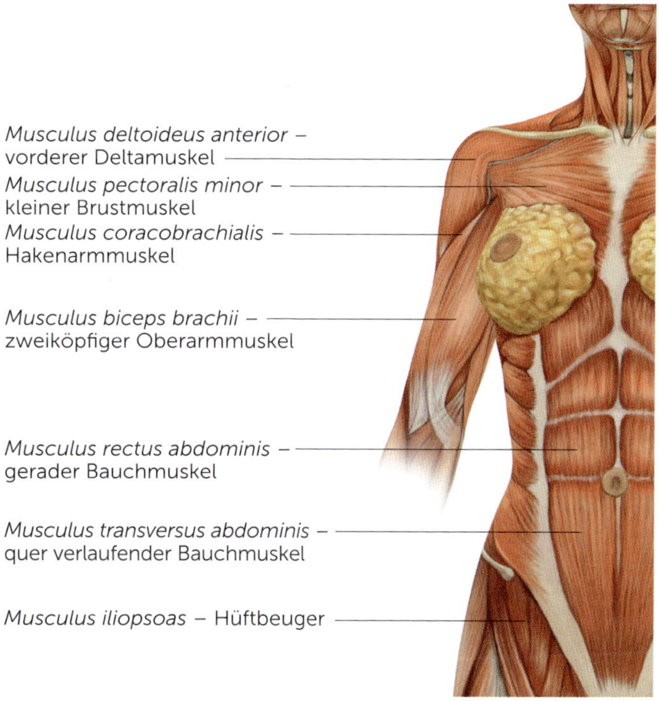

Rumpf- und Armmuskeln – Ansicht von vorne

In der heutigen Zeit hört man immer wieder das Wort »Core«. Core-Training, Core-Fitness. Aber was ist damit eigentlich gemeint? Core bedeutet nichts anderes als »Kern«, also die Mitte, das Zentrum unseres Körpers.

Die Mitte umfasst ein Muskelsystem in der unteren Rumpfebene, das die untere Rücken-, die Bauch- und die Hüftmuskulatur miteinschließt. Diese Muskeln arbeiten aufeinander abgestimmt zusammen, um Stabilität und Mobilität in allen Körperpositionen und -bewegungen gleichermaßen zu gewährleisten.

Den größten Anteil an der Core-Muskulatur haben die Spinalflexoren, die Spinalextensoren, die Hüftflexoren und die Hüftextensoren. Die Spinalflexoren (Rückenbeuger) sind auch bekannt als die unteren Bauchmuskeln – die Muskelgruppe, die gewöhnlich als die klassischen Bauchmuskeln, die sogenannten *abs (abdominal muscles)*, zählen. Diese Bauchmuskelgruppe besteht aus dem *M. rectus abdominis, M. transversus abdominis, M. pyramidalis* und den inneren und äußeren schrägen Bauchmuskeln (*M. obliquus internus* und *M. obliquus externus*).

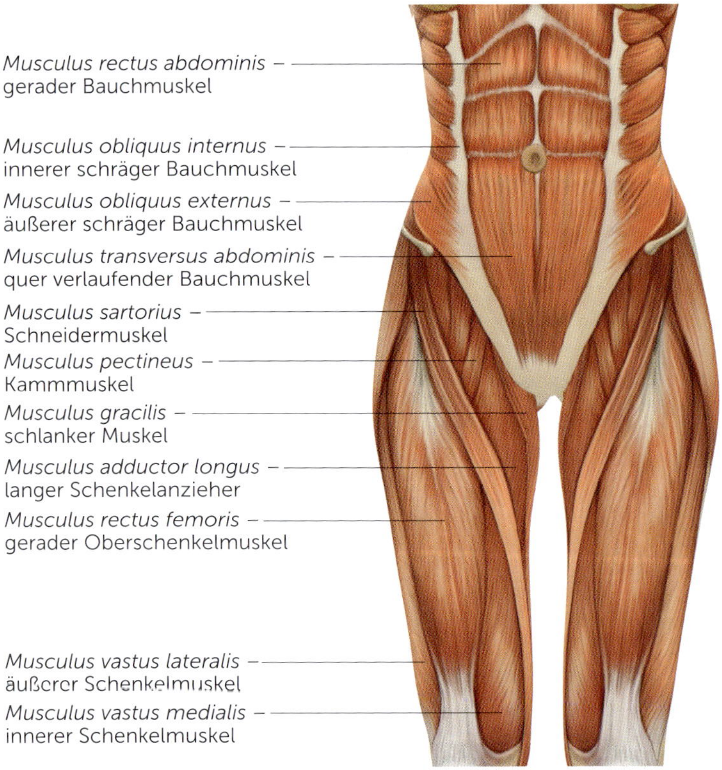

Rumpf- und Beinmuskeln – Ansicht von vorne

Der *M. rectus abdominis* – auch besser bekannt als der klassische »Sixpack« – stützt die Wirbelsäule und verkürzt gleichzeitig den Abstand zwischen Rumpf und Hüften.

Der *M. transversus abdominis* gewährleistet Rumpf- und Beckenstabilität. Der *M. obliquus internus* und der *M. obliquus externus* ermöglichen die Seitneigung des Rumpfes und die Rumpfrotation.

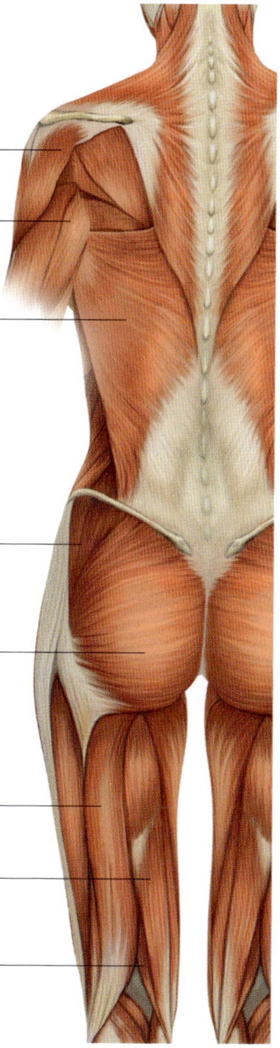

Rumpf-, Gesäß und Beinmuskeln – Ansicht von hinten

Die Spinalextensoren (Rückenstrecker), auch bekannt als die oberen Bauchmuskeln, beinhalten den *M. erector spinae, M. quadratus lumborum* und *M. multifidus spinae*. Der *M. erector spinae*, der angeordnet ist wie ein Weihnachtsbaum, ist eigentlich eine Gruppe von

Muskeln und Sehnen, die sich von der Lendenwirbelsäule bis zur Halswirbelsäule ziehen. Er ist gleichzeitig für die Stabilisation und für die Mobilisation verantwortlich.

Die Hüftflexoren sind der *M. iliopsoas, M. rectus femoris, M. sartorius, M. tensor fascie latae, M. pectineus, M. adductor longus, M. adductor brevis und M. gracilis*. Die Hüftextensoren beinhalten den *M. gluteus maximus* und die ischiocruralen Muskeln, die aus *M. biceps femoris, M. semitendinosus* und *M. semimembranosus* bestehen.

Die Hüftflexoren und -extensoren, die die Geh- und Laufbewegung unterstützen und eine Hüftstreckung und -beugung erlauben, sind die Basis für eine ungestörte Becken- und Hüftfunktion. Sie fördern die Vor- und Rückkippung im Becken und bieten so den Beckenbodenmuskeln freie Funktion.

Eine starke Mitte, ein starker Rumpf ist von höchster Bedeutung, um allen Bewegungen im Alltag gerecht zu werden, beweglich und stabil zugleich zu bleiben. So wird Verletzungen, Schonhaltungen und anderen orthopädischen Erkrankungen vorgebeugt.

Neben einer offensichtlichen ästhetischen Bedeutung, einen schönen, schlanken und straffen Bauch zu haben, ist natürlich die Rückengesundheit enorm wichtig. Dabei geht es darum, Rückenschmerzen zu lindern, die Balance zu verbessern, aufrechter zu stehen (und dadurch größer zu wirken) sowie schwere Gegenstände ohne Schmerzen anzuheben und zu tragen. Eine starke Mitte erlaubt Ihnen, tägliche Bewegungen mit Leichtigkeit auszuüben, sogar bis ins hohe Alter.

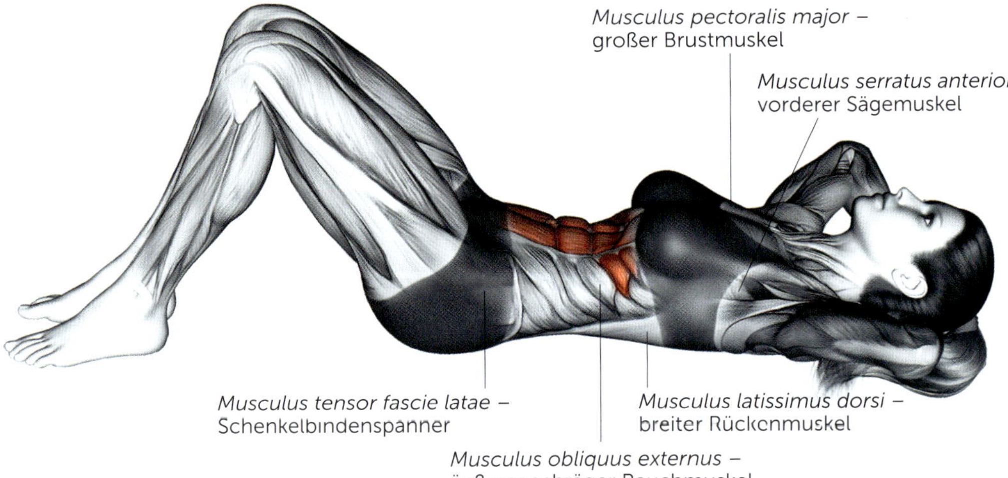

Rumpf- und Beinmuskeln – Ansicht von der Seite

Es empfiehlt sich daher unbedingt, das Bauchmuskeltraining in Ihren Trainingsplan mit einzubeziehen. Und nun kommt wieder die Weiblichkeit ins Spiel. Fühle ich mich als Frau mit aktivem Beckenboden sicher, kann ich mir nicht nur eine enorme körperliche Leistungsfähigkeit zutrauen, sondern bin auch seelisch und mental stark.

Diese Stärke strahlt jede Frau mit einem aktiven Beckenboden aus!

Die Beckenbodenmuskulatur ist als Basis des Rumpfes anzusehen. Genauso wie ein stabiles Fundament wichtig für ein Haus ist, sorgt die Beckenbodenmuskulatur als Muskelgeflecht im Becken für die Stabilität und Kraft unserer Rumpfmuskeln. Die auf Seite 56 abgebildeten Bauch- und Rückenmuskeln sind als vordere und hintere stabile Stützen (Wände) anzusehen, die sich je nach Bewegung in alle Richtungen bewegen und nachgiebig oder stabilisierend wirken.

Rückenschmerzen, vor allem im Bereich der Lendenwirbelsäule, können von einer insuffizienten Beckenbodenmuskulatur herrühren – einer Schwäche des Beckenbodens. Hier schaffen es die Beckenbodenmuskeln nicht, im Becken und im unteren Teil des Rückens eine stabile Basis zu schaffen. Bei Rückenproblemen sollte immer die ganze Wirbelsäule vom Kopf bis zum Steißbein unter die Lupe genommen werden, außerdem die umliegenden Strukturen, wie Becken, Hüfte und die Beckenbodenmuskeln. Die Ursache ist nicht immer an der Stelle zu finden, an der die Schmerzen sind!

Umgekehrt kann man auch sagen, dass Sie mit einem gut trainierten Beckenboden kaum Rückenprobleme haben werden, die muskulär bedingt sind.

Ihr Beckenboden stabilisiert und unterstützt Sie bei allen schweren körperlichen Anstrengungen!

Freund und Mentor der Beckenbodenmuskeln – der *Musculus iliopsoas*

Neben den Muskeln des Beckenbodens spielt der große Lendenmuskel *(Musculus psoas major)* eine entscheidende Rolle für die Stabilität des Rumpfes. Er ist der einzige Muskel, der die obere und untere Extremität verbindet. Zusammen mit dem *M. iliacus* – dem Darmbeinmuskel, der am *Os ilium*, dem Darmbein, anhaftet – bildet er im Becken den *M. iliopsoas* – den Lenden-Darmbein-Muskel. Der *M. psoas major* setzt oben an der Lendenwirbelsäule und unten gemeinsam mit dem *M. iliacus* am *Trochanter minor*, am kleinen Rollhügel des Oberschenkelknochens, an. Siehe hierzu die Illustration auf Seite 58.

Eine gute Muskelbalance im Bereich des Beckens und der Lendenwirbelsäule ist besonders wichtig, da unsere einseitig belastenden Alltagstätigkeiten und mangelnde Bewegung unsere Muskeln in ein Ungleichgewicht, eine Dysbalance bringen. Hinzu kommt, dass in den gelenkigen Verbindungen, wie den einzelnen Wirbelkörpern und dem Iliosakralgelenk, auf das im Folgenden eingegangen wird, Blockaden entstehen können. Diese können eine eingeschränkte Beweglichkeit hervorrufen. So entstehen schnell Muskeldysbalancen.

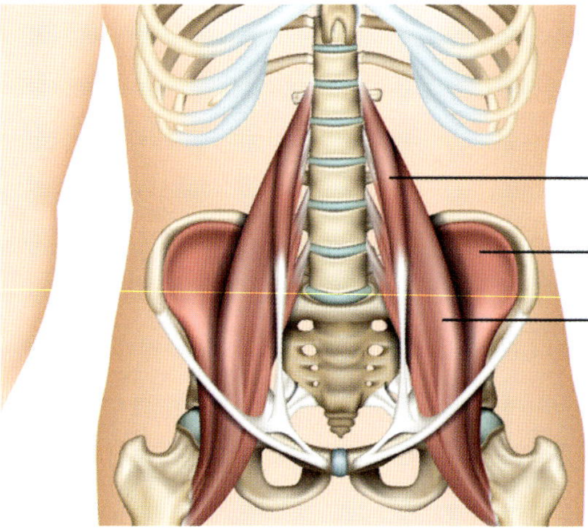

Das Zusammenspiel von Darmbein- und Lendenmuskeln: der Musculus iliopsoas

Belastung in Form von körperlicher Anstrengung im Alltag oder Beruf ist nicht mit guter Bewegung zu vergleichen!

Als mein Papa einmal durch den heimischen Wald joggte und einen fernen Verwandten traf, der als Forstarbeiter am Bäumefällen war, rief dieser meinem Vater zu: »Du musst Zeit haben, ich jogge abends nur noch in meinen Sessel!«

Natürlich ist der Forstarbeiter abends müde und erschöpft von seiner körperlichen Arbeit und sehnt sich nach Ruhe und Erholung. Trotzdem sollte er sich Zeit nehmen für einen geregelten körperlichen Ausgleich: um die verspannte Muskulatur zu lockern, die erschlaffte und überdehnte Muskulatur zu kräftigen, die kleinen Zwischenwirbelgelenke, vor allem die beiden Iliosakralgelenke (Kreuz-Darmbein-Gelenk, ISG), zu lösen. Die Iliosakralgelenke neigen leider zu Blockaden. Aus diesem Grund ist es besonders wichtig, die umliegende Gesäßmuskulatur im Gleichgewicht zu halten und bei Bedarf die ISG zu mobilisieren.

Nehmen auch Sie sich Zeit für ein gutes muskuläres Gleichgewicht – es überträgt sich automatisch auf Ihre knöchernen und bandhaften Strukturen im Becken.

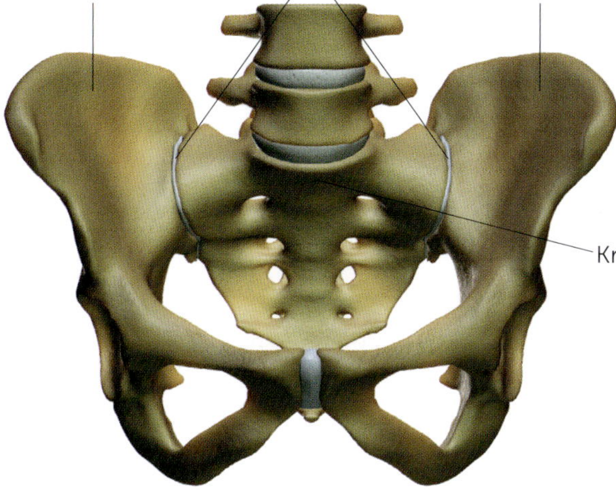

Eine Blockade im Iliosakralgelenk kann nicht nur Schmerzen verursachen, sondern auch auf Dauer die komplette Statik des passiven Bewegungsapparates verändern. Ein Beckenschiefstand kann eine Skoliose in einem Bereich der Wirbelsäule verursachen.

Auf dem Bild auf Seite 60 können Sie erkennen, wie viele knöcherne Verbindungen sich im Becken befinden, die oftmals nur durch ein Band (Ligament) gehalten werden. Entsteht durch Fehl- oder Schonhaltungen, Verletzungen, muskuläre Dysbalancen (Ungleichgewichte) oder durch eine allgemeine angeborene Körperschiefe ein Schiefstand im Becken oder nur eine Veränderung in der Beckenstatik, muss dies wiederum muskulär kompensiert werden. Der menschliche Körper kann das ohne größere Probleme bis zu einem gewissen Grad sehr gut. Jedoch kommt irgendwann der Punkt, an dem sich dieses körperliche Ungleichgewicht entweder auf weiterführende Strukturen, zum Beispiel Lenden-, Brust- oder Halswirbelsäule, auswirkt oder es an Ort und Stelle beginnt zu schmerzen. Aus diesem Grund ist eine neu aufgetretene Schwachstelle immer ernst zu nehmen, zu beobachten und es ist ihr mit gezielten mobilisierenden, muskellockernden und -kräftigenden Übungen entgegenzuwirken. Als Basis wirkt hier besonders gut das Beckenbodentraining.

Da 90 Prozent der erwachsenen Menschen einen Beckenschiefstand aufweisen, kommt es zur seitenungleichen Belastung der Strukturen. Die Muskulatur einer Körperhälfte verstärkt sich folglich bei einer gleichzeitigen Schwächung der Gegenseite. Wenn die Gesamtspannung der Muskulatur infolge von Stress oder umwelt- und ernährungsbedingten Belastungen das individuelle Toleranzniveau überschreitet, treten im Kopf- und Kieferbereich als häufige Reaktion Zähneknirschen oder Zähnepressen auf. Die Zähne liegen nicht mehr gleichmäßig aufeinander und die Kiefergelenke werden zusätzlich belastet. Das kann Ohrenschmerzen, Ohrengeräusche (Tinnitus) und Schwindelgefühle, Migräne oder Kopfschmerzen verursachen.

Oder es treten direkt im Bereich des Iliosakralgelenks Schmerzen auf, die zu gerne mit einem eingeklemmten Ischiasnerv verwechselt werden.

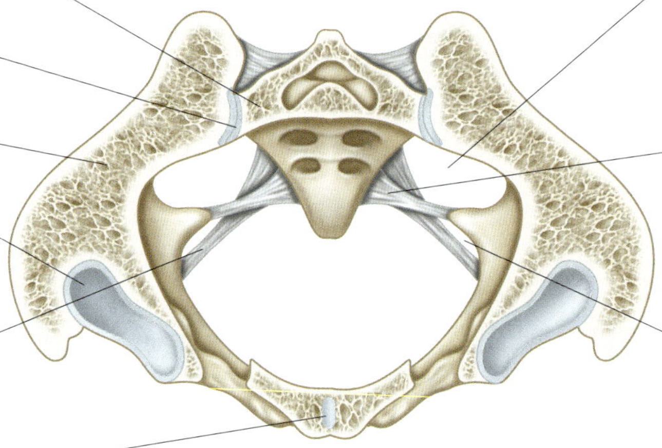

Sicht von oben auf die knöchernen und bandhaften Verbindungen des Beckens

Jeder Mensch weist eine grundsätzliche anatomische Asymmetrie auf. Schon im Mutterleib liegen wir auf unserer Lieblingsseite. Wirbelsäule, Gelenke und Muskeln richten sich danach aus. Unser wunderbarer Körper vermag dies bis zu einem gewissen Grad zu kompensieren. Wird die Asymmetrie zu groß, zum Beispiel ausgelöst durch eine schlechte Haltung oder einseitige berufliche Tätigkeiten, können sich daraus aber orthopädische Probleme wie Rückenschmerzen ergeben.

Nutzen Sie die Kraft aus Ihrer Körpermitte!

Bei unseren Beckenbodenmuskeln sind alle Muskelanteile tief im Inneren unseres Körpers »versteckt«. Alle anderen Muskelbereiche, die wir mit Kräftigungsübungen trainieren, sind dagegen zumindest teilweise sichtbar. Ein breiter Rücken, ein starker Bizeps, der Sixpack am Bauch, stramme Oberschenkel, kraftvolle Waden – hier ist unser Trainingserfolg äußerlich zu erkennen.

Wir können aber lange darauf warten, Komplimente zu hören wie: »Hey, dein Beckenboden ist ja wahnsinnig trainiert. Cool!« oder »Dein starker Beckenboden steht dir unheimlich gut!«.

Doch auch wenn der Trainingserfolg vielleicht nicht auf den ersten Blick erkennbar ist, auf den zweiten auf jeden Fall. Und spürbar ist er sowieso!

Aktivieren Sie Ihre Beckenbodenmuskeln jedes Mal vor und während einer großen körperlichen Anstrengung. Sie werden dann zum einen viel mehr Kraft spüren, zum anderen Ihre umliegenden muskulären und bandhaften Strukturen weniger belasten. Beim Heben und Tragen schwerer Gegenstände, bei anstrengender sportlicher Belastung und bei psychischer Anspannung – aktivieren Sie Ihren Beckenboden, spielen Sie mit feinen Nuancen der Kraft. Halten Sie die Spannung über längere Zeit, ist eine gute Krafteinteilung sinnvoll. Ich mache das beispielsweise während des Joggens, indem ich versuche, eine gute Grundspannung im Beckenboden zu halten. Ganz bewusst lasse ich hin und wieder los und spanne dann erneut an. Immer so, dass ich mir die Kraft gut einteilen kann.

Da bei jedem Auftreten beim Laufen ein Vielfaches an Körpergewicht auf das Bein wirkt, ergibt sich eine dementsprechend hohe Belastung für die Gelenke und durch die Druckbelastung der Schwerkraft für den Beckenboden.

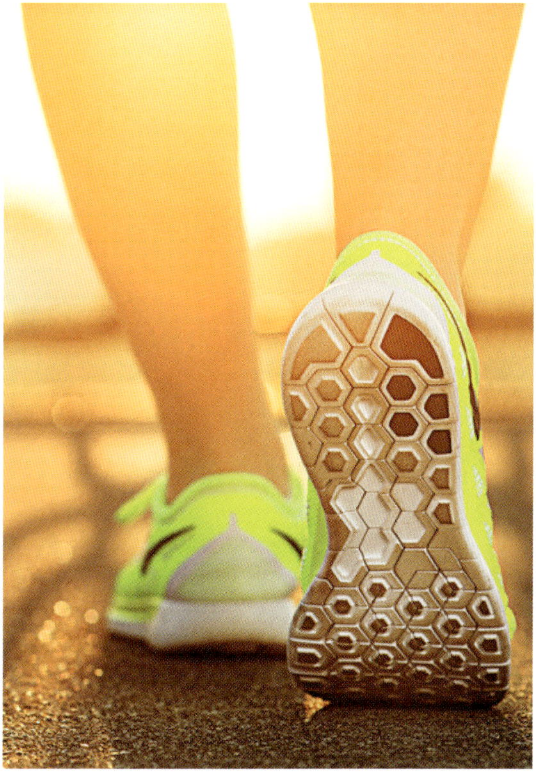

Die Hauptbelastung beim Laufen betrifft die Fuß- und Kniegelenke.

Ich spanne also während des Laufens meine Beckenboden- und Bauchmuskeln an. Nicht stark! Nur ein bisschen, und zwar so, dass ich sie über lange Zeit (ich laufe meistens zwischen 6 und 13 Kilometer) gut halten kann.

Außerdem gibt mir die leichte Muskelaktivität aus der Körpermitte Schub über die Gesäß- und Beinmuskeln und unterstützt so alle Muskelaktionen in Bauch, Gesäß, Beinen und natürlich dem Beckenboden.

Ein erfolgreiches Beckenboden-Workout verändert Ihre ganze Haltung nachhaltig positiv. Probieren Sie einmal folgende einfache Übung aus, die Ihnen eine Ahnung davon verschafft, wie enorm gewinnbringend sich mein »Train hard – love tight«-Trainingsprogramm auf Ihr gesamtes Wohlbefinden auswirken wird.

Aktiver Stand

Stellen Sie sich ganz normal und entspannt vor einen großen Spiegel. Betrachten Sie Ihr Spiegelbild genau. Nehmen Sie sich etwas Zeit dafür, scannen Sie sich von oben nach unten und von unten nach oben genau ab.

- Wie stehen die Füße? Sind sie gerade nach vorne gerichtet? Oder leicht nach außen gedreht?
- Wie ist die Stellung der Knie?
- Wo und wie sind Becken und Bauch positioniert?
- Welche Haltung weist Ihre Brust auf?
- Wo befinden sich Ihre Schultern?
- Wie sitzt der Kopf auf der Halswirbelsäule?
- Prägen Sie sich Ihre Haltung genau ein.

Aktivieren Sie nun Ihre Beckenbodenmuskeln.

Eine genaue Anleitung dazu finden Sie im Abschnitt »Beckenbodenmuskeln richtig aktivieren« auf Seite 51 f. Beobachten Sie, wie sich allein durch das Anspannen der Beckenbodenmuskeln Ihre ganze Körperhaltung verändert.

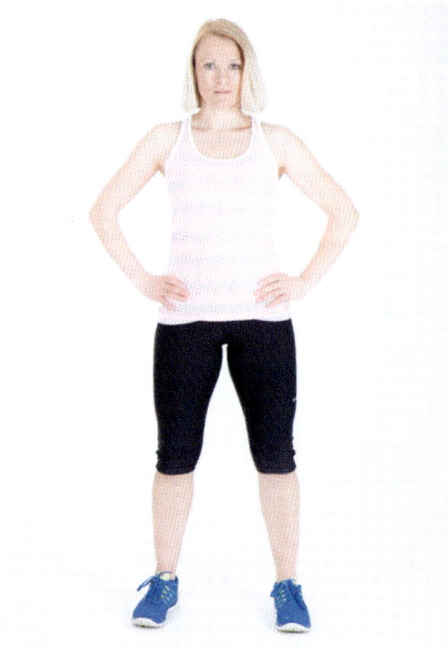

Aktiver, aufgerichteter, kraftvoller Stand

Wenn Sie Ihre Beckenbodenmuskeln richtig aktiviert haben, sehen Sie sich folgendermaßen im Spiegelbild:

Ihr Becken wird durch die Muskelaktivität des Beckenbodens aufgerichtet (siehe hierzu Seite 84), was Sie größer werden lässt. Automatisch läuft eine Bewegungskette ab:

- Ihr Bauch ist flacher.
- Das Brustbein ist aufgerichtet – dadurch schieben Sie Ihre Brust nach vorne oben.
- Der Rücken ist aufgerichtet und in sich gerade und stabil.
- Die Schultern fallen nach hinten, unten, außen.
- Die Schulterblätter ziehen sanft nach innen, was in Ihrer Brustwirbelsäule eine gesunde Aufrichtung bewirkt.

- Ihr Kopf ist aufgerichtet.
- Die Augen blicken mühelos und stolz geradeaus.

Sie sehen zum einen, wie sich Ihre Haltung verändert hat. Aber spüren Sie es auch? Bestimmt! Es gibt Ihnen ein verändertes, gutes Gefühl.

Sie können selbstverständlich jederzeit Ihre Beckenbodenmuskeln aktivieren, egal wo Sie gerade gehen, stehen, liegen, sitzen. Wenn Sie Ihren Beckenboden während eines wichtigen Gesprächs in einem Meeting aktivieren, werden Sie spüren, wie sich Ihr Rücken streckt, dass Sie Kraft und Stärke aus Ihrer inneren Mitte ziehen können und wie sich Ihre Haltung Ihrem Gegenüber verändert. Ihre innere wie Ihre äußere Haltung wandelt sich. Bauen Sie Ihre »Beckenboden-Strategie« in wichtige Verhandlungen ein. Immer dann, wenn Sie zusätzliche Kraft und Unterstützung gut gebrauchen können.

Wenn Sie nun noch ein Lächeln auf Ihr Gesicht zaubern, gehört der Tag Ihnen!

Pflegen Sie Ihren Beckenboden

Durch einen beckenbodenfreundlichen Lebensstil können Sie Ihren Beckenboden im Alltag pflegen und somit langfristig gesunderhalten.

- Machen Sie sich immer wieder Ihrer Körperhaltung bewusst. Sie beeinflusst die Statik im Becken und somit auch der Beckenbodenmuskeln. Eine schlechte Haltung kann zur Abschwächung der Beckenbodenmuskeln führen.

- Vermeiden Sie zu langes Sitzen. Stehen Sie regelmäßig auf, bewegen Sie sich, lockern Sie den Becken- und Lendenwirbelbereich.

- Aktivieren Sie nach jedem Toilettengang Ihre Beckenbodenmuskeln. Ziehen Sie sie hierzu im Bereich des Dammes nach innen oben. So als würden Sie alles »an Ort und Stelle rücken«. So bringen Sie wieder eine gute Grundspannung ins Becken.

- Zu starkes Pressen beim Stuhlgang ist ebenfalls ungünstig für die Beckenbodenmuskeln. Eine nähr- und ballaststoffreiche Ernährung mit viel Gemüse, Hülsenfrüchten und Vollkornprodukten in Kombination mit wenig Fleisch sowie eine hohe Flüssigkeitszufuhr begünstigt einwandfreien Stuhlgangreiz, ein Pressen ist somit unnötig.

- Nehmen Sie sehr viel Flüssigkeit zu sich, auch wenn Sie leichte Inkontinenzprobleme haben. Denn leider geht die Rechnung »wenig trinken – wenig Harndrang« nicht auf. Im Gegenteil, Ihre Blasenfunktion wird noch schwächer. Trinken Sie also viel gesunde Tees und Wasser, so trainieren Sie Blase und Beckenboden und beugen eventuellen Entzündungen der Blase vor.

- Trainieren Sie regelmäßig mein »Train hard – love tight«-Trainingsprogramm, das ich Ihnen in Kapitel 4 ab Seite 81 vorstelle.

- In Kapitel 5 ab Seite 187 nenne ich Ihnen beckenbodenfreundliche Sportarten, die Sie zusätzlich ausüben können.

- Denken Sie an die Aktivierungsübungen auf Seite 51 f. Variieren Sie die Übungen im vorderen, mittleren und hinteren Bereich, wechseln Sie selbstständig ab.

Der Beckenboden beim Sex

Nun möchte ich Ihnen die Bedeutung eines starken Beckenbodens im Zusammenhang mit weiblicher Lust näher erläutern und Sie anregen, mit dem Training loszulegen.

Zur Recherche dieses Buches habe ich im Oktober 2015 eine Online-Umfrage erstellt. Daran teilgenommen haben über 200 Frauen im Alter zwischen 25 und 51 Jahren, die ein bis drei Kinder entbunden haben. Davon wurden 67 Prozent der Kinder vaginal entbunden, was eine erhöhte Belastung der Beckenbodenmuskulatur mit sich bringt. Die Auswertung ergab Folgendes:

- 45 Prozent der Frauen hatten bei der vaginalen Entbindung einen Dammriss.

- Nahezu alle Frauen, die vaginal entbunden haben, hatten im Anschluss Schmerzen beim Geschlechtsverkehr. Angegeben wurde zwischen vier Wochen bis drei Jahre nach einer Entbindung.

- 55 Prozent der Frauen haben maximal einmal Sex pro Woche. 25 Prozent zweimal, 13 Prozent dreimal und 7 Prozent haben öfters als viermal Sex pro Woche.

- 67 Prozent der Frauen wünschen sich mehr Sex in der Partnerschaft. Gleichwohl gaben nur 47 Prozent an, wirklich Lust auf Sex zu haben – 53 Prozent entsprechen der Lust ihrers Partners.

- Etwa 75 Prozent der Frauen beschreiben den Sex nach ihren Schwangerschaften als weniger erfüllend, sie sind dabei angespannter, lustloser.
- 90 Prozent der Frauen beschreiben Müdigkeit, Stress und ihren Alltag mit Job, Kindern und Haushalt als Ursache für die zurückgegangene Libido.
- 75 Prozent der befragten Frauen haben keinen regelmäßigen Orgasmus beim Sex mit ihrem Partner.
- 38 Prozent der befragten Frauen masturbieren regelmäßig ein- bis zweimal pro Woche, 7 Prozent drei- bis viermal pro Woche, 42 Prozent ein- bis zweimal pro Monat, 1,8 Prozent nahezu jeden Tag und 11 Prozent nie.
- 93 Prozent der befragten Frauen haben Erfahrung im Beckenbodentraining.
- 60 Prozent der befragten Frauen haben großes Interesse, mehr darüber zu erfahren.
- 82 Prozent der befragten Frauen sind davon überzeugt, dass gesteigertes Lustempfinden und Orgasmusfähigkeit mit einer starken Beckenbodenmuskulatur zusammenhängen.

Sexualität, Lust und Körpergefühl sind starke und wichtige Themen, die Frauen interessieren und beschäftigen. Viele haben auch schon davon gehört oder selbst erfahren, welch große Rolle die Beckenbodenmuskulatur hierbei spielt.

Die Beckenbodenmuskeln intensivieren bei Aktivierung das sexuelle Erleben, sie fördern die Durchblutung in den klitoralen Schwellkörpern, verengen bei der Frau die Scheide, umschließen somit enger den Penis und erhöhen die Reibung in der Vagina. Die Orgasmusfähigkeit wird durch ein regelmäßiges Beckenbodentraining deutlich verbessert, der reine Muskelanteil wird vergrößert und deutlich besser durchblutet wie auch die übrigen muskulären Anteile im Urogenitaltrakt (Harn- und Geschlechtsapparat). Durch die erhöhte Durchblutung und die bessere Körperwahrnehmung ist das Orgasmuserleben um ein Vielfaches intensiver und macht Lust auf mehr! Kenne ich meinen Körper, weiß ich genau, was mir gut tut. Da jede Frau ganz unterschiedlich auf Reize und Stimulationen reagiert, gibt es natürlich kein Patentrezept, um einen Orgasmus zu erleben.

Durch Muskelspannung und Druck werden Nervenendigungen innerhalb der Muskeln gereizt (sogenannte Propriozeptoren), und diese Information wird an das Gehirn weitergeleitet und als erregend erlebt. Viele Frauen setzen starke Muskelspannung (Po, Becken, Oberschenkel, ganzer Körper) ein, um sich zu erregen, oft in der Verbindung mit Druck und Bewegungen der Hüfte und des Beckens. Dadurch kommen sie einfacher und schneller zum Orgasmus.

Verkrampfen Sie sich dabei allerdings nicht! Ist die Muskelspannung zu groß, vielleicht auch der eigene, innere Druck, kommen Sie weniger gut oder gar nicht zum Orgasmus. Da wir Frauen den Penis des Mannes in uns lassen, ihn aufnehmen wollen, bedarf es auch einer guten Lockerheit im Beckenboden. Deshalb ist das Wechselspiel von Anspannung und Entspannung so wichtig.

Bei sehr hoher Muskelanspannung wird die Vagina geringer durchblutet. Dadurch spüren Sie weniger oder haben sogar Schmerzen beim Geschlechtsverkehr.

Für alle Frauen gilt: Eine gute Körperwahrnehmung und ein aktiver Beckenboden machen das Sexualleben deutlich intensiver, erhöhen die Libido und die Orgasmusfähigkeit.

Besonders für uns Frauen ist auch interessant, dass die Erektion des Mannes, wenn er beim Sex seine Beckenbodenmuskeln anspannt, härter ist als ohne Beckenbodenspannung. Ein Drittel der Penis-Schwellkörper befindet sich nämlich im Körper des Mannes. Durch das Anspannen der Beckenbodenmuskeln wird der Blutabfluss aus den Schwellkörpern verhindert, was eine bessere Standfestigkeit ermöglicht.

Außerdem kann so der Orgasmus beim Mann hinausgezögert werden, was wiederum uns Frauen zugutekommt, da wir den Sex einfach länger und intensiver genießen können.

Also: Train hard – love tight!

Der Beckenboden in anderen Kulturen

In außereuropäischen Kulturen, besonders im afrikanischen Raum, in dem ein Kind zu gebären, Frausein und die natürliche Weiblichkeit eine viel größere Rolle spielen als bei uns, steht der Beckenboden auch heutzutage stärker im Vordergrund.

Jungen Mädchen und Frauen werden Übungen gezeigt, die sie auf ein erfülltes Sexualleben vorbereiten sollen. In manchen afrikanischen Stämmen ist zudem die Körperhygiene, vor allem während der Monatsblutung, sehr wichtig. Manche Frauen dort sind in der Lage, die Blutung mithilfe des aktiven Beckenbodens so zu kontrollieren, dass sie beim Wasserlassen ihr Blut, das über Stunden in der Gebärmutter angesammelt wurde, ausscheiden. Die Frauen benötigen so weder Tampons noch Slipeinlagen.

Besonders in den Kulturen, in denen Frauen zur Entbindung keine hochmoderne Klinik zur Verfügung steht, gibt es weniger Dammrisse oder Probleme mit Inkontinenz nach der Entbindung als bei uns. Die Frauen dort haben einen viel besseren, direkteren und hemmungsloseren Zugang zu ihrem Körper als Frauen in der westlichen Welt. Ihnen wird in der Familie der natürliche Umgang mit ihrem Körper, die Funktion und Wirkungsweise des Beckenbodens beigebracht und von Generation zu Generation weitergegeben. Ob loslassen können bei der Entbindung oder aktivieren und halten bei Blasendrang, ob als unterstützend wirkende Kraft für schwere körperliche Arbeit oder als Lustbringer beim Geschlechtsverkehr: Der Beckenboden hat in vielen anderen Kulturen einen sehr hohen Stellenwert.

Der Beckenboden in der Schwangerschaft

Der Beckenboden hat in der Schwangerschaft Großes zu leisten. Wie alle Muskeln passt er sich in dieser Zeit an den sich verändernden Körper der Frau an und unterstützt mit seiner Stabilität und Flexibilität den aktiven (muskulären) und passiven (knöchernen) Bewegungsapparat.

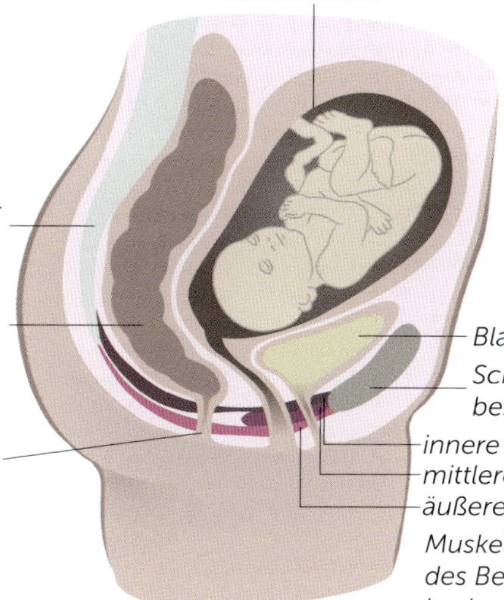

Das Baby hat sich schon mit dem Kopf nach unten gedreht. Besonders im letzten Trimester einer Schwangerschaft drückt es von oben stark auf die Blase. Die Beckenbodenmuskeln sind hier gefordert.

Nun kann man sich natürlich vorstellen, welche Kräfte auf den Beckenboden wirken. Durch die Gewichtszunahme in der Schwangerschaft durch Baby, Plazenta, Fruchtwasser, Wassereinlagerungen und das Vorlagern des Bauches verändert sich die komplette Körperstatik. Besonders im letzten Trimester entsteht im Bereich der Lendenwirbelsäule eine Hyperlordose (überstarkes Hohlkreuz) und damit eine hohe Belastung für alle umliegenden Bereiche. Die Wirbelsäule und die umgebenden Muskeln müssen sich dieser Gegebenheit anpassen.

Häufig bekommen Frauen in der letzten Phase der Schwangerschaft diffuse Rückenschmerzen, ausgelöst durch die starke Belastung der unteren Rückenmuskulatur. Diese kann die Lendenwirbelsäule nicht mehr ausreichend stabilisieren und unterstützen. Die Muskeln im unteren Rücken sind geschwächt, überlastet und es können sogar Entzündungen entstehen.

Auf dem folgenden Bild (siehe Seite 68) ist sehr gut erkennbar, wie stark die Lendenwirbelsäule durch den wachsenden Babybauch nach vorne gezogen wird, wenn nicht mit einer starken Bauch-, Rücken- und Beckenbodenmuskulatur dagegengearbeitet wird.

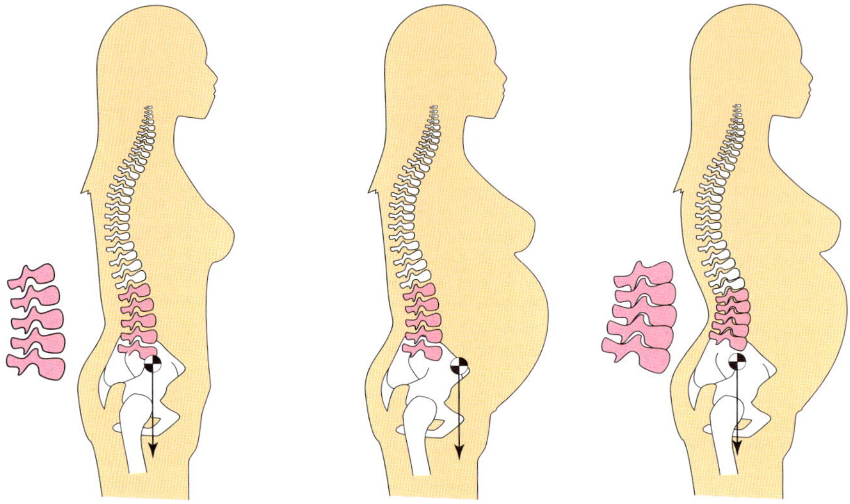

Normales Hohlkreuz (Lordose)

Trotz deutlicher Vorwölbung des Bauches in der fortgeschrittenen Schwangerschaft ist die Lendenwirbelsäule in einer normalen Hohlkreuzhaltung (Hyperlordose).

Überstarkes Hohlkreuz (Hyperlordose) in der fortgeschrittenen Schwangerschaft

Das Beckenbodentraining in der Schwangerschaft ist neben der Stabilisation des Beckens und der Beckenorgane ein ganz wichtiger Bestandteil, um der Lendenwirbelsäule einen Richtungsausgleich zu schaffen.

Was sollte aber eigentlich trainiert werden? Ein reines Anspannen der Beckenbodenmuskeln reicht dazu nicht. Zuerst einmal ist die richtige Beckenbodenaktivierung wichtig. Also wo und wie spüre ich meine Beckenbodenmuskeln? Dabei geht es zunächst einmal um die Körperwahrnehmung:

- Wie erreiche ich wirklich und richtig die Beckenbodenmuskeln? (Siehe Seite 51 f. »Beckenbodenmuskeln richtig aktivieren«.)
- Wie stehe ich normalerweise unbewusst?
- Wie fühlt es sich an, wenn ich im Stand die Beckenbodenmuskeln aktiviere?
- Wie gehe ich unbewusst?
- Wie gehe ich, wenn ich die Beckenbodenmuskeln aktiviert habe?
- Versuchen Sie, Veränderungen in der Haltung wahrzunehmen. Mehr Kraft im Beckenboden lässt Sie stabiler und aufrechter stehen. Hier hilft das regelmäßige gedankliche Überprüfen Ihrer Haltung. Und fragen Sie Ihre Freundin oder Ihren Partner, ob sie Ihre veränderte Haltung erkennen können.

Seien Sie offen für Veränderungen und probieren Sie es für sich aus.

Der Beckenboden während der Entbindung

Während der Entbindung wirken die Wehen als stärkste Kräfte im Inneren einer Frau. Sie sind das rhythmische Zusammenziehen der Gebärmutter und die Drehungen und Bewegungen des Babys auf seinem Weg durch den Geburtskanal und durch die Beckenbodenschichten. Dabei wird der meist auf Haltung und Stabilisation programmierte Beckenboden durch den kindlichen Kopf stark geweitet und gedehnt.

Ist der Beckenboden allgemein gut trainiert und werden schon in der Geburtsvorbereitung gezielt Entspannungsübungen durchgeführt, treten während der Geburt viel weniger Verletzungen der Beckenbodenmuskeln, des Bindegewebes, der Faszien und Bänder, des Dammes und der Scheidenwand auf.

Es hilft allerdings schon, seinen Beckenboden gut wahrnehmen und spüren zu können. So kann jede Frau durch gezielte Atemübungen nicht nur in den Wehen eine schnellere Entspannung finden, sondern auch den Beckenboden bewusst lockern.

Die Dehnfähigkeit der Vagina und des Beckenbodens kann durch Atemübungen und Dehnen der den Beckenboden umgebenden Muskulatur trainiert werden. In einem Geburtsvorbereitungskurs trainieren Sie entsprechende Atemübungen, die in der Wehentätigkeit später helfen sollen, die Muskulatur zu entspannen und die Schmerzen wegzuatmen. Außerdem erlernen Sie dort Gymnastikübungen, die die Beckenbeweglichkeit fördern und die Beckenbodenmuskeln entspannen, damit sie sich während der Geburt nicht verkrampfen.

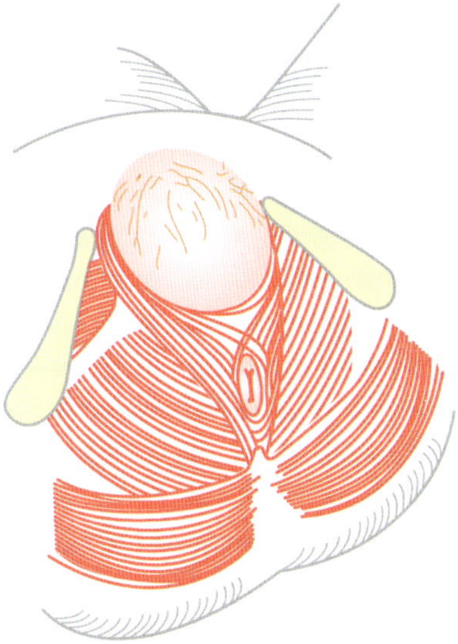

Der Kopf des Babys tritt durch die Scheide – die Beckenbodenmuskeln müssen sich weit aufdehnen.

Trotzdem werden bei der vaginalen Geburt Faszien und Bänder im Bereich von Vagina und Enddarm stark gedehnt und können sogar zerreißen. Mehrfachgeburten führen aus diesem Grund häufiger zum Scheidenvorfall, einer krankhaften Ausstülpung der Vagina. Allerdings leiden nicht alle Frauen mit Bindegewebs-, Bänder- oder Muskelschäden unter krankhaften Veränderungen im Urogenitaltrakt.

Um die Beckenbodenmuskeln für den Geburtsvorgang zu entspannen, hilft zusätzlich das Hormon Relaxin. Es macht in der Schwangerschaft Muskeln, Bänder und Gewebsstrukturen weicher und allgemein dehnfähiger. Dies ist notwendig, damit sich der Körper der werdenden Mutter für das Baby verändern kann. Wächst der Bauch, müssen umgebende

Strukturen nachgeben können, die Muskeln weiten sich, besonders gut erkennbar an den Bauchmuskeln. Gibt das Bindegewebe nicht gut nach, reißt es ein und es entstehen Dehnungsstreifen.

Einige bewährte Hilfsmittel können Schwangerschaftsstreifen vorbeugen:

- viel trinken (Wasser, Früchte- und Kräutertees),
- ausreichend Bewegung,
- Bauch, Po und unteren Rücken regelmäßig einölen.

Um die Muskeln in der Schwangerschaft zu unterstützen, aber auch um Muskelverhärtungen besonders im Bauchraum vorzubeugen, die im schlimmsten Fall sogar vorzeitig Wehen auslösen könnten, hilft zusätzlich Magnesium. Für die richtige Dosierung und Anwendung befragen Sie Ihre Frauenärztin oder Ihren Frauenarzt.

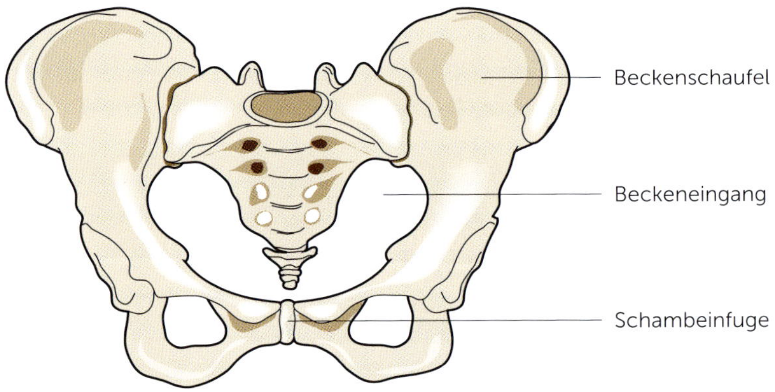

Knöchernes Becken von vorne. Die Schambeinfuge ist eigentlich eine Bandscheibe (Discus interpubicus), die die Verbindung flexibel hält. Dies ist besonders bei der Geburt eines Babys sehr wichtig.

Während des Geburtsvorgangs dehnt sich das Becken an den nicht knöchernen Knorpelgeweben, zum Beispiel in der Schambeinfuge (*Symphysis pubica*), und wird dabei durch das dafür notwendige Relaxin unterstützt.

Allerdings bedeutet dies im Umkehrschluss eine erhöhte Verletzungsgefahr für Gelenke und Bänder in der Schwangerschaft, denn sie sind durch das weich machende Hormon eben weniger stabil.

Der Beckenboden nach der Entbindung

Jede Frau erlebt die Geburt ihres Kindes anders und verarbeitet das Erlebte auch anders. Für viele Frauen ist sie wunderschön, faszinierend und absolut einzigartig. Sie erfahren positive Gefühle, die sich mental wie körperlich äußern. Außerdem wird durch die Entbindung ein Hormoncocktail ausgeschüttet, der vielerlei bewirken soll: Zum einen wird der Geburtsvorgang erleichtert und die erlebten Schmerzen durch die Wehen erscheinen im Nachhinein eher als nebensächlich. Denn wer einmal eine vaginale Entbindung mit all den Wehen und Nachwehen durchgemacht hat, würde ansonsten rational gesehen bestimmt kein Kind mehr bekommen wollen.

Zum anderen bewirken diese Hormone, die sich aus Endorphinen, Oxytocin und Prostaglandin zusammensetzen, eine innige Bindung zwischen Mutter und Kind. Diese Hormone haben dem Ungeborenen im Mutterleib auch mitgeteilt, dass es sich jetzt auf den Weg machen soll, um geboren zu werden.

Während des Geburtsvorganges kann es trotz größter Vorsicht zu einem Dammriss kommen. Dies kann passieren, wenn die Elastizität des Gewebes nicht groß genug ist, zum Beispiel bei erhöhtem oder sehr jungem Gebäralter der Frau, Narbenbildung oder wenn andererseits die Dehnungskapazität etwa durch Übergröße des Kindskopfes überschritten wird oder wenn der Spannungszustand des Beckenbodens zu groß ist.

Die Dammrisse werden je nach Ausdehnung in vier Grade unterteilt:

- Dammriss ersten Grades – ein Einriss von Oberhaut und Unterhaut bis zu 2 cm Länge.
- Dammriss zweiten Grades – ein Einriss von Ober- und Unterhaut und eine Verletzung der Dammmuskulatur bis 3 cm Tiefe.
- Dammriss dritten Grades – beinhaltet Grad eins und zwei, zusätzlich die Zerreißung des äußeren Afterschließmuskels.
- Dammriss vierten Grades – neben Grad eins bis drei ist die Schleimhaut des Mastdarms beteiligt.

Kleine Einrisse des Dammes werden nicht genäht und können ohne Probleme selbst zusammenwachsen. Allerdings muss auf eine gute Wundversorgung geachtet werden. Trotz des bakteriellen Milieus, das bei jedem Menschen trotz größter Hygiene rund um den Anus herrscht, ist es immer wieder erstaunlich, wie der Körper die Wundversorgung selbst regeln kann.

Ich hatte durch die Entbindung meines Sohnes einen Dammriss dritten Grades erlitten, der sehr gut vernäht wurde, sodass ich ohne Probleme sitzen konnte und auch beim Stuhlgang nicht beeinträchtigt war.

Allerdings sind Narben, egal an welcher Stelle des Körpers, ein Störfeld, das einfach nicht mehr so elastisch und nachgiebig ist wie gesundes Gewebe. Es kann also vorkommen, dass manche Frauen nach einem Dammriss Probleme haben, zum Beispiel Schmerzen beim Geschlechtsverkehr, beim Toilettengang oder Inkontinenz (Harn- und/oder Stuhlinkontinenz). So unangenehm dieses Thema ist, besprechen Sie es auf jeden Fall mit Ihrem Arzt oder Therapeuten. In allen Fällen kann Ihnen geholfen werden!

Neben dem Dammriss hatte ich außerdem bis etwa ein Jahr nach der Entbindung ein taubes Gefühl in der Bauchdecke, wahrscheinlich ausgelöst durch die Überdehnung der Haut. Ich fand dieses Gefühl sehr befremdlich und unangenehm, es ist aber irgendwann verschwunden. Und damit bin ich wieder an dem Punkt, bei dem ich oben begonnen habe. Jede Frau ist anders und braucht ihre Zeit und Ruhe, um sich dafür entscheiden zu können, sich dem Training zu widmen.

Neben einem Dammriss kann es auch zu einem Scheidenriss kommen. Die Scheide kann in verschiedenen Abschnitten, oftmals bei Verwendung einer Saugglocke oder Zange sowie bei zu starkem Pressen bei einer Geburt, einreißen. Bei einem Scheidenabriss (Kolporrhexis) reißt die Scheide an der Stelle ein, an der sie am Muttermund angeheftet ist. Ein Scheidenriss kann mehr oder weniger schmerzhaft sein und eventuell erst bei Nachkontrollen der Vagina auffallen, zumal es nicht immer zu starken Blutungen kommt.

Eine weitere Problematik nach der Entbindung ist die Rektusdiastase (siehe hierzu auch Seite 181), die durch den wachsenden Babybauch entsteht. Darunter versteht man das Auseinanderklaffen der rechten und linken Seite der Bauchmuskulatur. Aus diesem Grund sollte nach der Geburt zuerst die schräge seitliche Bauchmuskulatur trainiert werden, um den geraden Bauchmuskeln zu Stabilität zu verhelfen und den Spalt zu verkleinern.

Wenn der Spalt verschwunden oder zumindest kleiner als zwei Zentimeter geworden ist, kann mit dem Training der geraden Bauchmuskeln begonnen werden. Prüfen Sie deshalb immer wieder, ob sich der Spalt geschlossen hat. Der Zeitrahmen von Entbindung bis Beginn eines Trainings für die geraden Bauchmuskeln kann nicht pauschal benannt werden. Dies ist bei jeder Frau ganz individuell und abhängig vom Muskel- und Bindegewebszustand vor der Schwangerschaft und vom regelmäßigen Training der schrägen Bauchmuskeln nach der Schwangerschaft.

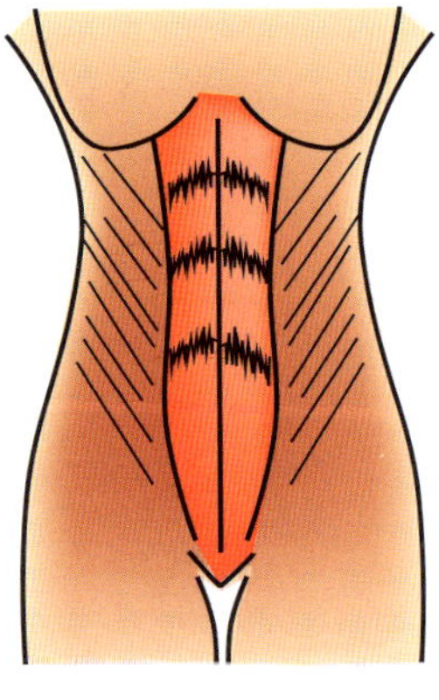

Bauchmuskulatur gerade geschlossen

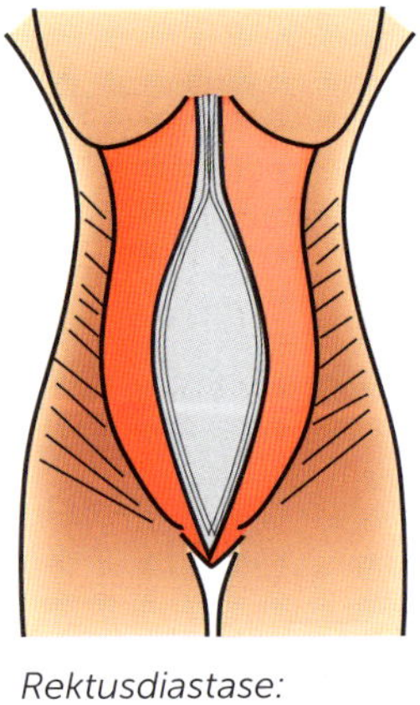

Rektusdiastase: weit aufgespaltene gerade Bauchmuskeln

Aktivieren Sie beim Training gezielt Ihre Beckenbodenmuskeln, um die Stabilität der Bauch- und Rückenmuskeln zu verstärken.

Vor dem Training steht beim »Train hard – love tight«-Trainingsprogramm erst einmal die Hinführung zum Beckenboden, das Bewusstmachen und Wahrnehmen. Spüren Sie in sich hinein und entscheiden Sie selbst: Ist die Zeit gekommen, sich Ihrem Körper, Ihrem Beckenboden, Ihrer Sexualität zu widmen? Dann beginnen Sie mit dem »Train hard – love tight«-Trainingsprogramm smooth, das ich extra für Frauen nach der Entbindung entwickelt habe (siehe Seite 176 ff.).

Solange Sie sich fit fühlen und es Ihnen und Ihrem Ungeborenen gut geht, können Sie auch in der Schwangerschaft mit dem »Train hard – love tight«-Trainingsprogramm smooth trainieren. Fragen Sie bitte Ihren Frauenarzt oder Ihre Frauenärztin, sollten Sie sich nicht sicher sein. Während der Entbindung können Sie mit gut trainierten Beckenbodenmuskeln mitarbeiten, den Beckenboden bewusst entspannen, in der Austreibungsphase damit pressen. Nach einer vaginalen Entbindung werden Sie mit einem schon vorab gestärkten Beckenboden schneller wieder fit, weil Ihnen das An- und Entspannen vertraut ist. Eine mögliche Inkontinenz durch eventuell überdehnte und geschwächte Beckenbodenmuskeln können Sie mit leichten Wahrnehmungsübungen und sanften Aktivierungsübungen von vornherein problemlos vermeiden. Ein starker, trainierter Beckenboden, den Sie bei der Entbindung auch bewusst loslassen können, ist weniger verletzungsanfällig und selbst nach einem Dammriss kommen Sie schneller und relativ problemlos wieder auf die Beine.

Störungen in Beckenboden und Urogenitaltrakt

Wie überall sonst im Körper können auch im Beckenboden und dem umliegenden Urogenitaltrakt Schwachstellen entstehen – besonders weil nichts oder wenig Sichtbares darauf hindeutet, dass diese Bereiche geschwächt, überdehnt, in Mitleidenschaft gezogen werden. In bestimmten Fällen kann man sich auf bevorstehende Beschwerden einstellen, zum Beispiel nach Unterleibsoperationen, bei Schwangerschaften und nach der Entbindung oder bei immer wiederkehrenden Blasen- und Scheidenproblemen wie Blasenentzündung oder Scheidenpilz.

Blasenentzündungen treten bedingt durch die kürzere Harnröhre bei Frauen grundsätzlich häufiger auf als bei Männern. Zudem können beim Geschlechtsverkehr Bakterien und Pilze in den Urogenitaltrakt gelangen. Zum einen weil der Mann in Harnröhre und Sperma unentdeckt Bakterien entwickeln kann, zum anderen wenn beim Geschlechtsverkehr anal verkehrt wird, sei es mit den Fingern oder mit dem Penis, und Bakterien anschließend direkt in die Vagina eingeführt werden. Man kann noch so sehr auf Sauberkeit achten, im Darm tummeln sich immer Bakterien, die dann in der Scheide ein feuchtes, kuschelig warmes Milieu vorfinden und so bei der Frau Juckreiz und andere unangenehme Probleme verursachen können. Treten bei Ihnen gehäuft solcherlei Erkrankungen auf, achten Sie beim Geschlechtsverkehr darauf, dass nicht direkt vom After in die Scheide eingedrungen wird.

Immer wiederkehrende Scheidenpilze oder Entzündungen im Nieren- und Blasenbereich deuten auf eine Schwachstelle hin. In diesem Fall muss man den Ursachen besonders auf den Grund gehen. Solche Beschwerden verursachen auch Probleme in der Sexualität, die nicht mehr ungehindert ausgelebt werden kann, weil immer die Angst vor der erneuten Infektion lauert.

Außerdem können diese immer wiederkehrenden Störungen im Urogenitaltrakt Inkontinenzen hervorrufen, wenn der Entzündungsherd nicht ausgeschaltet wird. Hier greift dann das Beckenbodentraining, das durch ein gezieltes Aktivieren und Loslassen der Beckenbodenmuskeln die Kontinenz fördert und wieder mehr Sicherheit im Urogenitaltrakt bietet.

Eine Inkontinenz kann sich aus einer schwachen, überdehnten oder chronisch gereizten Beckenbodenmuskulatur entwickeln, wenn Entzündungen vorliegen oder Fisteln oder wenn bei einer Operation bandhafte oder muskuläre Strukturen verletzt werden. Aber auch neurale Störungen und Verletzungen (Querschnittlähmung) können eine Inkontinenz hervorrufen. Hier ist eine Heilung unmöglich.

In den folgenden Abschnitten behandele ich häufige Störungen im Urogenitaltrakt, die in einem engen Zusammenhang mit einem schwachen Beckenboden, eingeschränkter Sexualität und verminderter Orgasmusfähigkeit stehen, und stelle Präventions- und Behandlungsmaßnahmen vor. Betroffene werden vom »Train hard – love tight«-Trainingsprogramm besonders profitieren.

Gebärmuttervorfall

Bei einem Gebärmuttervorfall (Uterusprolaps) ist die Gebärmutter (Uterus) abgesenkt. Normalerweise liegt sie tief im kleinen Becken über Mastdarm und Harnblase. Dabei ist sie gebogen und leicht nach vorne geneigt. Füllt sich die Blase, wird die Gebärmutter ein Stück hoch nach hinten geschoben.

Auf dem folgenden Bild (siehe Abb. rechts) ist die normale Lage von Gebärmutter, Blase und Darm gut erkennbar. Die Gebärmutter befindet sich nach vorne gekippt ein Stück über der Blase. Sie hängt an ihren natürlichen Haltebändern gut fixiert und stabil im unteren Bauchraum.

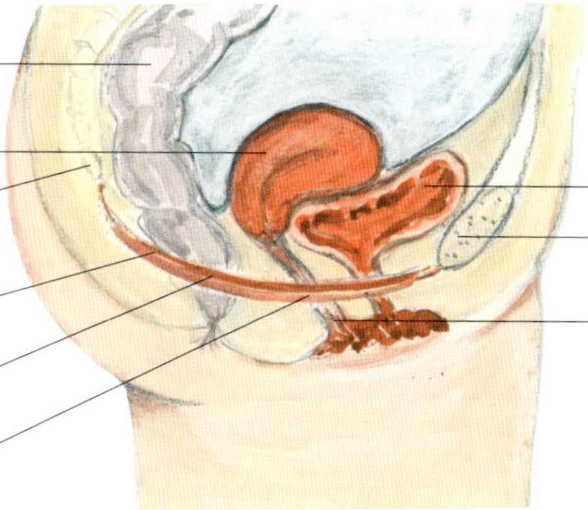

Normale Gebärmutterlage

Im Falle einer Gebärmuttersenkung, beziehungsweise dem Verdacht darauf, also bei einem Fremdkörpergefühl in der Scheide, einem Stechen oder Brennen, Schmerzen beim Geschlechtsverkehr, ständigem Harndrang und vermehrtem, eventuell blutigem Ausfluss, suchen Sie bitte Ihren Frauenarzt auf.

Hier muss auf jeden Fall abgeklärt werden, ob ein solcher Uterusprolaps vorliegt und wie dramatisch sich die Problematik darstellt. Im schwerwiegenden Fall wird der Gebärmuttervorfall operativ behandelt, indem die Gebärmutter angehoben und durch ein Kunststoffnetz (Biomesh) oder -schlingen stabilisiert wird.

Bei einigen Frauen, bei denen die Damm-Muskulatur stabil genug ist, kann die Gebärmuttersenkung auch mit einem Pessar behandelt werden. Dieses Pessar ist ring-, würfel- oder schalenförmig, besteht aus Silikon oder Hartgummi und stützt die Gebärmutter in der Scheide. Es muss circa alle acht Wochen ausgetauscht beziehungsweise gereinigt und neu eingeführt werden, um Entzündungen vorzubeugen.

Gebärmuttervorfall ersten Grades

Eine Gebärmuttersenkung entsteht, wenn Bindegewebe, Muskeln und Bänder geschwächt sind. Normalerweise sollten diese den Uterus richtig positionieren. Meistens werden diese Strukturen während der vaginalen Geburt eines Babys aufgrund der massiven Belastung geschädigt.

Bei einem Gebärmuttervorfall ersten Grades bleibt der Gebärmutterhals noch vollständig in der Scheide, drückt allerdings schon leicht nach unten durch den Muttermund.

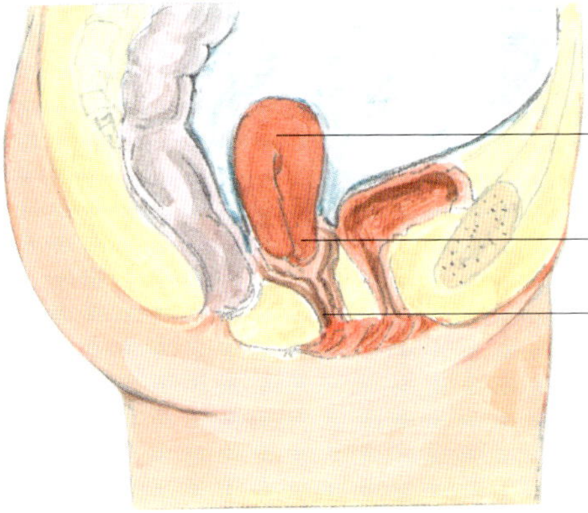

Gebärmuttervorfall ersten Grades

Dieser deutliche Eintritt der Gebärmutter in die obere Scheide ist auf dem Bild oben sehr gut erkennbar. Ein Fremdkörpergefühl und Schmerzen beim Sex sind jetzt deutlich spürbar. Je nach Druckbelastung im Bauchraum (Husten, Heben, Tragen) verstärkt sich der Druck nach unten.

Deshalb ist es besonders nach Schwangerschaften (auch bei Kaiserschnitt) wichtig, die Beckenbodenmuskeln behutsam und nachhaltig zu stärken!

Durch das Gewicht des Babys in den letzten Monaten der Schwangerschaft haben die Beckenbodenmuskeln viel Druck aushalten müssen und können dementsprechend geschwächt sein. Eine vaginale Entbindung ist nochmals eine besondere Herausforderung für den Beckenboden, da er sich öffnen und loslassen muss. Also ein Widerspruch zu der Belastung der letzten Monate.

Gebärmuttervorfall zweiten Grades

Bei einem Gebärmuttervorfall zweiten Grades tritt die Gebärmutter deutlich aus der Scheide aus, wenn von oben Druck auf den Bauchraum und besonders auf die Gebärmutter ausgeübt wird (siehe Bild oben rechts).

Ist von oben kein Druck vorhanden, zieht sich die Gebärmutter in die Vagina zurück. Allerdings wird die Vagina gleichwohl leicht nach außen geschoben.

Dieser Zustand ist schmerzhaft und die Ausstülpung als deutlicher Fremdkörper spürbar. Bestimmte Sportarten und Bewegungen sind mit Einnässen verbunden.

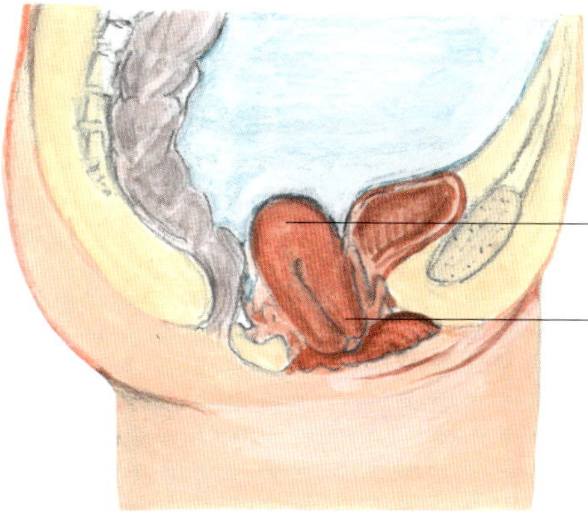

Gebärmuttervorfall zweiten Grades

Gebärmuttervorfall dritten Grades

Ist ein Gebärmuttervorfall dritten Grades vorhanden, schiebt sich der Uterus komplett durch die Vagina nach außen (siehe Bild unten).

Somit liegt der Gebärmutterhals komplett frei, die Vagina ist vollständig nach außen gewölbt. Scheidenwand und Gebärmutterhals trocknen aus und die sensible Scheidenschleimhaut verändert sich zu festerem Bindegewebe. Dies führt zu Entzündungen und die Frauen leiden teilweise an blutigem Ausfluss. Häufig entstehen am sensiblen Muttermund durch die Reibung Druckgeschwüre.

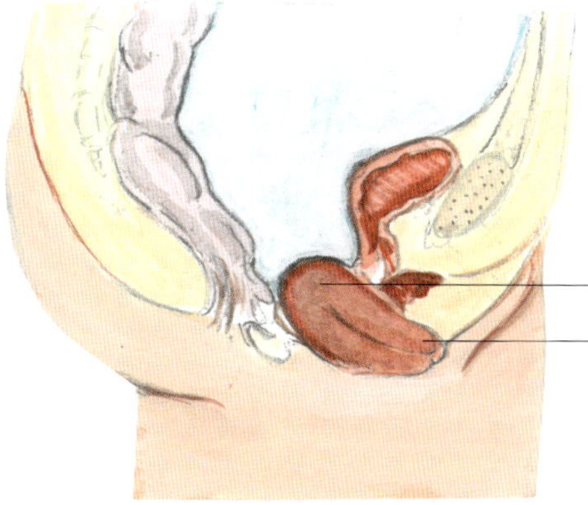

Gebärmuttervorfall dritten Grades

Um einer Gebärmuttersenkung vorzubeugen oder sie im frühen Stadium zu therapieren, ist auf jeden Fall gezieltes Beckenbodentraining angeraten. Das »Train hard – love tight«-Trainingsprogramm ab Seite 81 ist eine zum Erfolg führende Methode. Wichtig ist: Bleiben Sie dran, setzen Sie sich Ihre persönlichen Ziele!

Inkontinenzformen

Unter Inkontinenz versteht man den Verlust der Kontrolle über die Abgabe und das Halten von Urin und Kot. Da es in diesem Buch um den weiblichen Beckenboden geht, möchte ich nur die Ursachen und Formen der Inkontinenz ansprechen, die Frauen betreffen.

Wenn Sie an einer Inkontinenz leiden, für die körperliche Gründe vorliegen, so lässt sie sich auch durch beständigstes Beckenbodentraining nicht komplett beheben. Aber es ist zumindest teilweise möglich, die Situation zu verbessern. Bitte sprechen Sie mit Ihrer Gynäkologin oder Ihrem Gynäkologen, wenn Sie sich nicht sicher sind, ob und wie stark eine Inkontinenz bei Ihnen vorliegt.

> In den meisten Fällen einer leichten Inkontinenz erreicht man durch gezieltes Beckenbodentraining eine wesentliche Verbesserung, wenn nicht sogar ein vollständiges Abklingen der Inkontinenz. Eine wichtige Voraussetzung für eine gute Lebensqualität – oder möchten Sie sich mit Slipeinlagen abfinden?

Belastungsinkontinenz

Diese Form der Inkontinenz hat nichts mit Berufs-, Beziehungs- oder Alltagsbelastung zu tun. Vielmehr sind die Muskeln, welche die Blase unten abschließen, zu schwach. In besonderen Belastungssituationen (siehe unten) sind sie dann nicht mehr in der Lage, den Urin in der Blase zu halten – die Betroffene verliert kleinere oder größere Mengen Harn.

Alle Auslöser der Belastungsinkontinenz haben eines gemeinsam: Sie erhöhen den Druck im Bauchraum und damit auch auf die Blase. Je nach Ausmaß der Muskelschwäche unterscheidet man drei Grade von Belastungsinkontinenz:

- **Grad eins**: Harnabgang nur beim Husten, Lachen, Niesen oder Pressen.
- **Grad zwei**: Harnabgang bei Bewegung oder beim Aufstehen und Hinsetzen.
- **Grad drei**: Harnabgang während des Liegens.

Es gibt mehrere Gründe, warum es zu einer Inkontinenz kommt und die Blase bei besonderer Belastung nicht dicht abschließt. Am häufigsten ist eine Beckenbodenschwäche, beispielsweise nach mehreren Geburten oder Unterleibsoperationen.

Ein zweiter Grund ist die Absenkung der Organe im weiblichen Becken, die oft mit der Beckenbodenschwäche zusammenspielt. Normalerweise halten Bänder und Muskeln die Blase, Gebärmutter und Vagina an ihrem Platz. In diesem Fall aber sind sie zu schwach, sodass die Organe im Becken ein Stück tiefer rutschen. Auch die Harnröhre sackt nach unten, was den Abschlussmechanismus unterhalb der Blase beeinträchtigt.

Eher selten kommt es vor, dass die Muskeln der Harnröhre selbst nicht ausreichend stark sind und es so zu einer Inkontinenz kommt. Im Normalfall verstärken die umgebenden Muskeln des Beckenbodens die Kraft der Harnröhrenmuskeln.

Dranginkontinenz

Sie wird auch als Urge-Inkontinenz (*urge* = engl. Drang) oder Reizblase bezeichnet. Diese Form von Inkontinenz verstärkt sich oft durch Kälte – vor allem kalte Füße. Betroffene leiden unter einem andauernden Harndrang. Der unwillkürliche schwallartige Harnabgang entsteht durch zwei Mechanismen:

- **Muskuläre** (motorische) Dranginkontinenz: Die Muskeln, die den Harn aus der Blase herauspressen, sind überaktiv. Normalerweise werden sie durch das zentrale Nervensystem gebremst und erst bei voller Blase aktiviert. Gehirnerkrankungen wie **Tumore**, **Entzündungen** oder **Schlaganfälle** können diese Muskelhemmung außer Kraft setzen. Harnaustreibende und -haltende Muskeln arbeiten dann ständig gegeneinander.

- **Sensorische** Dranginkontinenz: Veränderungen in Blase und Blasenwand führen zu einer Fehlwahrnehmung und signalisieren, dass die Blase schon voll ist. Umbauprozesse in der Blasenschleimhaut durch **Östrogenmangel** in der **Menopause**, nach Strahlenbehandlungen oder häufigen **Blasenentzündungen**, **Blasensteine** und -**tumore** können die Ursachen sein.

Überlaufinkontinenz

Im Gegensatz zur Dranginkontinenz sind bei der Überlaufinkontinenz entweder die Muskeln, die die Blase entleeren sollen, zu schwach oder der Widerstand unterhalb der Blase ist zu stark. In der Folge entleert sich die Blase von selbst, wenn sie vollgefüllt ist: Sie »läuft über«.

Es gibt mehrere Ursachen für eine Überlaufinkontinenz:

- Bei der operativen Entfernung von Eierstocktumoren oder der Gebärmutter werden oft benachbarte Nerven geschädigt oder mitentfernt. Den Blasenmuskeln fehlen dann die anregenden Impulse – eine Inkontinenz entsteht.
- Bei Tumoren oder verletzungsbedingten Erkrankungen des unteren Rückenmarks werden manchmal die zentralen Schaltstellen für die Blasenmuskeln geschädigt.
- In manchen Fällen arbeitet die Blasenmuskulatur zwar größtenteils normal, kann aber bei erhöhtem Widerstand zu schwach sein.
- Bei Diabetikern können auch die Nerven erkranken, die vom Rückenmark zur Blase führen. Die Muskeln, die durch diese Nerven versorgt werden und den Harn auspressen, arbeiten dann nicht mehr richtig.
- Auch während der Schwangerschaft, bei Absenkung der Gebärmutter, Tumoren des kleinen Beckens oder infolge einer Verengung der Harnröhre kann es zur Inkontinenz kommen.

Reflexinkontinenz

Bei der Reflexinkontinenz ziehen sich die Blasenmuskeln zusammen. Dieser Mechanismus ist willkürlich nicht beeinflussbar, und die Betroffenen verspüren keinen Harndrang. Die Reflexinkontinenz kommt beispielsweise bei Querschnittsgelähmten vor. Hier sind die Nervenbahnen zwischen Gehirn und Blasenzentrum im Rückenmark geschädigt; das Gehirn kann das Zentrum nicht mehr kontrollieren, sodass die Nervenzellen völlig enthemmt Impulse feuern. Die Blase hat keine andere Möglichkeit als zu pressen.

4

TRAIN HARD – LOVE TIGHT, DAS TRAININGS-PROGRAMM

Vorbereitung

Bevor wir nun zum Trainingsprogramm kommen, möchte ich Ihnen einen kurzen Einblick in den Aufbau einer Trainingseinheit geben. Den Anfang macht immer ein Warm-up von 10 bis 15 Minuten. Je nachdem, wie belastungsintensiv Ihr Hauptteil sein wird, sollten Sie sich entsprechend gründlich aufwärmen. Das Aufwärmen dient dazu, die folgende Belastungsphase vorzubereiten. Ziel ist es, das Herz-Kreislauf-System und den Stoffwechsel zu aktivieren, die Gelenke zu mobilisieren und den Bewegungsapparat auf die Übungen einzustimmen. Das reduziert die Verletzungsgefahr. Gleichzeitig stellt Sie das Warm-up auch mental auf das Training ein. In dieser Phase sollte der Körper nicht zu stark belastet werden, da sonst vorzeitige Ermüdung oder Erschöpfung die Folge sein können.

Wenn Sie aufgewärmt sind, legen Sie mit den Übungen los. Sie können sich eines oder mehrere Workouts aus dem Übungsteil aussuchen und somit gezielt Schwerpunkte setzen: Übungen zur Ganzkörperstabilisation, Kräftigung der Gesäß-, Bein- oder Bauchmuskulatur.

Versuchen Sie von Anfang an ein regelmäßiges Training zu absolvieren. Der Körper braucht trainingsphysiologisch einen immer neuen Reiz, um sich an das Training anzupassen und sich zu verbessern. Ideal wäre ein Training mindestens alle zwei Tage. Probieren Sie, mit zwei bis drei Trainingseinheiten pro Woche einzusteigen, oder machen Sie gleich das umfassende 30-Tage-Programm für Fortgeschrittene, das ich Ihnen auf Seite 173 ff. vorstelle!

Wenn die Zeit mal knapp ist, können Sie auch das 1-Minute-Training high intensity (Seite 170 ff.) oder das sexy 15-Minuten-Workout (Seite 168 ff.) ausführen. Selbstverständlich dürfen Sie sich auch Ihr eigenes Trainingsprogramm aus den Übungen zusammenstellen. Achten Sie dabei darauf, dass alle Bereiche regelmäßig trainiert werden.

Setzen Sie Trainingsreize, indem Sie sich in Dauer und Intensität steigern: von der Anfängerin zur Fortgeschrittenen zum Profi. Sie können Ihren Trainingsumfang auch steigern, indem Sie einen zweiten oder dritten Satz an Wiederholungen an jede Übung anschließen oder ein Workout zwei- oder dreimal hintereinander ausführen. Das Zeichen ≥ beim Profilevel bedeutet »mindestens«. Das heißt, Sie können auch gerne mehr Wiederholungen machen.

Aktivieren Sie möglichst bei jeder Übung Ihre Beckenbodenmuskeln wie auf Seite 51 f. beschrieben, um die zu trainierenden Partien, wie Bauch, Beine, Gesäß und Rücken, zu unterstützen und natürlich auch die Beckenbodenmuskeln selbst zu kräftigen.

Am Ende des Workouts kann die Muskulatur gedehnt werden. Dehnen Sie idealerweise die Muskelgruppen und -bereiche, die im Hauptteil intensiv gekräftigt wurden. Die entsprechenden Übungen finden Sie im Kapitel »Dehnen – smooth move!« ab Seite 158.

Trainingsanleitung

Nehmen Sie zu Beginn jeder Übung die beschriebene *Ausgangsposition* ein. Damit gewährleisten Sie, dass Sie die Übung korrekt ausführen und den besten Trainingseffekt erzielen.

So geht's beschreibt die Ausführung einer jeden Übung in Einzelschritten.

Ausführungsvariation: Bei jeder Übung werden Wiederholungszahlen vorgeschlagen, die je nach Leistungsniveau unterschiedlich sind:

- Anfängerin
- Fortgeschrittene
- Profi

Passen Sie die vorgeschlagene Wiederholungszahl regelmäßig an. Das bedeutet, dass Sie die Wiederholungen entsprechend Ihrer Trainingserfahrung allmählich erhöhen. So setzen Sie stets neue Trainingsreize, die Muskulatur reagiert darauf mit Wachstum und der Körper verbraucht zusätzlich vermehrt Energie.

Das geschieht natürlich nicht von heute auf morgen. Bringen Sie dazu Geduld, Ausdauer und eine Portion Disziplin mit. Das Erreichen Ihres Zieles erfordert Ihre persönliche Stärke.

Variation verweist auf eine Alternative oder eine zusätzliche Übung, ausgehend von der Basisübung.

Trainingstipps sind individuelle Hilfestellungen zur jeweiligen Übung, sie erweitern außerdem Ihr Wissen um die Übungen und das komplette Workout.

Bei jeder Kraft- oder Ausdauerübung finden Sie den Punkt *Das bewirkt es*. Hier werden alle primär gekräftigten und mobilisierten Muskelgruppen und Bereiche genannt. Selbstverständlich werden viele weitere kleinere und dazugehörige Anteile mittrainiert, die nicht alle aufgeführt werden können. Teilweise wird der ganze Körper herausgefordert.

Am Ende des Übungsteils ab Seite 168 finden Sie Trainingspläne, die Sie je nach Fortschritt auswählen und nutzen können. Kopieren Sie sich am besten Ihren Trainingsplan aus dem Buch, so lässt sich die Tabelle so oft anwenden, wie Sie möchten!

Um Ihre Körperwahrnehmung zu verbessern und eine aufrechte Körperhaltung zu trainieren, nehmen Sie zunächst die folgende Grundposition ein.

Füße

- Die Füße stehen hüftbreit oder etwas breiter auseinander.
- Das Körpergewicht ist gleichmäßig auf beide Füße verteilt.
- Die Fußspitzen sind leicht nach außen gedreht.

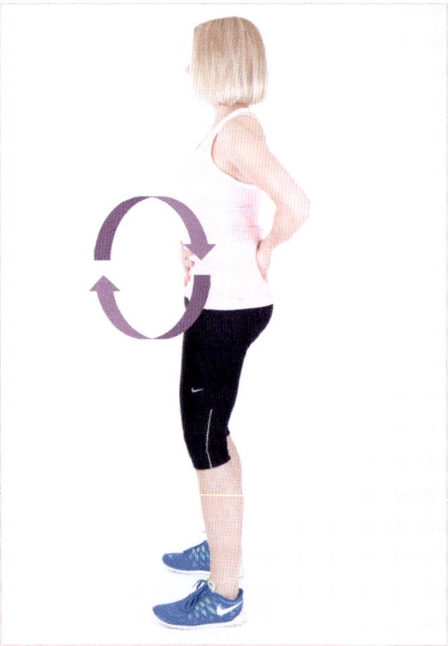

Grundposition: Das Becken ist nach hinten aufgerichtet.

Knie

- Die Knie sind minimal gebeugt – vermeiden Sie es, sie durchzudrücken.

Becken

- Das Becken ist aufgerichtet. Hier hilft folgende Übung: Stellen Sie sich vor, Ihr Becken ist eine mit Wasser gefüllte Schüssel. Wenn Sie das Becken aufrichten, stellen Sie die Schüssel durch leichtes Kippen nach hinten gerade. Ist das Becken nach vorne gekippt, läuft das Wasser nach vorne aus.
- Das Schambein zieht imaginär zur Nasenspitze.
- Den Bauch leicht einziehen und muskulär leicht aktivieren.

Brust

- Richten Sie Ihr Brustbein auf. Stellen Sie sich dabei vor, Sie möchten eine Medaille präsentieren und strecken dementsprechend die Brustwirbelsäule.
- Machen Sie sich groß. Richten Sie sich insgesamt auf.

Schultern

- Die Schultern fallen nach hinten unten und außen, somit hängen die Arme locker neben dem Körper.

Kopf

- Der Kopf ist aufgerichtet.
- Schauen Sie mit festem Blick geradeaus, das Kinn ist leicht angehoben.
- Stellen Sie sich vor, eine an Ihrem Scheitel befestigte, imaginäre Schnur zieht Sie nach oben.

Beckenaufrichtung/Beckenkippung

Im aktiven Stand ist das Becken nach hinten aufgerichtet. Somit befindet sich die Lendenwirbelsäule in einer aktivierten, geraden Haltung, die Bauch- und Rücken-muskeln stabilisieren gemeinsam den gesamten Rücken, der von unten beginnend aufgerichtet wird. Eine gute Körperhaltung.

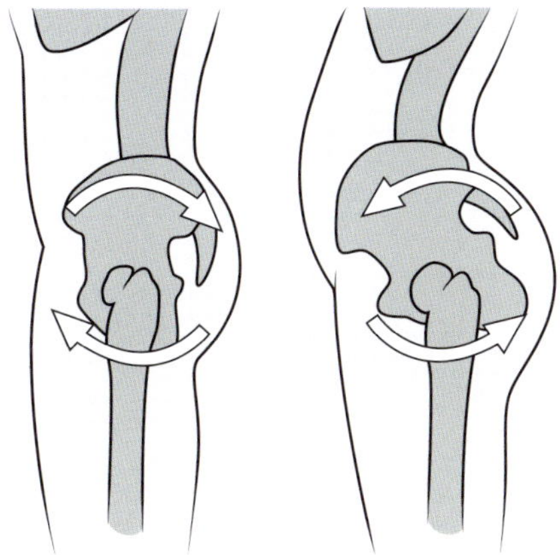

Ist das Becken im Stand nach vorne gekippt und die LWS somit in der Hyperlordose, verändert sich die komplette Statik von den Füßen bis zum Kopf. Die Muskeln im Rumpf sind relativ inaktiv. Die Haltung verschlechtert sich auf Dauer

So funktioniert die **Beckenkippung nach hinten** (Aufrichtung):

- Das Steißbein geht in Richtung Boden (Gesäß nach vorne schieben).
- Machen Sie Po und unteren Rücken ganz flach.
- Heben Sie das Schambein zur Decke an.

So funktioniert die **Beckenkippung nach vorne**:

- Wölben Sie die Lendenwirbelsäule (Bildung eines Hohlkreuzes).
- Strecken Sie den Po nach hinten raus (Entenpo).
- Das Schambein geht Richtung Boden.

Probieren Sie einmal aus diesem aktiven Stand vorwärtszugehen. Mit gestrafftem Rücken, aufrechter Kopfhaltung und aktivierten Muskeln fördern Sie eine aktive, gesunde Körperhaltung.

Lassen Sie hin und wieder los und spüren Sie den Unterschied zwischen Ihrem »normalen« alltäglichen Gang und dem aktivierten Gehen. Blicken Sie auch während dieses Gehens in den Spiegel und nehmen Sie diese sichtbar veränderte Haltung wahr.

Integrieren Sie das aktive Gehen immer mehr in Ihren Alltag.

Übungsübersicht

Die Aufwärmphase – das Warm-up

Becken mobilisieren

Ausgangsposition
Nehmen Sie die Grundposition ein: Stellen Sie sich dazu etwas mehr als hüftbreit auf, beide Knie sind locker und entspannt. Die Hände stützen Sie auf beiden Seiten am Becken ab.

So geht's
Beginnen Sie mit fließenden Bewegungen Ihr Becken im Wechsel nach vorne zu kippen und nach hinten aufzurichten. Mit langsamen, weichen, fließenden Bewegungen anfangen und diese dann allmählich größer und schneller werden lassen.

Ausführungsvariation
- Anfängerin: 10 Wiederholungen
- Fortgeschrittene: 20 Wiederholungen
- Profi: ≥30 Wiederholungen

Trainingstipps
Achten Sie auf die Signale Ihres Körpers. Die Bewegungen sollen sich angenehm anfühlen. Passen Sie die Bewegungen dem Wohlfühlgefühl Ihres Körpers an.

Das bewirkt es
Mobilisation der Lendenwirbelsäule (LWS), Schulung der Körperwahrnehmung, Lösen von Muskelverspannungen im LWS-Bereich

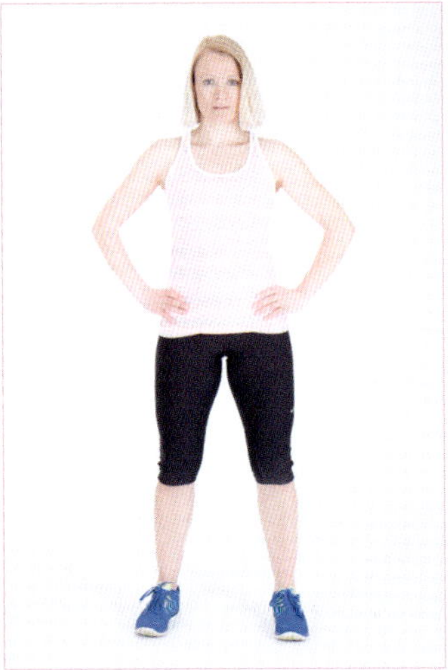

Ausgangsposition: etwas mehr als hüftbreiter Stand, Rücken aufrichten, Schultern fallen locker nach hinten, unten und außen

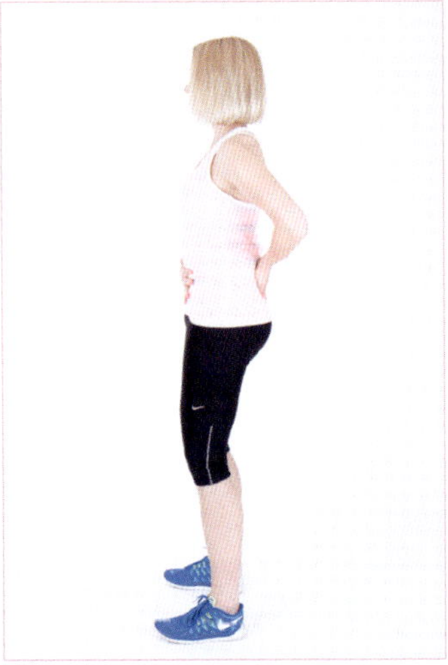

Erste Teilbewegung: Becken ist nach hinten aufgerichtet, Schambein zieht Richtung Nase, Beckenboden aktivieren.

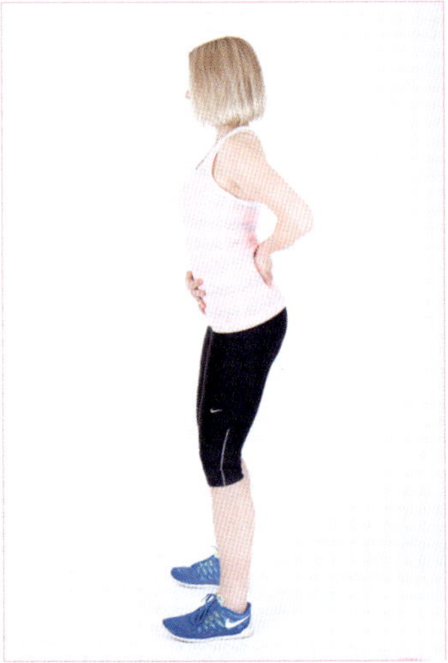

Zweite Teilbewegung: Becken ist nach vorne gekippt, Beckenboden ist locker und entspannt, LWS in Hyperlordose.

Lumbomobil

Ausgangsposition

Nehmen Sie die Grundposition ein: Stellen Sie sich etwas mehr als hüftbreit auf, beide Knie sind locker und entspannt. Die Schultern fallen locker nach hinten, unten und außen. Die Hände stützen Sie auf beiden Seiten am Becken ab.

So geht's

Schieben Sie Ihr Becken sexy und in einer eleganten, fließenden Bewegung im Wechsel von links nach rechts. Erspüren Sie dabei, wie weit der Bewegungsraum möglich ist, achten Sie auf Begrenzungen und Rechts-/Links-Unterschiede. Wiederholen Sie das beliebig oft, während Sie in der Bewegung immer größer werden.

Ausführungsvariation

- Anfängerin: 10 Wiederholungen/Seite
- Fortgeschrittene: 20 Wiederholungen/Seite
- Profi: ≥30 Wiederholungen/Seite

Variation

Strecken Sie beide Arme waagerecht zur Seite aus und schieben Sie sie mit, während das Becken hin- und hergeschoben wird.

Trainingstipps

Achten Sie auf die Signale Ihres Körpers. Passen Sie die Bewegungen dem Wohlfühlgefühl Ihres Körpers an. Bewegen Sie Ihr Becken auf beide Seiten nach Gefühl – es sollte immer angenehm sein.

Das bewirkt es

Mobilisation der Lendenwirbelsäule (LWS), Schulung der Körperwahrnehmung, Lösen von Muskelverspannungen im LWS-Bereich

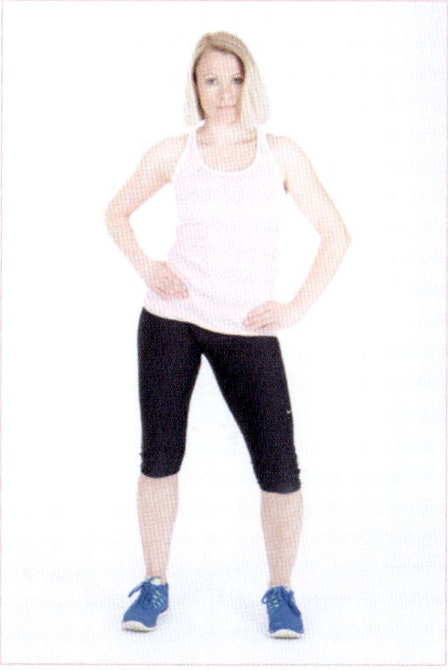

Becken schiebt nach rechts

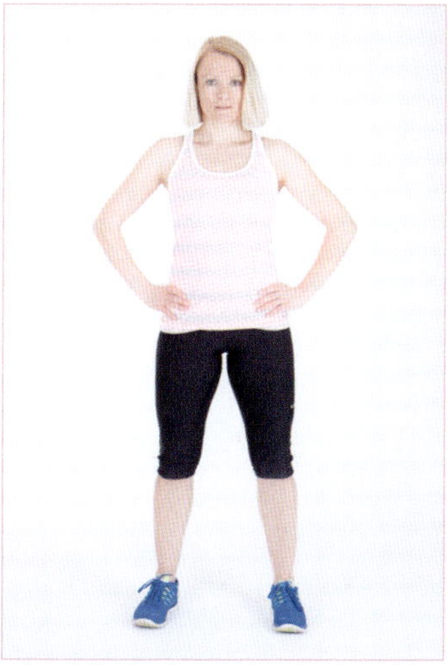

Ausgangsposition

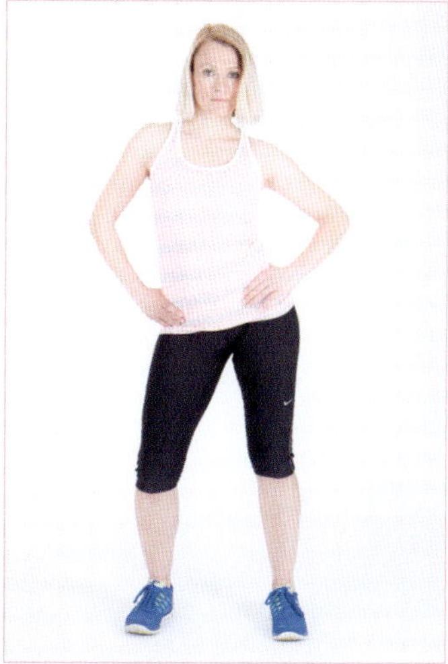

Becken schiebt nach links

Squat

Ausgangsposition

Nehmen Sie den aufrechten Stand ein. Der Rücken ist gerade, gespannt, die Schultern ziehen nach hinten unten. Halten Sie den Kopf in Verlängerung der Wirbelsäule und richten Sie den Blick nach vorne unten in Richtung Boden. Lassen Sie die Arme locker nach unten hängen oder legen Sie sie am Becken ab.

So geht's

Beugen Sie beide Knie und schieben Sie den Po nach hinten unten tief in die Kniebeuge, den Squat. Die Knie bleiben hinter den Zehenspitzen.

Ausführungsvariation langsam

- Anfängerin: 15 Wiederholungen
- Fortgeschrittene: 25 Wiederholungen
- Profi: ≥35 Wiederholungen

Ausführungsvariation schnell

- Anfängerin: 30 Sekunden
- Fortgeschrittene: 60 Sekunden
- Profi: ≥90 Sekunden

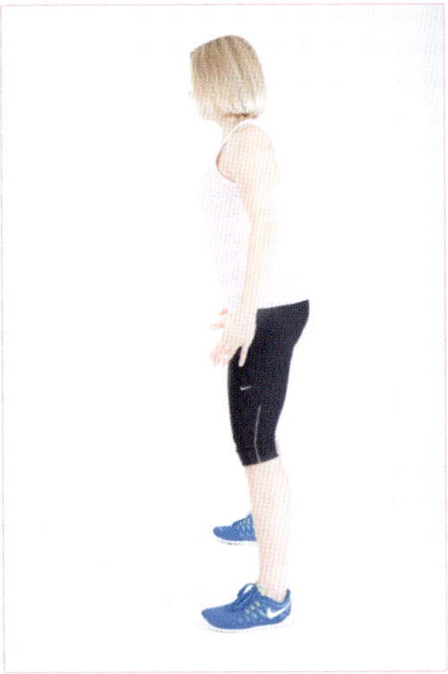

Ausganspositon von der Seite: aktiver breiter Stand

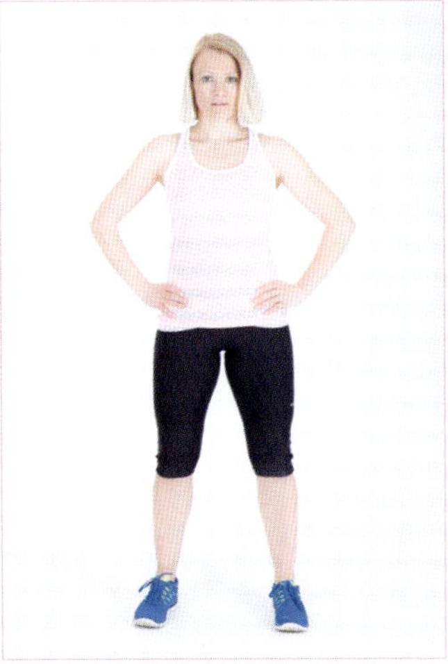

Ausgangsposition

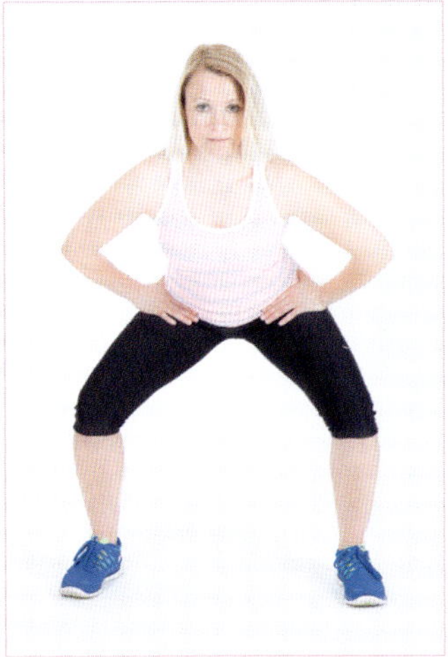

Endposition

Variation

Nehmen Sie bei jeder Kniebeuge beide Arme gleichzeitig gestreckt nach vorne oben. Wenn Sie sich wieder aufrichten, nehmen Sie die Arme wieder herunter.

Trainingstipps

Ziehen Sie beide Schulterblätter während der kompletten Übungsausführung nach hinten zur Brustwirbelsäule. So bleibt Ihr Rücken in einer guten Grundspannung und in einer geraden Haltung.

Das bewirkt es

Kräftigung der Oberschenkelvorderseite und Verbesserung der Kraftausdauer

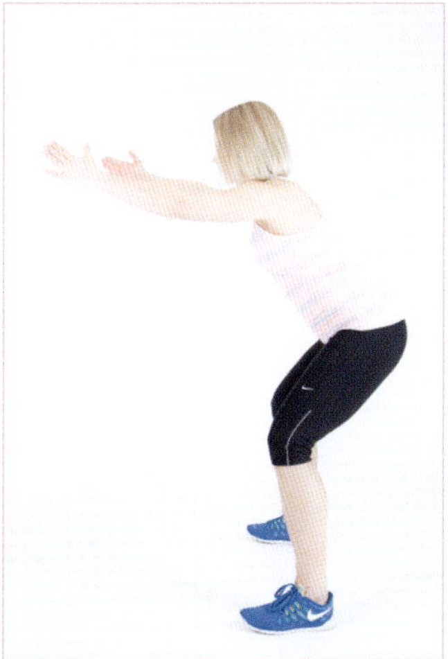

Ausgangsposition Variation

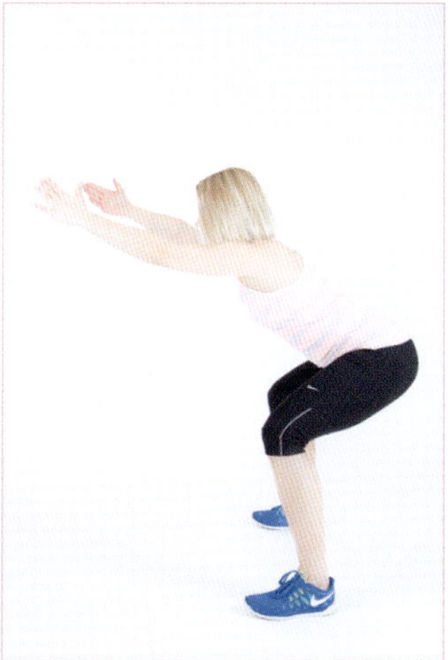

Endposition Variation

Straight Leg

Ausgangsposition

Nehmen Sie einen breitbeinigen Stand ein, schieben Sie den Po nach hinten unten (Squat). Halten Sie den Rücken gerade, der Kopf ist in Verlängerung der Wirbelsäule mit Blick nach vorne. Die Hände stützen Sie auf beiden Seiten am Becken ab.

So geht's

Aus dem tiefen Squat richten Sie sich nach oben auf und heben in einer fließenden Bewegung ein Bein gestreckt zur Seite an. Das Standbein ist im Knie leicht gebeugt, das andere Bein wird im Knie gestreckt. Dann gehen Sie wieder hinunter in die tiefe Hocke und führen die Bewegung anschließend zur anderen Seite aus.

Ausführungsvariation langsam

- Anfängerin: 15 Wiederholungen/Seite
- Fortgeschrittene: 25 Wiederholungen/Seite
- Profi: ≥35 Wiederholungen/Seite

Ausführungsvariation schnell

- Anfängerin: 30 Sekunden
- Fortgeschrittene: 60 Sekunden
- Profi: ≥90 Sekunden

Trainingstipps

Die Bewegung kommt locker aus der Hüfte. Halten Sie das Standbein im Knie leicht gebeugt. So stehen Sie stabiler und haben deutlich weniger Belastung in den Kniegelenken.

Das bewirkt es

Hüftmobilisation, Kräftigung der Gesäßmuskeln, der Muskeln der Oberschenkelvorderseite und der Abduktoren (Beinabspreizer) sowie Förderung der Gleichgewichtsfähigkeit

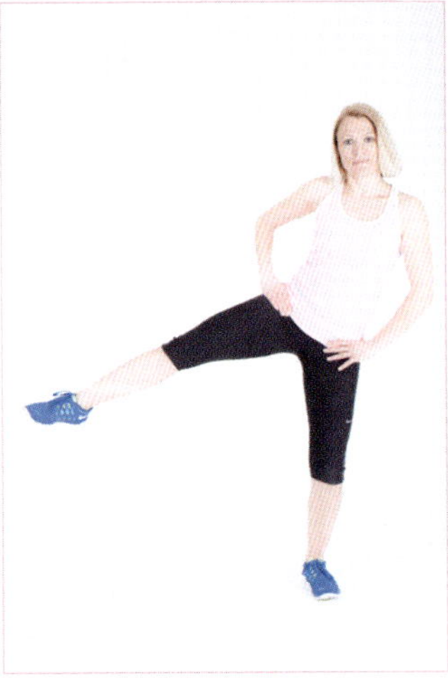

Endposition mit gestrecktem rechten Bein

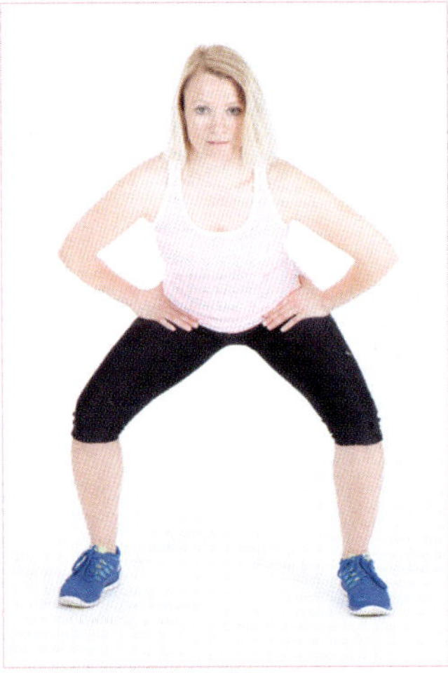

Die Ausgangsposition des tiefen Squats wird am Anfang und zwischen jedem seitlichen Beinstrecken eingenommen.

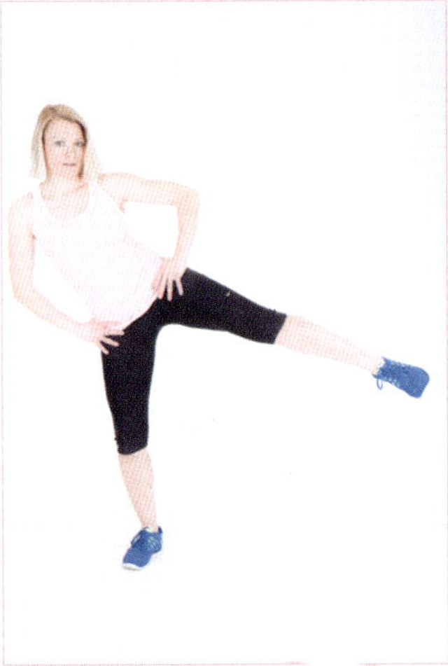

Endposition mit gestrecktem linken Bein

Side Touch

Ausgangsposition

Nehmen Sie einen aufrechten Stand ein (Grundposition). Die Hände stützen Sie auf beiden Seiten am Becken ab.

So geht's

Tippen Sie breitbeinig im Wechsel jeweils mit einer Ferse vor Ihnen auf den Boden. Zu Beginn lassen Sie beide Hände am Becken liegen.

Fortgeschrittene heben bei jedem seitlichen Auftippen beide Arme nach vorne bis auf Schulterhöhe an und senken sie wieder ab, wenn sie den Fuß zurückführen. Die zusätzliche Armarbeit erfordert mehr Herz-Kreislauf-Aktivität.

Ausführungsvariation

- Anfängerin: 15 Wiederholungen/Seite
- Fortgeschrittene: 25 Wiederholungen/Seite
- Profi: ≥35 Wiederholungen/Seite

Trainingstipps

Während der Bewegung aktivieren Sie Ihre Bauch- und Beckenbodenmuskeln – die Bewegung konstant fließend und locker ausführen.

Spannen Sie Ihren Rücken an, indem Sie die Schultern leicht nach hinten ziehen, dabei die Brust öffnen.

Das bewirkt es

Anregung des Herz-Kreislauf-Systems, Kräftigung der Oberschenkelmuskulatur des jeweiligen Standbeines, Becken- und Hüftmobilisation

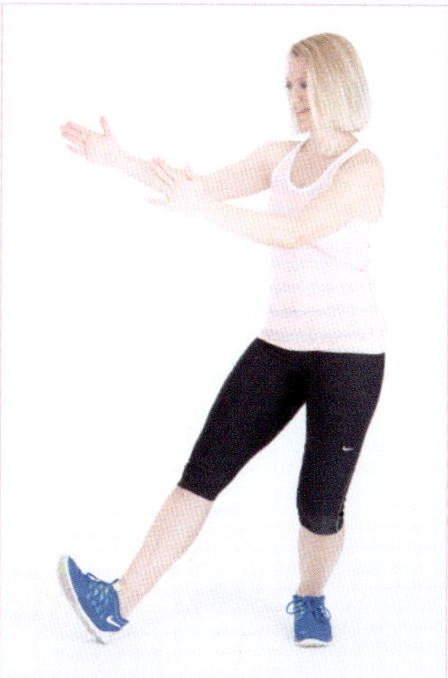

Endposition mit gestrecktem rechten Bein

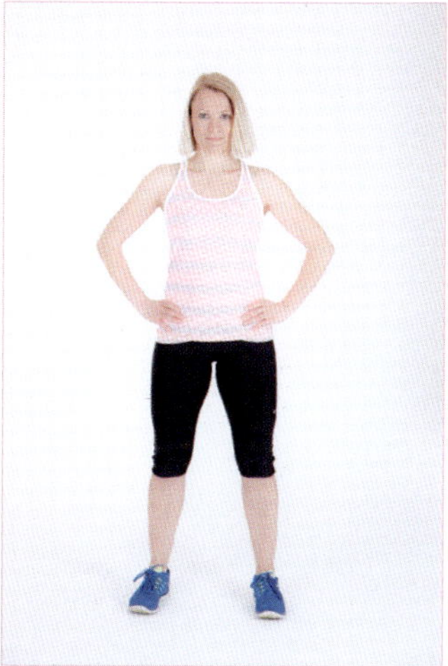

Aufrechten Stand einnehmen, die Mitte spüren

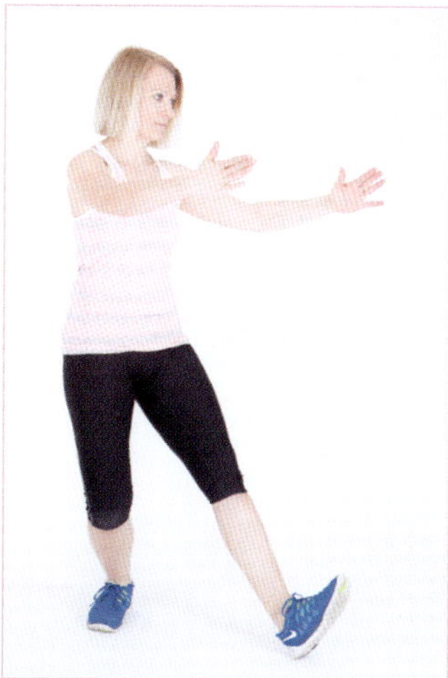

Endposition mit gestrecktem linken Bein

Straight Jumping Jack

Ausgangsposition

Nehmen Sie eine Schrittstellung ein. Der Arm auf der Seite des hinteren Beines hängt locker nach unten, der andere Arm ist vor dem Körper angewinkelt. Legen Sie Zeige-, Mittel- und Ringfinger beider Hände aneinander und bauen Sie eine Grundspannung in den Armen auf.

So geht's

Drücken Sie sich aus der Schrittstellung hoch und wechseln Sie im Sprung in der Luft die Position der Arme und Beine, sodass bei der Landung der andere Arm und Fuß vorne sind. Führen Sie die Übung dann auf der anderen Seite durch.
Bleiben Sie mit Ihrem Knie immer hinter der Fußspitze, beide Fußspitzen zeigen gerade nach vorne.

Trainingstipps

Halten Sie sich während der Sprünge möglichst aufrecht und stabil im Rücken. Bei jeder Landung spannen Sie Ihren Beckenboden gegen den auftretenden Druck der Schwerkraft an. Landen Sie möglichst weich und gelenkschonend – Voraussetzung hierfür ist Körperspannung.

Ausführungsvariation langsam

- Anfängerin: 10 Wiederholungen/Seite
- Fortgeschrittene: 20 Wiederholungen/Seite
- Profi: ≥30 Wiederholungen/Seite

Ausführungsvariation schnell

- Anfängerin: 15 Wiederholungen/Seite
- Fortgeschrittene: 30 Wiederholungen/Seite
- Profi: ≥40 Wiederholungen/Seite

Das bewirkt es

Training der allgemeinen Kraftausdauer, Schnellkraft, Gleichgewichtsfähigkeit und Kräftigung der Oberschenkelmuskulatur

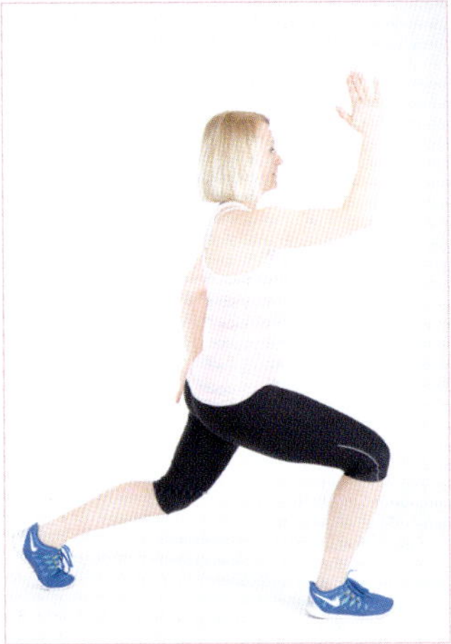

Ausgangsposition

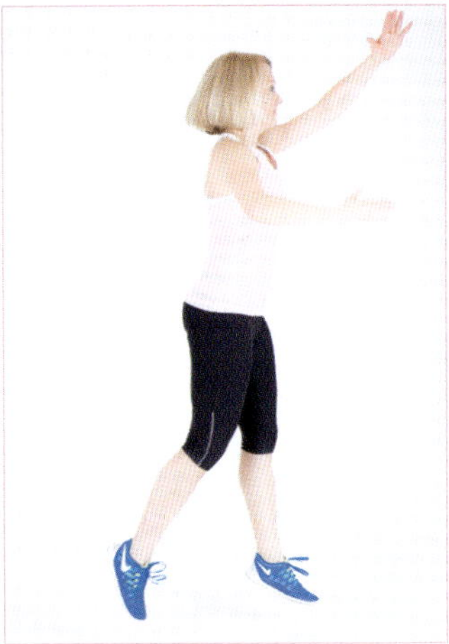

Sprungphase: Hier wechseln Arme und Beine die Position.

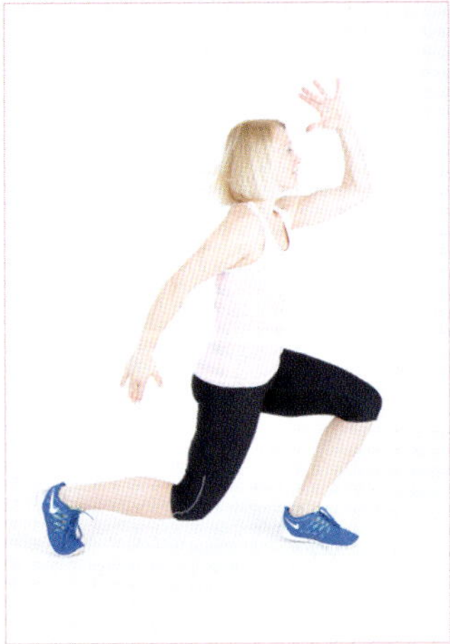

Landung

Knee Lift

Ausgangsposition

Nehmen Sie einen aufrechten Stand ein (Grundposition). Die Arme hängen locker neben dem Körper. Aktivieren Sie Ihren Beckenboden, ziehen Sie leicht den Bauchnabel ein.

So geht's

Ziehen Sie ein Knie aktiv hoch zur Brust. Stabilisieren Sie sich, indem Sie beim Hochziehen des Knies beide Arme vor der Brust überkreuzen. Strecken Sie dann dasselbe Bein ganz nach hinten aus, bis Sie mit der Fußspitze am Boden ganz hinten auftippen. Dabei lehnen Sie sich mit dem Oberkörper gestreckt nach vorne und führen die Arme V-förmig vor dem Körper nach oben. Machen Sie sich ganz lang. Führen Sie die Bewegung nun auf der anderen Seite aus.

Ausführungsvariation

- Anfängerin: 15 Wiederholungen/Seite
- Fortgeschrittene: 25 Wiederholungen/Seite
- Profi: ≥35 Wiederholungen/Seite

Trainingstipps

Spannen Sie bewusst Ihre Beckenbodenmuskeln an, so erreichen Sie eine stabilere Körpermitte. Bleiben Sie möglichst gerade und stabil.

Das bewirkt es

Verbesserung der Rumpfstabilität (Bauch- und Rückenmuskulatur), Kräftigung der Beckenboden- und Oberschenkelmuskulatur, Verbesserung der Gleichgewichtsfähigkeit

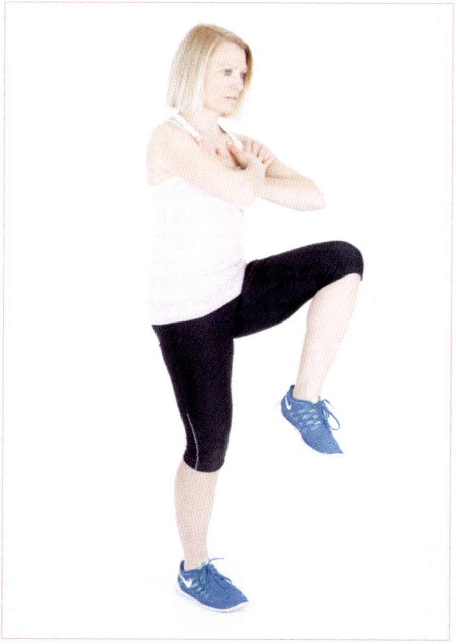

Zweite Teilbewegung: Bein hinter dem Körper und Arme vor dem Körper ausstrecken

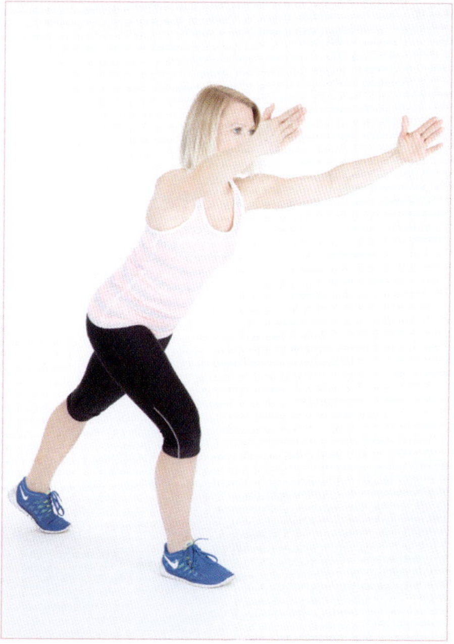

Erste Teilbewegung: Knie anziehen und Arme vor dem Körper verschränken

Mambo

Ausgangsposition

Nehmen Sie einen aufrechten Stand ein. Die Hände sind im Becken aufgestützt.

So geht's

Machen Sie einen Schritt mit dem rechten Fuß nach vorn und heben Sie dabei den linken Fuß etwas an. Verlagern Sie das Gewicht wieder auf den linken Fuß und gehen Sie mit dem rechten Fuß in die Ausgangsposition zurück. Nun machen Sie mit dem linken Fuß einen Schritt nach hinten und heben dabei den rechten Fuß etwas an. Verlagern Sie das Gewicht wieder auf den rechten Fuß und gehen Sie mit dem linken Fuß einen Schritt nach vorne in die Ausgangsposition zurück. Das Ganze wieder von vorne und anschließend im Wechsel. Dabei bewegen Sie Ihr Becken locker mit.

Ausführungsvariation

- Anfängerin: 10 Wiederholungen/Seite
- Fortgeschrittene: 15 Wiederholungen/Seite
- Profi: ≥25 Wiederholungen/Seite

Variation

Wenn der Mambo gut klappt, nehmen Sie immer in der Vorwärtsbewegung die Hände nach hinten unten, in der Rückwärtsbewegung nach vorne oben.

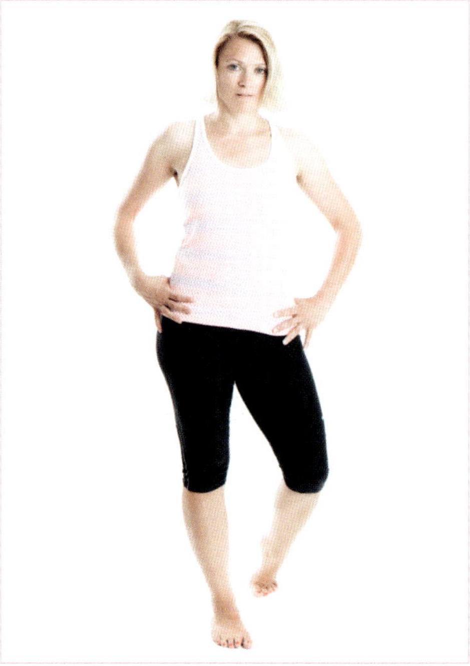

Grundschritt

Trainingstipps

Dies ist ein Tanzschritt, der möglichst fließend ausgeführt werden sollte. Schauen Sie sich Mambo-Videos im Internet an, um den Bewegungsablauf zu lernen.

Hören Sie dazu schwungvolle, motivierende Musik und kombinieren Sie andere Übungen aus dem Warm-up wie Straight Leg, Straight Jumping Jack, Lumbomobil usw. damit. Tanzen Sie sich warm. Achten Sie darauf, dass Sie im Becken locker bleiben und insgesamt mit einer guten Körperspannung arbeiten.

Das bewirkt es

Becken- und Hüftmobilisation, Training der koordinativen Fähigkeiten

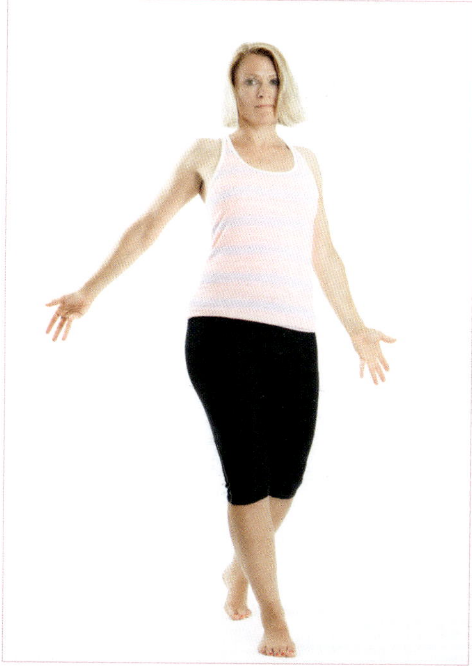

Variation: Vorwärtsbewegung bei Mitführung der Arme

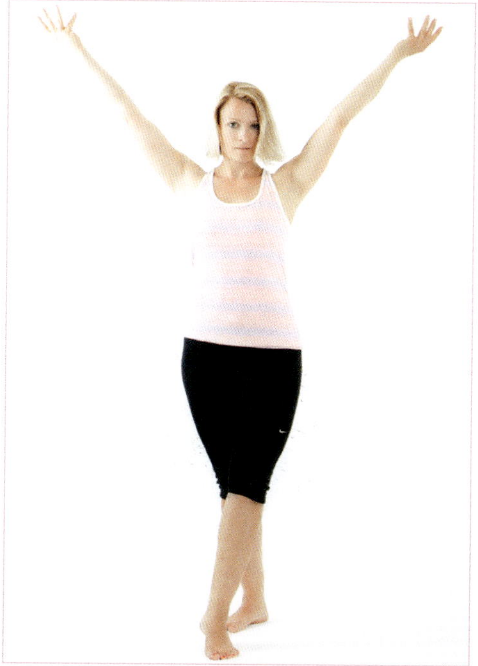

Variation: Rückwärtsbewegung bei Mitführung der Arme

Body Plane

Ausgangsposition

Nehmen Sie den Ausfallschritt ein und stabilisieren Sie sich mit nach vorne ausgestreckten Armen, die Handflächen zeigen zueinander. Aktivieren Sie eine leichte Körperspannung.

So geht's

Heben Sie nun das hintere Bein gestreckt nach hinten oben an und kommen Sie in die Standwaage. Spannen Sie Ihr Bein an, indem Sie die Fußspitze weit nach hinten hinausschieben. Das Knie des Standbeins ist nicht durchgestreckt.

Balancieren Sie sich gut aus – fixieren Sie mit Ihren Augen einen Punkt schräg vor sich auf dem Boden, so wird der Nacken entlastet.

Bewegen Sie in dieser Position das nach hinten ausgestreckte Bein und beide Arme federnd auf und ab (Schwimmerbewegung, Bewegungsumfang ca. 15 bis 30 cm), die Bewegung kommt aus der Hüfte, das Knie bleibt möglichst gestreckt. Das aktive Bein bleibt während der ganzen Übung oben.

Wenn Sie alle Wiederholungen ausgeführt haben, wechseln Sie das Bein.

Ausführungsvariation

- Anfängerin: 15 Wiederholungen/Seite
- Fortgeschrittene: 25 Wiederholungen/Seite
- Profi: ≥35 Wiederholungen/Seite

Trainingstipps

Spannen Sie bewusst Ihre Beckenbodenmuskeln an, so festigen Sie Ihre Körpermitte.

Das bewirkt es

Verbesserung der Rumpfstabilität (Bauch- und Rückenmuskulatur), Kräftigung der Beckenboden- und Oberschenkelmuskulatur, Verbesserung der Gleichgewichtsfähigkeit

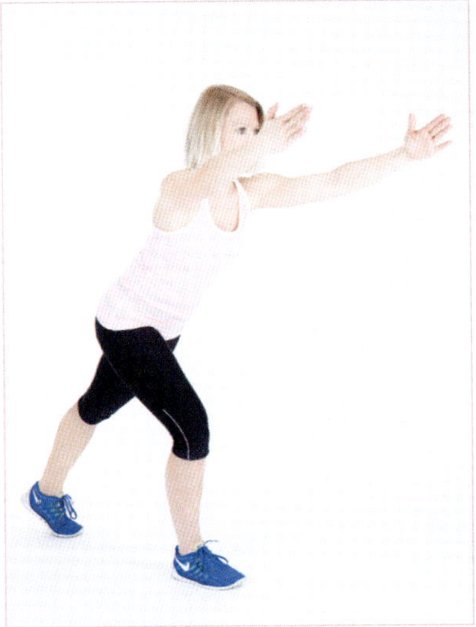

Ausgangsposition

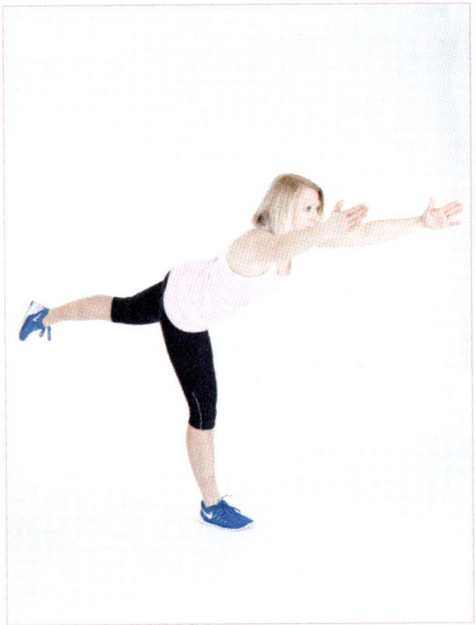

Endposition: Arme und Bein federn gleichmäßig auf und ab

Back Stretch

Ausgangsposition

Stellen Sie sich mit etwas weiter geöffneten Beinen auf. Ihr Schwerpunkt liegt in der Körpermitte. Schieben Sie nun das Gesäß nach hinten unten, der Rücken ist gerade nach vorne geneigt. Der Kopf befindet sich in Verlängerung der Wirbelsäule.
Fixieren Sie mit den Augen einen Punkt etwa drei Meter vor sich auf dem Boden, um einen geraden Rücken zu gewährleisten.
Ziehen Sie beide Schultern leicht nach hinten. So bleibt der Rücken im Bereich der Brustwirbelsäule gerade.
Winkeln Sie die Arme an, die Hände befinden sich links und rechts in Höhe der Ohren, die Handflächen zeigen nach vorne.

So geht's

Drehen Sie Ihren Oberkörper im Wechsel nach rechts und links zur Seite auf. Verharren Sie dazwischen jeweils kurz in der Mitte. Halten Sie den Rücken dabei stets nach vorne geneigt, aber in sich gerade. Die Armhaltung bleibt während der Übung unverändert.

Ausführungsvariation

- Anfängerin: 15 Wiederholungen/Seite
- Fortgeschrittene: 25 Wiederholungen/Seite
- Profi: ≥35 Wiederholungen/Seite

Trainingstipps

Spannen Sie während der Übungsausführung Ihre Bauchmuskeln an, indem Sie den Bauchnabel leicht nach innen ziehen, und aktiveren Sie zusätzlich Ihre Beckenbodenmuskeln.

Das bewirkt es

Kräftigung der Rücken- und schrägen Bauchmuskulatur, aktives Dehnen der Brustmuskulatur durch die Haltung der Oberarme, Aktivierung und Entlastung der Beckenbodenmuskeln aufgrund der Grundspannung in der Beckenbodenmuskulatur

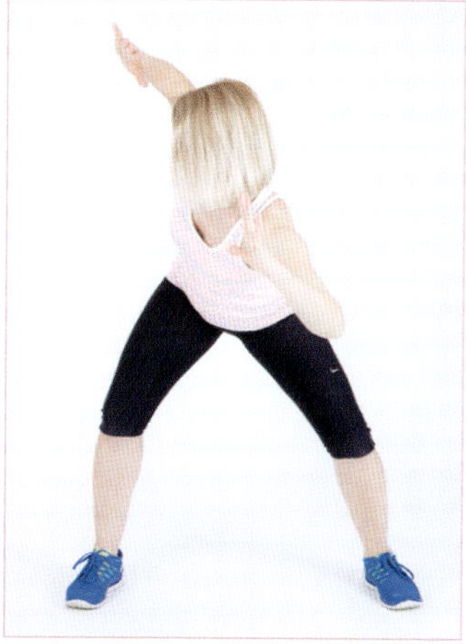

Erste Teilbewegung: Aufdrehen zur rechten Seite

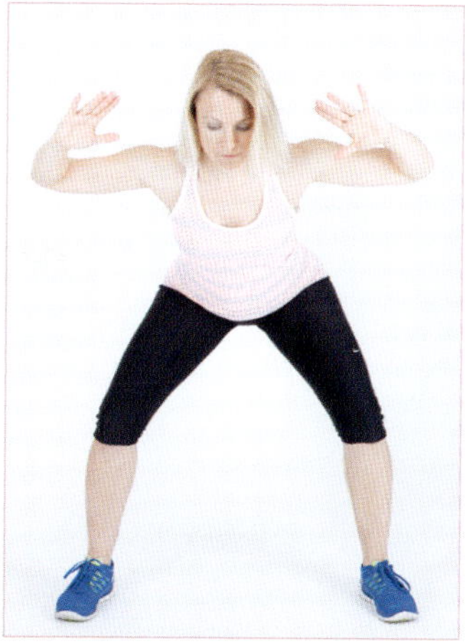

Ausgangsposition

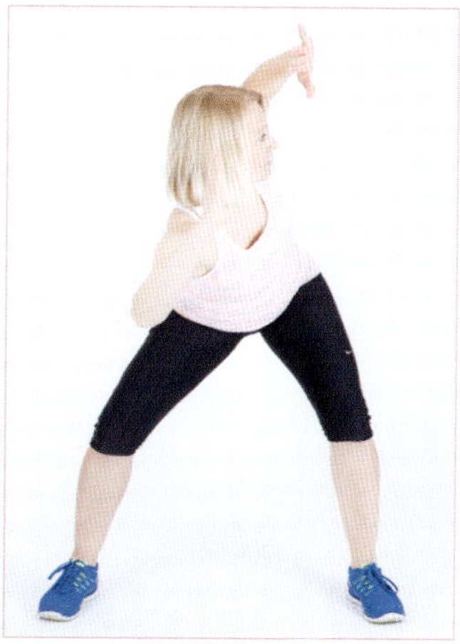

Zweite Teilbewegung: Aufdrehen zur linken Seite

Straight Squat

Ausgangsposition

Gehen Sie in den Ausfallschritt. Mit dem hinteren Fuß stehen Sie auf dem Fußballen. Die Ferse ist leicht angehoben. Der vordere Fuß ruht komplett auf dem Boden.

Das Knie des vorderen Beines befindet sich direkt über dem Fußgelenk.

Aktivieren Sie Ihren Beckenboden und ziehen Sie Ihren Bauchnabel nach innen. Sofort spüren Sie eine leichte Spannung in der Oberschenkelvorderseite des hinteren Beines.

Die Hände liegen seitlich auf dem Beckenkamm, so stabilisieren Sie Ihr Gleichgewicht.

So geht's

Bewegen Sie sich senkrecht mit aufrechtem Rücken tief nach unten, bis der hintere Unterschenkel waagerecht über dem Boden schwebt. Das vordere Knie bleibt immer hinter der Fußspitze. Gehen Sie dann in die Ausgangsposition zurück. Führen Sie zuerst alle Wiederholungen auf der einen Seite durch, bevor Sie zur anderen wechseln.

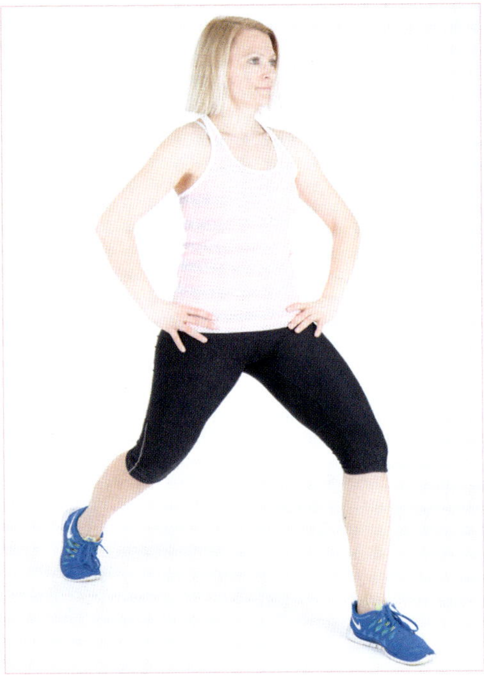

Ausgangsposition

Ausführungsvariation langsam

- Anfängerin: 15 Wiederholungen/Seite
- Fortgeschrittene: 25 Wiederholungen/Seite
- Profi: ≥35 Wiederholungen/Seite

Ausführungsvariation schnell

- Anfängerin: 30 Sekunden/Seite
- Fortgeschrittene: 60 Sekunden/Seite
- Profi: ≥90 Sekunden/Seite

Trainingstipps

Arbeiten Sie immer mit muskelaktiviertem Körper. Der Oberkörper ist aufgerichtet, die Schulterblätter sind zurückgezogen. Der Rücken bleibt während der Übung gerade – schauen Sie geradeaus, um auch die Halswirbelsäule aufrecht zu halten. So trainieren Sie eine ausgezeichnete Körperhaltung.

Das bewirkt es

Kräftigung für Oberschenkel- und Gesäßmuskulatur, fördert außerdem eine aufrechte, stabile Körperhaltung und beugt so einem Rundrücken vor

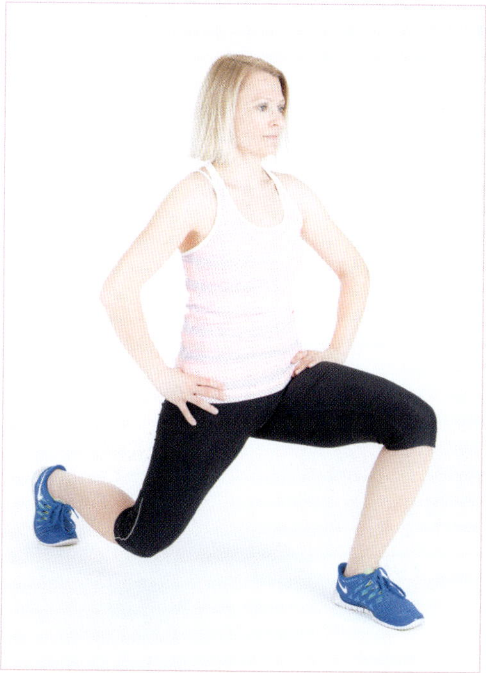

Tiefster Punkt der Bewegung: Der hintere Unterschenkel befindet sich waagerecht zum Boden.

Ganzkörperstabilisation aus dem Unterarmstütz – sensationell wirkungsvoll!

Die Übungen zur Ganzkörperstabilisation sind besonders effektiv. Alle Muskeln des Körpers arbeiten vereint miteinander. Für die folgenden Übungen nehmen Sie jedes Mal den Unterarmstütz als Ausgangsposition ein.

Die Ellenbogen befinden sich schulterbreit unter den Schultergelenken, die Hände sind hochkant aufgestellt, Handflächen zeigen zueinander, die Füße sind hüftbreit auseinander und stabil aufgestellt. Das Becken schwebt stabil mit leicht aktivierten Beckenbodenmuskeln über dem Boden. Der ganze Körper bildet eine möglichst gerade Linie.

Um die Halswirbelsäule zu entlasten, blicken Sie während der Übung zu Boden. Dabei stets gleichmäßig atmen. Der ganze Körper wird nun von den Rumpf-, Arm- und Beinmuskeln getragen. Dies funktioniert problemlos, wenn Sie eine gute Körperspannung aufbauen!

Tipp

Trainieren Sie anfangs am besten neben einem bodentiefen Spiegel. So haben Sie optimale Kontrolle über Ihre Körperhaltung und entwickeln dementsprechend ein richtiges Körpergefühl.

Tragen Sie bei allen Übungen feste Schuhe oder trainieren Sie barfuß. Nur so ist gewährleistet, dass Sie in einer stabilen Position bleiben und nicht wegrutschen.

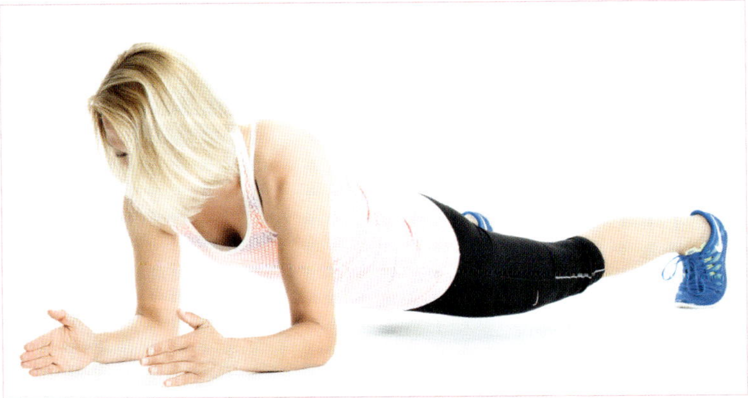

Ausgangsposition Unterarmstütz

Side Step

Ausgangsposition

Unterarmstütz siehe Seite 102. Die Handflächen liegen bei dieser Übung aber flach auf dem Boden auf.

So geht's

Aus dem Unterarmstütz arbeiten Sie sich mit beiden Füßen abwechselnd vier Schritte weit nach außen. Zählen Sie dabei mit. Sie machen zuerst einen Schritt mit dem rechten Fuß nach außen: 1, dann einen Schritt mit dem linken Fuß nach außen: 2, rechter Fuß: 3, linker Fuß: 4. Nun sind beide Beine maximal auseinander. Gehen Sie wieder mit dem rechten Fuß beginnend in vier Schritten zurück in die Ausgangsposition, rechter Fuß nach innen: 4, linker Fuß nach innen: 3, rechter Fuß: 2, linker Fuß: 1.

Halten Sie Ihren Körper dabei gerade wie ein Brett. Führen Sie die Übung anschließend mit dem linken Fuß beginnend aus.

Ausführungsvariation

- Anfängerin: 5 Wiederholungen/beginnende Seite
- Fortgeschrittene: 10 Wiederholungen/beginnende Seite
- Profi: ≥15 Wiederholungen/beginnende Seite

Trainingstipps

Aktivieren Sie die Beckenboden- und Bauchmuskeln und halten Sie sie währenddessen bewusst angespannt. Achten Sie darauf, dass der Körper gerade bleibt und nicht durchhängt.

Das bewirkt es

Kräftigung für den ganzen Körper: Arm-, Bauch-, Brust-, Schulter- und Beinmuskeln sowie zahlreiche weitere Muskelpartien, die an der statischen Haltearbeit beteiligt sind

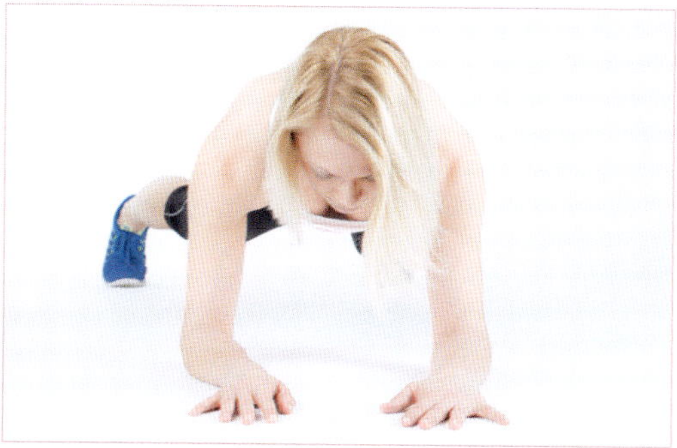

Ausgangsposition

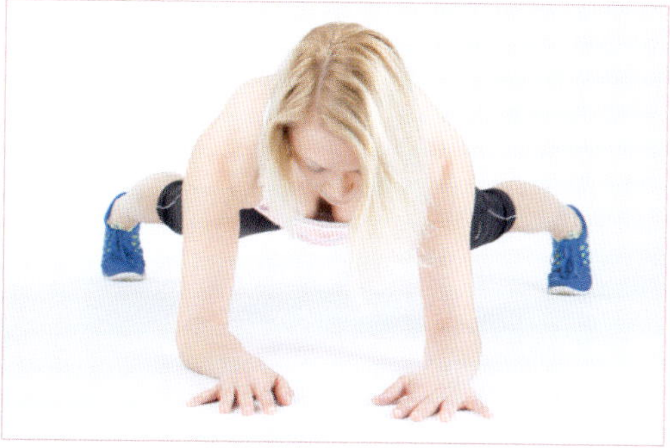

Nach den ersten vier Schritten nach außen sind die Beine maximal weit auseinander.

Schulterstütz

Ausgangsposition

Unterarmstütz siehe Seite 102

So geht's

Drücken Sie sich mit dem linken Arm beginnend nach oben in den Liegestütz, indem Sie erst die linke Hand aufsetzen und den Arm strecken, dann die rechte Hand. Spannen Sie dabei alle Muskeln Ihres Körpers so an, dass Sie das Gefühl haben, im Rücken möglichst gerade zu bleiben und nicht durchzuhängen. Rücken und Beine bilden nun eine schräge, aber in sich gerade Ebene.

Dabei aktivieren Sie Ihren Beckenboden und ziehen leicht Ihren Bauchnabel nach innen.

Wieder mit dem linken Arm zuerst wandern Sie nach unten zurück in den Unterarmstütz, indem Sie den Unterarm beugen und ablegen.

Führen Sie die Übung abwechselnd mit dem linken und mit dem rechten Arm beginnend aus.

Zählen Sie die Anzahl der Bewegungen nach oben: 1, 2, und wieder nach unten: 3, 4. Ein ganzer Zyklus besteht immer aus vier Bewegungen.

Ausführungsvariation

- Anfängerin: 5 Wiederholungen/Seite
- Fortgeschrittene: 10 Wiederholungen/Seite
- Profi: ≥15 Wiederholungen/Seite

Trainingstipps

Lassen Sie sich zu Beginn Ihres Trainings von einer anderen Person korrigieren oder üben Sie vor einem Spiegel. So gewährleisten Sie, dass Sie von Anfang an die richtige Haltung einnehmen.

Das bewirkt es

Kräftigung für den ganzen Körper: Arm-, Bauch-, Brust-, Schulter- und Beinmuskeln sowie zahlreiche weitere Muskelpartien, die an der statischen Haltearbeit beteiligt sind

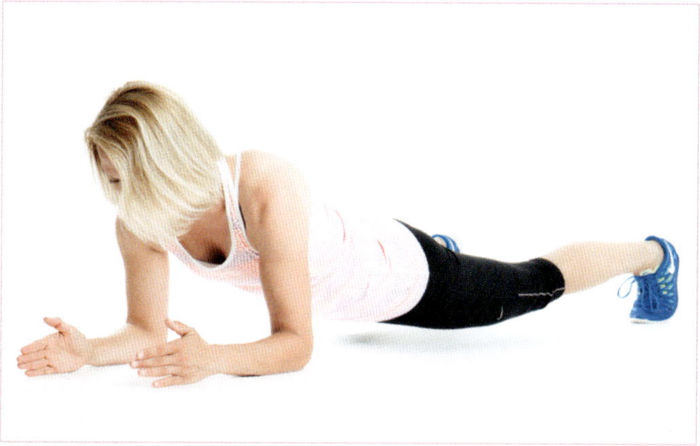

Ausgangsposition

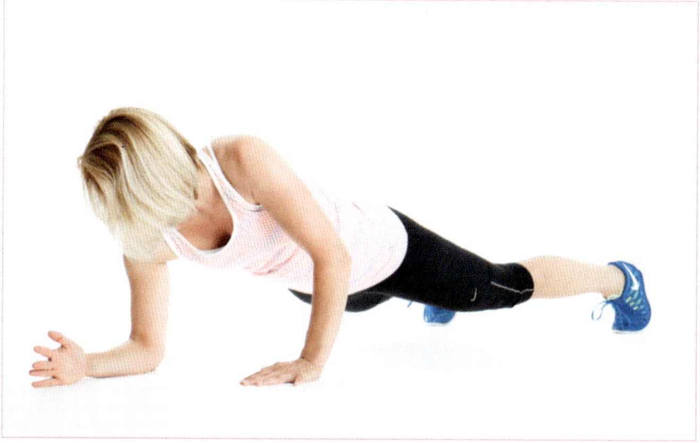

Erste Teilbewegung: Beginnend mit dem linken Arm drücken Sie sich nach oben in den Liegestütz.

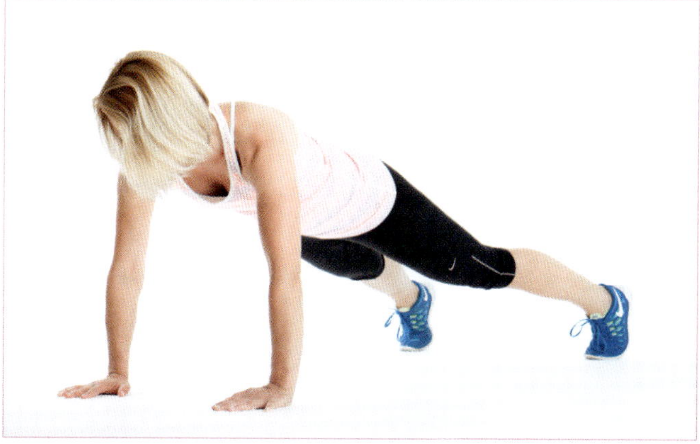

Zweite Teilbewegung: Drücken Sie sich nun mit dem rechten Arm ganz in die Liegestützposition hoch.

Triangle Tent

Ausgangsposition

Unterarmstütz siehe Seite 102. Die Handflächen liegen bei dieser Übung aber flach auf dem Boden auf.

So geht's

Grätschen Sie im Unterarmstütz beide Beine weit auseinander. Aktivieren Sie die Gesäß- und die unteren Rückenmuskeln. Spannen Sie außerdem Bauch- und Beckenbodenmuskeln an.

Schieben Sie den Po weit nach oben und gehen Sie dabei mit beiden Füßen in den Zehenspitzenstand, sodass Sie von den Füßen bis zu den Ellbogen ein umgekehrtes V bilden. Stellen Sie sich vor, Sie bauen ein Zelt. Beine und Rücken bleiben gestreckt.

Halten Sie die Spannung einen Augenblick und senken Sie sich dann langsam wieder in die Ausgangsposition ab.

Ausführungsvariation

- Anfängerin: 5 Wiederholungen
- Fortgeschrittene: 10 Wiederholungen
- Profi: ≥15 Wiederholungen

Trainingstipps

Verteilen Sie die Kraftanstrengung gleichmäßig auf Arme und Beine. Der Po wird wie von einer unsichtbaren Schnur in die Höhe gezogen und ist im Endpunkt der Übung der höchste Punkt.

Das bewirkt es

Kräftigung für den ganzen Körper: Arm-, Bauch-, Brust-, Schulter- und Beinmuskeln sowie für weitere Muskelpartien, die an der statischen Haltearbeit beteiligt sind

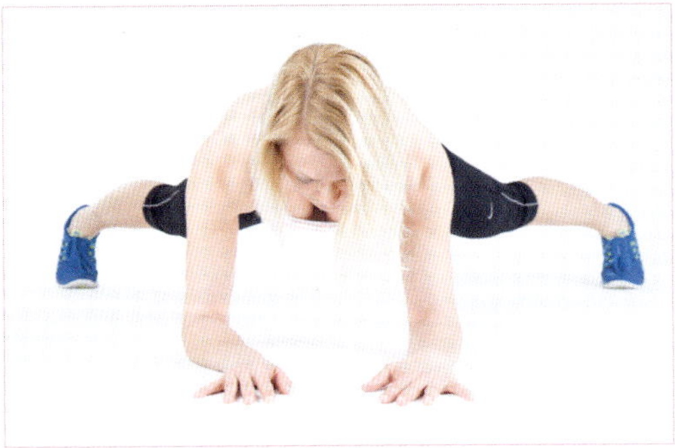

Ausgangsposition

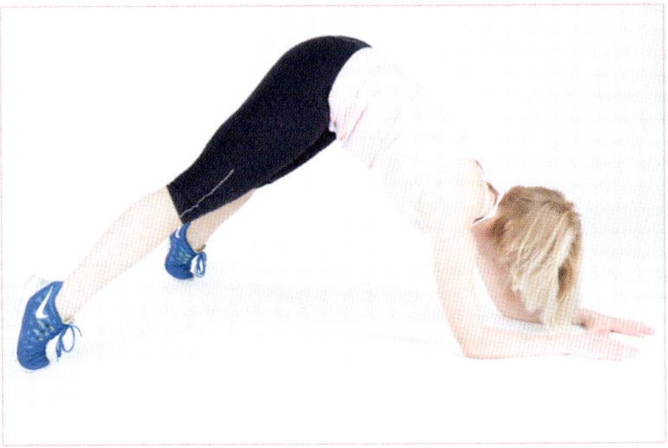

Endposition: Der Körper bildet ein umgekehrtes V.

Knee Side Lift

Ausgangsposition

Unterarmstütz siehe Seite 102

So geht's

Aus dem Unterarmstütz ziehen Sie ein Knie seitlich hoch in Richtung Beckenkamm und strecken dann das Bein wieder nach hinten. Stellen Sie den Fuß ab, sodass Sie wieder in der Ausgangsposition sind. Führen Sie entweder alle Wiederholungen auf einer Seite durch und wechseln Sie dann zum anderen Bein oder trainieren Sie rechts und links im Wechsel.

Ausführungsvariation

- Anfängerin: 5 Wiederholungen/Seite
- Fortgeschrittene: 10 Wiederholungen/Seite
- Profi: ≥20 Wiederholungen/Seite

Trainingstipps

Halten Sie Ihren Rücken vor allem im Bereich der Brustwirbelsäule gerade. Absolvieren Sie die Übung langsam und konzentriert. Vor allem das längere Halten in der vorderen Endposition erfordert viel Muskelkraft und ist besonders effektiv. Sie können die Übung sowohl statisch auf der Stelle als auch seitwärts durch den Raum bewegend ausführen, indem Sie das zur Seite hochgezogene Knie mit einem Seitschritt abstellen und das Standbein nachziehen. Die Arme wandern mit.
In der Bewegung hat man so ein Ziel vor Augen!

Das bewirkt es

Kräftigung der Oberschenkelvorderseite in der Beinbewegung sowie des ganzen Körpers durch die statische Haltearbeit: Arm-, Bauch-, Brust-, Schulter- und Beinmuskeln sowie eine Vielzahl weiterer Muskelpartien

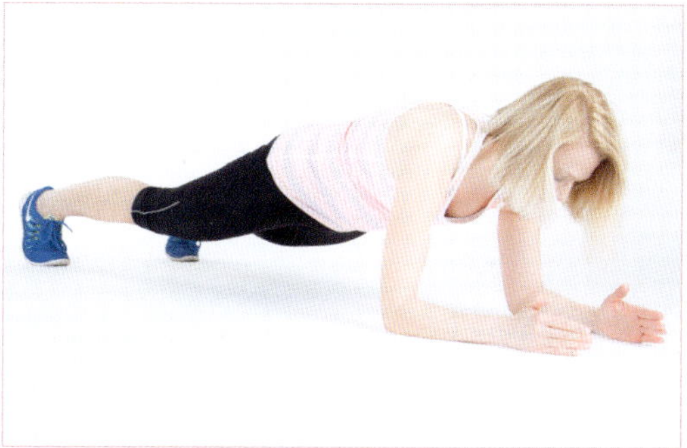

Ausgangsposition

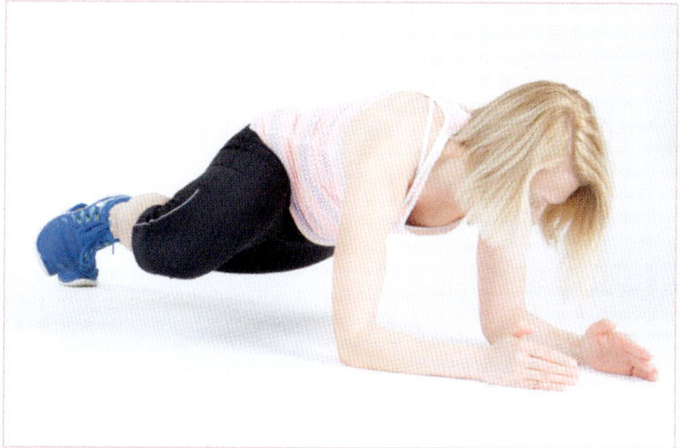

Vordere Endposition mit dem rechten Bein vorne

Ganzkörperstabilisation aus dem Liegestütz

Für die folgenden zwei Übungen nehmen Sie eine neue Grundposition ein: den Liegestütz. Dafür stützen Sie sich auf beide Arme, die Hände sind schulterbreit auseinander und befinden sich direkt unter den Ellbogengelenken, diese wiederum unter den Schultergelenken. Somit ist volle Stabilität gegeben und Sie benötigen weniger Kraft.

Beide Füße stehen wie im Unterarmstütz hüftbreit auseinander. Der ganze Körper bildet eine möglichst gerade, leicht schräge Linie. Der Kopf befindet sich in Verlängerung der Wirbelsäule, der Rücken ist gerade.

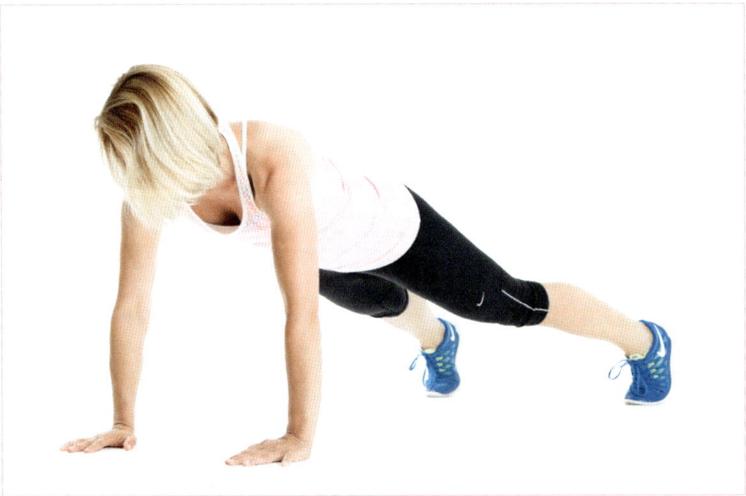

Ausgangsposition Liegestütz

Armstütz

Ausgangsposition
Liegestütz siehe Seite 108

So geht's
Aus dem Liegestütz heben Sie im Wechsel das linke und das rechte Bein nach oben an. Schieben Sie das Bein aus der Hüfte heraus weit nach oben, halten Sie die Spannung einen Augenblick. Das Knie ist gestreckt, das ganze Bein muskelaktiviert. Stellen Sie das Bein dann wieder in seiner Ursprungsposition am Boden ab. Die Beckenbodenmuskeln während der ganzen Übung aktivieren.

Ausführungsvariation
- Anfängerin: 5 Wiederholungen/Seite
- Fortgeschrittene: 10 Wiederholungen/Seite
- Profi: ≥15 Wiederholungen/Seite

Trainingstipps
Wenn Ihnen die Liegestütz-Ausgangsposition in den Handgelenken unangenehm ist, können Sie sich auch auf die Fäuste aufstützen oder Sie nehmen den Unterarmstütz (siehe Seite 102) als Ausgangsposition ein.

Das bewirkt es
Die Übung gibt Kraft in den Schultern und Armen. Sie ist ein ausgezeichnetes Training für Rücken- und Bauchmuskeln.

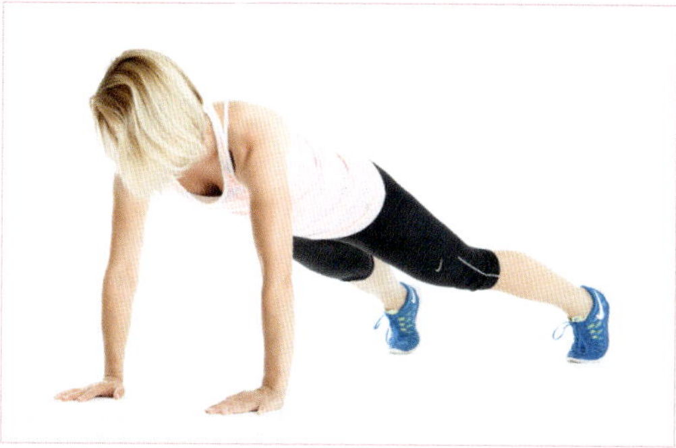

Ausgangsposition

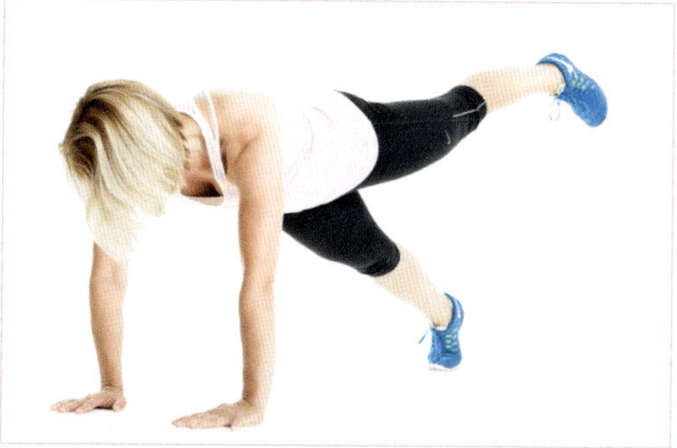

Obere Endposition mit angehobenem linken Bein

Bergsteiger

Ausgangsposition

Liegestütz siehe Seite 108

So geht's

Aus dem Liegestütz ziehen Sie ein Knie gerade so weit wie möglich unter Ihren Bauch und stellen es dann wieder hinten in seiner Ursprungsposition ab. Danach führen Sie dieselbe Bewegung mit dem anderen Bein aus Führen Sie Ihre Wiederholungen schnell bzw. springend aus. Einsteiger lassen stets einen Fuß am Boden, auch beim Beinwechsel, Fortgeschrittene wechseln den Fuß springend in der Luft.

Ausführungsvariation

- Anfängerin: 10 Wiederholungen/Seite
- Fortgeschrittene: 25 Wiederholungen/Seite
- Profi: ≥50 Wiederholungen/Seite

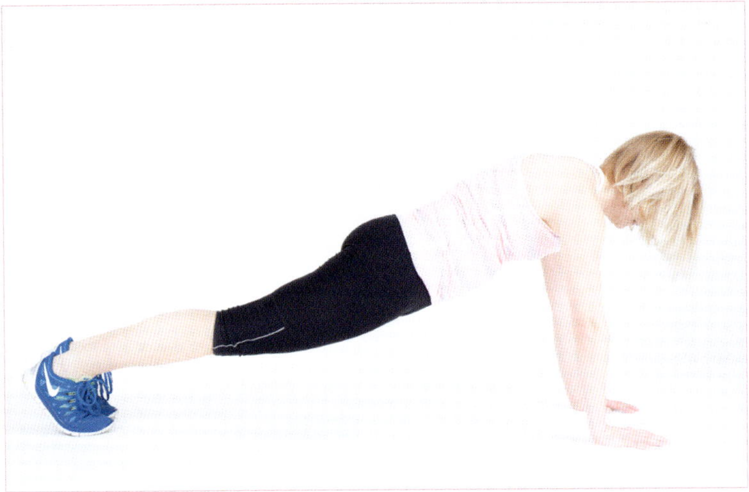

Ausgangsposition

Trainingstipps

Diese Übung können Sie auch ideal in Ihr Warm-up einbauen.

Sie können den Bergsteiger sowohl statisch auf der Stelle als auch vorwärts durch den Raum bewegend absolvieren. In der Vorwärtsbewegung haben Sie so ein Ziel vor Augen.

Eine saubere und dynamische Bewegungsausführung ist ideal, um die Kraftausdauer zu trainieren.

Das bewirkt es

Fördert die allgemeine Kraftausdauer und kräftigt alle stabilisierenden Stütz- und Haltemuskeln in Rücken, Bauch, Brust, Schultern und Armen

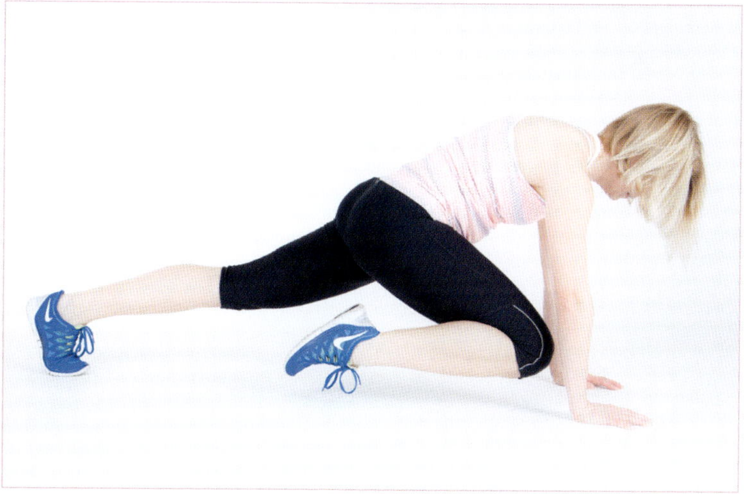

Vordere Endposition mit gebeugtem rechten Bein

Ganzkörperstabilisation aus dem Seitstütz

Für die folgenden zwei Übungen nehmen Sie eine neue Grundposition ein: den Seitstütz. Bei der ersten Übung stützen Sie sich dabei auf dem gestreckten Arm, bei der zweiten Übung auf dem Unterarm ab.

Side Carrier

Ausgangsposition

Setzen Sie sich seitlich hin und stützen Sie sich mit einer Hand am Boden auf. Für eine gute Balance legen Sie die freie Hand auf das obere Bein. Der obere Fuß liegt entspannt auf dem unteren auf.

So geht's

Schieben Sie sich aus dem Sitz nach oben und strecken Sie Beine und Rumpf möglichst gerade. Der stützende Arm ist gestreckt. Dafür benötigen Sie eine gute Grundspannung in den stabilisierenden Muskeln von Beinen, Bauch, Rücken, Schultern und Arm. Dabei den Beckenboden aktivieren und leicht angespannt halten. Ihr Körper bildet nun eine schräge, aber in sich gerade Linie von Kopf bis Fuß. Verweilen Sie mindestens 5 bis 10 Sekunden in dieser Position und halten Sie Ihre Balance.

Anschließend wieder komplett absetzen. Fortgeschrittene senken den Körper nur bis kurz über dem Boden und stützen sich dann wieder nach oben.

Führen Sie zuerst alle Wiederholungen auf einer Seite aus und wechseln Sie dann die Seite.

Ausführungsvariation

- Anfängerin: 5 Wiederholungen/Seite
- Fortgeschrittene: 10 Wiederholungen/Seite
- Profi: ≥15 Wiederholungen/Seite

Trainingstipps

Bauen Sie schon im Sitzen eine leichte Beckenbodenspannung auf. Dies erleichtert das Aufrichten in die gespannte Haltung. Sollte Ihnen die Ausgangsposition zu Beginn schwerfallen, können Sie auch mit einem seitlichen Unterarmstütz (siehe Seite 114 f. oder 136 f.) beginnen.

Das bewirkt es

Kräftigung der Schulter- und oberen Rückenmuskulatur in der Stabilisation, Kräftigung der schrägen Bauch- und der unteren Rückenmuskeln in der Bewegung

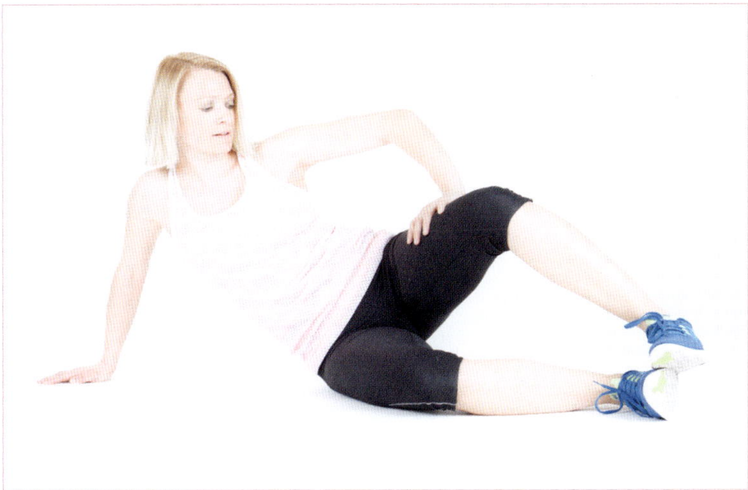

Ausgangsposition

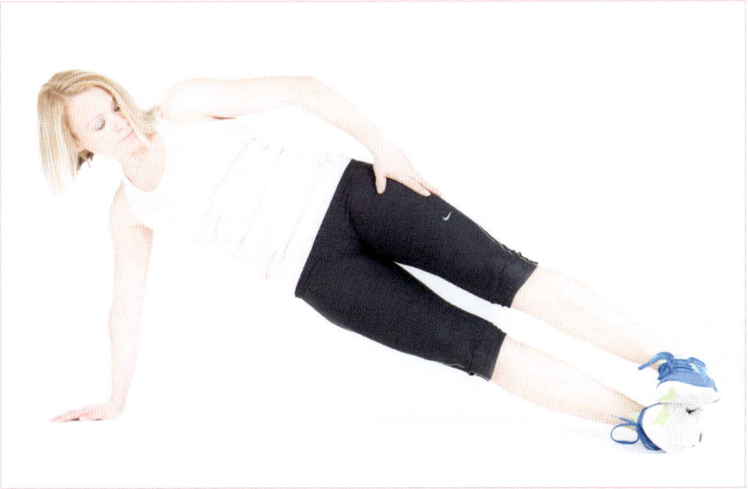

Verweilen Sie mindestens 5 bis 10 Sekunden und halten Sie Ihre Balance. Nun kann noch zusätzlich das oben liegende Bein angehoben werden.

Two Point Lift

Ausgangsposition

Setzen Sie sich seitlich hin und stützen Sie sich mit einem Unterarm am Boden auf. Der Ellbogen des stützenden Armes befindet sich direkt unter dem Schultergelenk. Für eine gute Balance legen Sie die andere, freie Hand auf das obere Bein. Das obere Bein ist gestreckt und Ihr Standbein. Auf dem oberen Fuß stützen Sie sich ab. Führen Sie nun das untere Bein gerade nach vorne vor den Körper. Das Becken wird dabei so weit wie möglich in die Höhe geschoben und gehalten.

So geht's

Heben Sie das untere Bein nun an und senken Sie es wieder ab. Das Bewegungsausmaß beträgt 15 bis 30 Zentimeter. Je nach Trainingsfortschritt erweitern Sie Ihr Bewegungsausmaß.

Ausführungsvariation

- Anfängerin: 15 Wiederholungen/Seite
- Fortgeschrittene: 25 Wiederholungen/Seite
- Anfängerin: ≥35 Wiederholungen/Seite

Trainingstipps

Qualität vor Quantität! Wichtig ist, dass Sie sich aus Ihrem Schultergelenk nach oben schieben und diese Position über die gesamte Übungsdauer gut halten können.

Das bewirkt es

Verbesserung der Gleichgewichtsfähigkeit, Kräftigung für Arm- und Schultermuskeln, Aktivierung der schrägen Bauchmuskeln zur Stabilisation und Kräftigung der Adduktoren (Oberschenkelinnenseite)

Übungsvariation

Strecken Sie Ihren freien oberen Arm in Verlängerung des Körpers über den Kopf und absolvieren Sie die Übung wie beschrieben. Durch den gespannten Arm muss Ihr Körper noch mehr Balance- und Kraftarbeit leisten. Außerdem wird die allgemeine Körperwahrnehmung gefördert.

Gleichgewicht, Muskelspannung und Körperwahrnehmung sind die drei Grundvoraussetzungen für die grobmotorischen Bewegungsformen, die schon im Kindesalter erlernt werden.

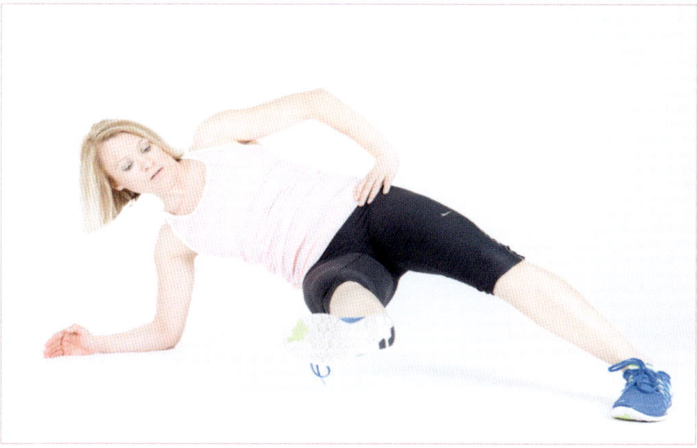

Ausgangsposition

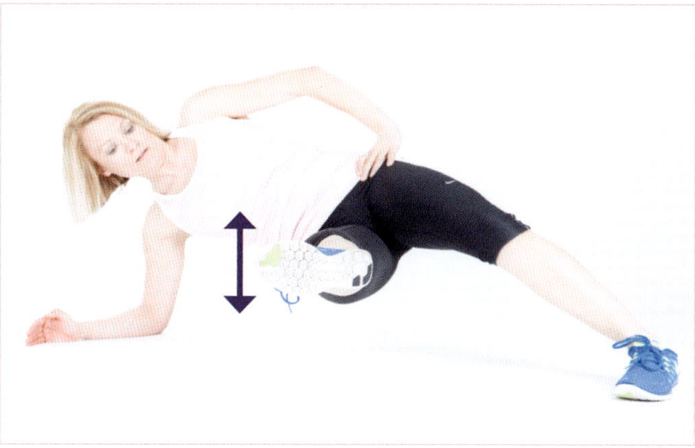

Endposition mit angehobenem rechten Bein

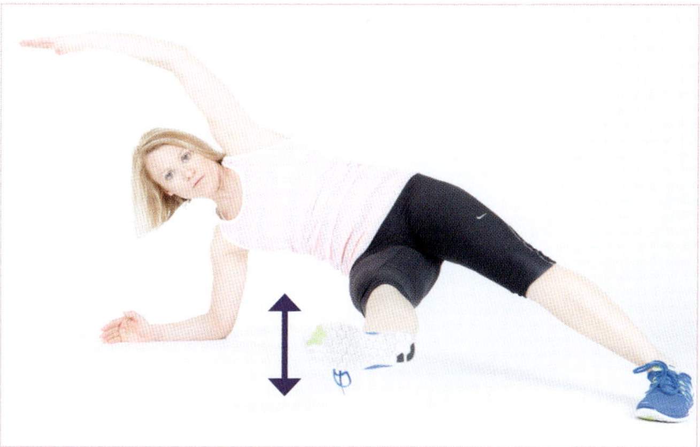

Übungsvariation mit ausgestrecktem oberen Bein

Workout für das Gesäß

Die folgenden Übungen sind primär Kräftigungsübungen für die Gesäßmuskulatur, bringen also Ihren Po in Form. Es werden aber auch andere Bereiche mittrainiert wie die untere Rückenmuskulatur rund um Ihre Lendenwirbelsäule und die Iliosakralgelenke (ISG).

Aktivieren Sie bei allen Übungen Ihre Beckenbodenmuskeln und halten Sie sie in einer guten Grundspannung.

Knee Lift & Stretch

Ausgangsposition

Nehmen Sie den Vierfüßlerstand ein. Platzieren Sie die Handgelenke in einer stabilen Position vor den Schultergelenken. Beide Knie stehen hüftbreit auseinander unter dem Becken. Halten Sie den Rücken waagerecht, das Becken ist in Nullstellung, das heißt weder nach hinten aufgerichtet noch nach vorne gekippt. Ziehen Sie den Beckenboden im Bereich des Dammes nach innen und halten Sie diese Spannung.
Der Kopf befindet sich in Verlängerung der Wirbelsäule mit Blick in Richtung Boden.

So geht's

Führen Sie ein Knie unter dem Bauch zu sich heran und strecken Sie anschließend das Bein weit nach hinten oben aus. Je höher Sie das Bein nach oben führen, umso größer ist der Trainingseffekt. Während der ganzen Übung geben Sie in den Armen nach, so bleiben Sie im Rücken flexibel und die Lendenwirbelsäule gibt weich nach.
Führen Sie erst alle Wiederholungen mit einem Bein aus, bevor Sie die Seite wechseln. Das Bein wird zwischen den Wiederholungen nicht abgestellt.

Ausführungsvariation

- Anfängerin: 15 Wiederholungen/Seite
- Fortgeschrittene: 25 Wiederholungen/Seite
- Profi: ≥35 Wiederholungen/Seite

Trainingstipps

Führen Sie die Bewegung fließend und dynamisch aus. Schieben Sie das Bewegungsbein weit nach hinten oben, spüren Sie Ihre Beweglichkeit im Rücken und bestimmen Sie selbst Ihr individuelles Bewegungsausmaß.

Das bewirkt es

Kräftigung der Bauch-, Gesäß- und der unteren Rückenmuskulatur sowie der Oberschenkelrückseite, außerdem Becken- und Hüftmobilisation

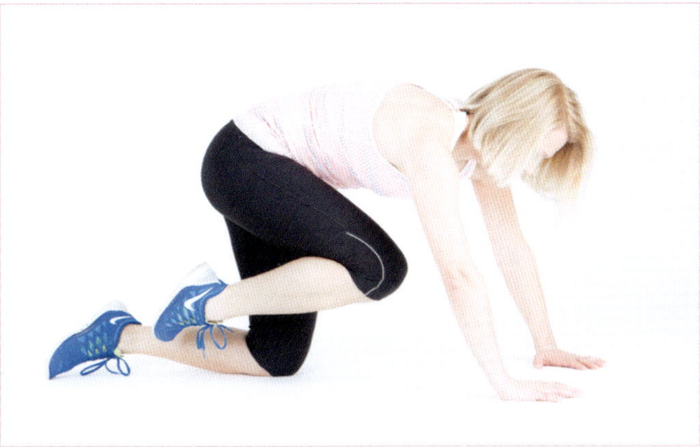

Erste Teilbewegung:
Knie nach vorne führen

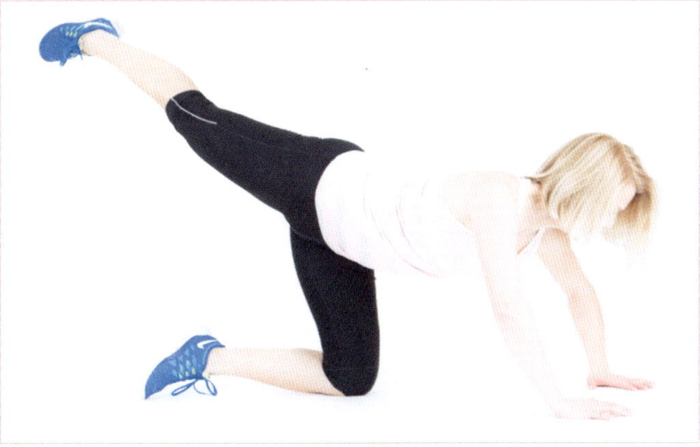

Zweite Teilbewegung:
Bein nach hinten oben ausstrecken

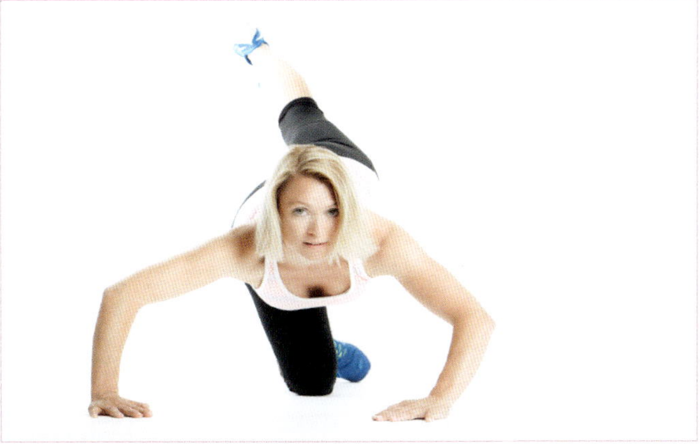

Das Nachgeben in den Armen beeinflusst stark Ihr Bewegungsausmaß – je weicher Sie arbeiten, desto höher ist Ihr Trainingseffekt.

Cross Leg

Ausgangsposition

Nehmen Sie den Vierfüßlerstand ein. Platzieren Sie die Hände weit auseinander in einer stabilen Position, die Ellbogen sind angewinkelt. Beide Knie stehen hüftbreit auseinander unter dem Becken.

Halten Sie den Rücken waagerecht, das Becken ist in Nullstellung, also weder nach hinten aufgerichtet noch nach vorne gekippt.

Ziehen Sie den Beckenboden im Bereich des Dammes nach innen und halten Sie diese Spannung.

Der Kopf befindet sich in Verlängerung der Wirbelsäule mit Blick in Richtung Boden.

So geht's

Heben Sie ein Bein an, führen Sie es über das Standbein diagonal zur anderen Seite und tippen Sie mit der Fußspitze möglichst weit hinten auf dem Boden auf. Anschließend führen Sie dasselbe Bein zur anderen Seite und so weit wie möglich diagonal nach oben.

Geben Sie in den Armen nach, so bleibt der Rücken flexibel und die Lendenwirbelsäule gibt weich nach.

In der Bewegung dreht auch der Kopf mit. Folgen Sie mit dem Blick dem aktiven Bein, so gut es Ihnen möglich ist.

Führen Sie erst alle Wiederholungen mit einem Bein aus, bevor Sie die Seite wechseln. Das Bein wird zwischen den Wiederholungen nicht abgestellt.

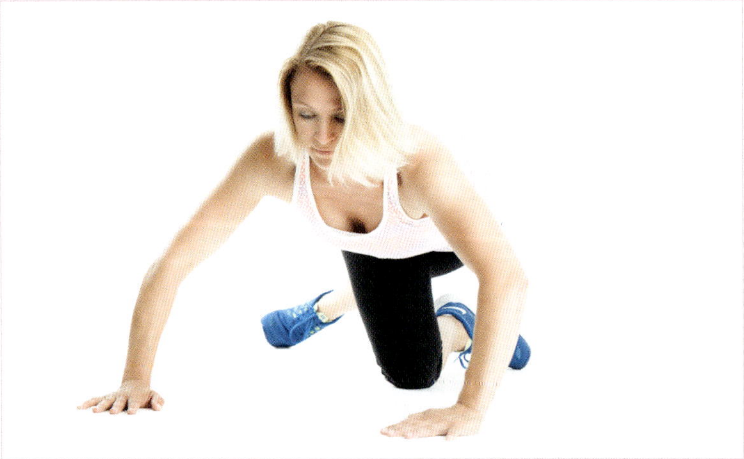

Erste Teilbewegung: Bein über das Standbein hinweg diagonal nach hinten unten führen

Ausführungsvariation

- Anfängerin: 15 Wiederholungen/Seite
- Fortgeschrittene: 25 Wiederholungen/Seite
- Profi: ≥35 Wiederholungen/Seite

Trainingstipps

Möglicherweise spüren Sie deutliche Seitenunterschiede im Bewegungsausmaß, das heißt, dass Sie auf einer Seite beweglicher sind und dieses Bein weiter nach oben oder unten führen können. Häufig ist dies der natürlichen Körperform eines jeden Menschen geschuldet. Dazu kommt, dass man diese bessere Seite bevorzugt belastet und somit weiter stärkt.

Trainieren Sie einfach jede Seite individuell – aber auf keinen Fall krampfhaft versuchen, die unbeweglichere Seite der anderen Seite anzugleichen. Diese wird bei regelmäßigem Training mobilisiert, die Muskulatur wird gelöst und Sie werden langsam merken, wie Sie auch auf dieser Seite beweglicher werden.

Das bewirkt es

Becken- und Hüftmobilisation, Kräftigung der Abduktoren, der unteren Rücken- und Gesäßmuskulatur und der Oberschenkelrückseite

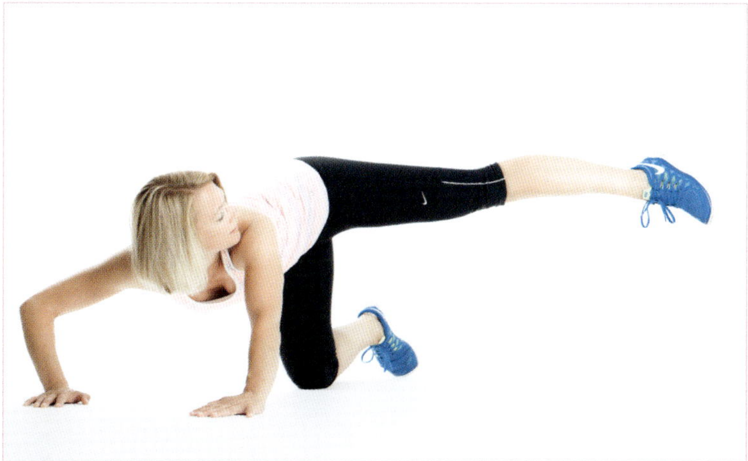

Zweite Teilbewegung: Bein auf der anderen Seite diagonal nach oben führen

Kicking Side Leg

Ausgangsposition

Nehmen Sie zuerst den Vierfüßlerstand ein. Platzieren Sie die Hände dafür weit auseinander in einer stabilen Position, die Ellbogen sind angewinkelt. Beide Knie stehen hüftbreit auseinander unter dem Becken.

Strecken Sie nun ein Bein mindestens auf Hüfthöhe waagerecht nach hinten aus, das Standbein befindet sich mit dem Kniegelenk direkt unter dem Hüftgelenk. Halten Sie den Rücken waagerecht, das Becken ist in Nullstellung, das heißt weder nach hinten aufgerichtet noch nach vorne gekippt.

Jetzt schieben Sie das nach hinten gestreckte Bein zur Seite. Die Bewegung kommt aus der Hüfte, das Knie bleibt gestreckt. Die Fußspitze wird herangezogen.

Ziehen Sie den Beckenboden im Bereich des Dammes nach innen und halten Sie diese Spannung.

So geht's

Das seitlich gestreckte Bein kickt nun mit Spannung aus der Hüfte nach vorne, die Fußspitze bewegt sich dabei in Richtung Schulter. Der Bewegungsumfang beträgt 10 bis 15 Zentimeter.

Seien Sie in den Armen beweglich, so bleibt der Rücken flexibel und die Lendenwirbelsäule gibt weich nach.

Schauen Sie dem Bewegungsbein nach, so erreichen Sie eine gute Mobilisation in allen Wirbelsäulen-Bereichen.

Führen Sie zuerst alle Wiederholungen mit einem Bein aus und wechseln Sie dann die Seite.

Ausführungsvariation

- Anfängerin: 15 Wiederholungen/Seite
- Fortgeschrittene: 30 Wiederholungen/Seite
- Profi: ≥35 Wiederholungen/Seite

Es ist gut möglich, dass ein Bein besser arbeitet als das andere. Dies liegt häufig an der natürlichen Asymmetrie jedes Körpers, die noch dadurch unterstützt wird, dass die stärkere Seite häufig besser bemuskelt ist.

Trainingstipps

Führen Sie die Bewegung fließend und dynamisch aus. Spüren Sie Ihre Beweglichkeit im Rücken und bestimmen Sie Ihr individuelles Bewegungsausmaß selbst.

Das bewirkt es

Becken- und Hüftmobilisation, Kräftigung der Abduktoren, der Rücken- und Gesäßmuskulatur und der Oberschenkelvorderseite

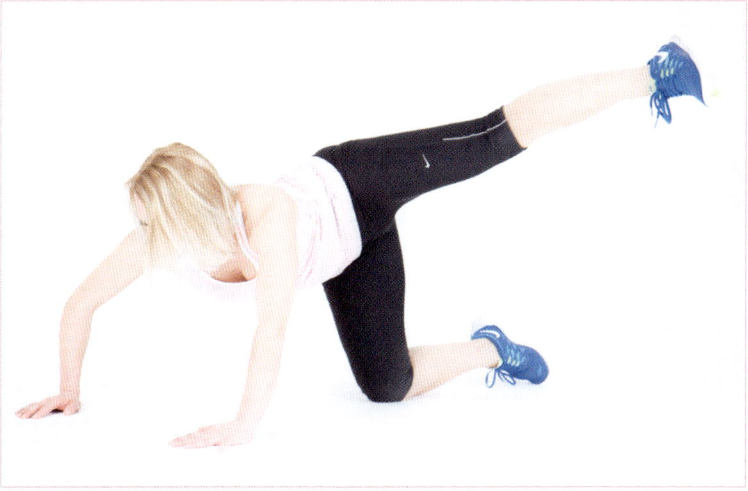

Ausgangsposition

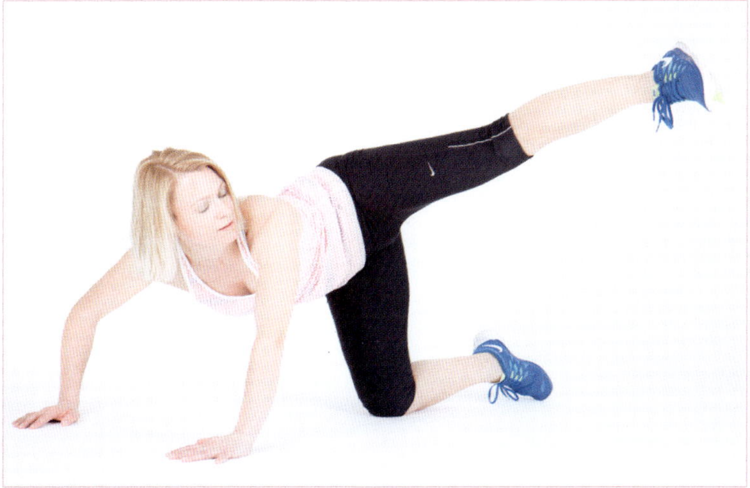

Endposition

Kicking Straight Leg

Ausgangsposition

Setzen Sie sich auf den Boden. Stützen Sie sich mit den Hände hinter Ihrem Rücken ab, die Hände befinden sich unterhalb der Schultern, die Fingerspitzen zeigen zum Körper. Die Beine sind aufgestellt und die Füße stehen hüftbreit auseinander direkt unter den Knien. Halten Sie den Kopf leicht erhoben mit Blick nach vorne. Strecken Sie ein Bein nach vorne aus.

Heben Sie das Becken an und stabilisieren Sie es, indem Sie Ihren Beckenboden aktivieren und den unteren Rücken anspannen. Rumpf und Oberschenkel bilden nun eine möglichst gerade Linie

So geht's

Ziehen Sie das ausgestreckte Bein zu sich heran, bis das Knie fast die Brust berührt, und schieben Sie es dann wieder so weit wie möglich nach vorne weg. Beugen und strecken Sie dieses Bein gleichmäßig immer achsengerecht.

Beide Arme stehen stabil, dadurch werden auch die Schultern gekräftigt.

Führen Sie zuerst alle Wiederholungen mit einem Bein aus und wechseln Sie dann die Seite.

Ausführungsvariation

- Anfängerin: 15 Wiederholungen/Seite
- Fortgeschrittene: 25 Wiederholungen/Seite
- Profi: ≥35 Wiederholungen/Seite

Trainingstipps

Das ist eine effektive Kräftigungsübung für Bauch, Gesäß und Beine. Das Standbein sollte einen rechten Winkel bilden, während Sie das aktive Bein nach vorne strecken. Dies ist ein gutes Training für Ihre Beinmuskeln, so straffen und definieren Sie Ihre Beine.

Das bewirkt es

Mobilisation von Becken und Lendenwirbelsäule, Kräftigung der Schulter-, Gesäß- und unteren Rückenmuskeln sowie der Oberschenkelmuskeln und der Bauchmuskeln

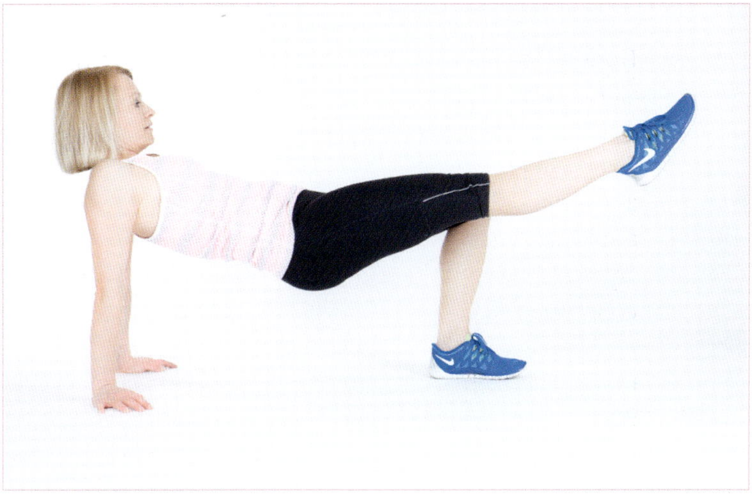

Ausgangsposition

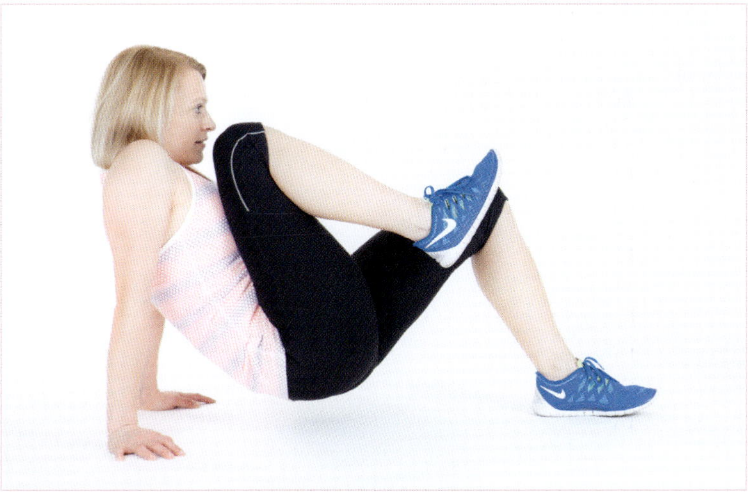

Heranziehen des Knies: Das Gesäß schwebt knapp über dem Boden, die Lendenwirbelsäule wird angenehm mobilisiert.

Becken-Power

Ausgangsposition

Setzen Sie sich auf den Boden. Stützen Sie sich mit den Händen hinter Ihrem Rücken ab, die Hände befinden sich unterhalb der Schultern. Die Beine sind aufgestellt und die Füße stehen hüftbreit auseinander direkt unter den Knien. Halten Sie den Kopf leicht erhoben mit Blick nach vorne.
Strecken Sie ein Bein nach vorne aus.
Heben Sie das Becken an und stabilisieren Sie es, indem Sie Ihren Beckenboden aktivieren und den unteren Rücken anspannen.

So geht's

Führen Sie Ihr gestrecktes Bein aus der Hüfte zur Seite weg (Abduktion) und ziehen Sie es wieder zur Mitte zurück (Adduktion). Geben Sie dabei mit dem Becken nach, das Bein bleibt komplett gespannt.
Beide Arme stehen stabil unter den Schultergelenken.
Führen Sie zuerst alle Wiederholungen mit einem Bein aus und wechseln Sie dann die Seite.

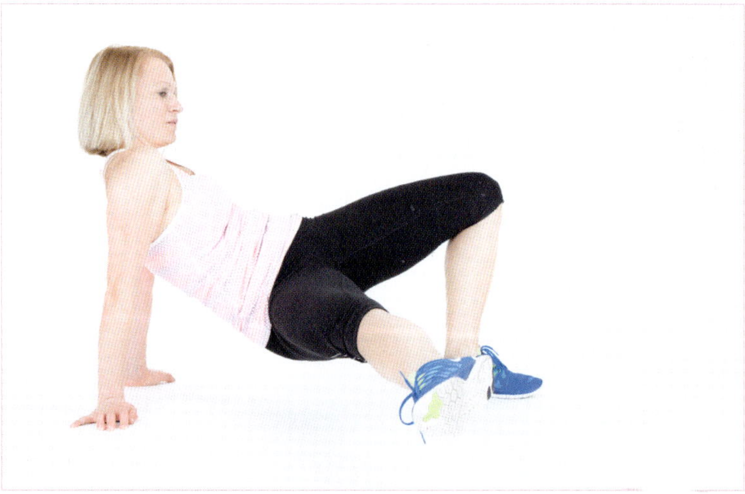

Abduktion des Beines

Ausführungsvariation

- Anfängerin: 15 Wiederholungen/Seite
- Fortgeschrittene: 25 Wiederholungen/Seite
- Profi: ≥35 Wiederholungen/Seite

Trainingstipps

Qualität geht vor Quantität. Führen Sie nur so viele Wiederholungen aus, wie Sie sauber durchführen können. Stabilisieren Sie Ihren unteren Rücken, indem Sie Po- und Beckenbodenmuskeln anspannen.

Das bewirkt es

Hüft- und Beckenmobilisation, Kräftigung der Bauch-, Schulter-, Gesäß- und unteren Rückenmuskeln sowie der Oberschenkelvorder- und -rückseite des Standbeines und der Abduktoren (Oberschenkelaußenseite) und Adduktoren (Oberschenkelinnenseite) des Bewegungsbeines

Ihre Rückenmuskeln müssen sich erst an das Training gewöhnen und reagieren darauf häufig mit einem leichten Muskelkater.

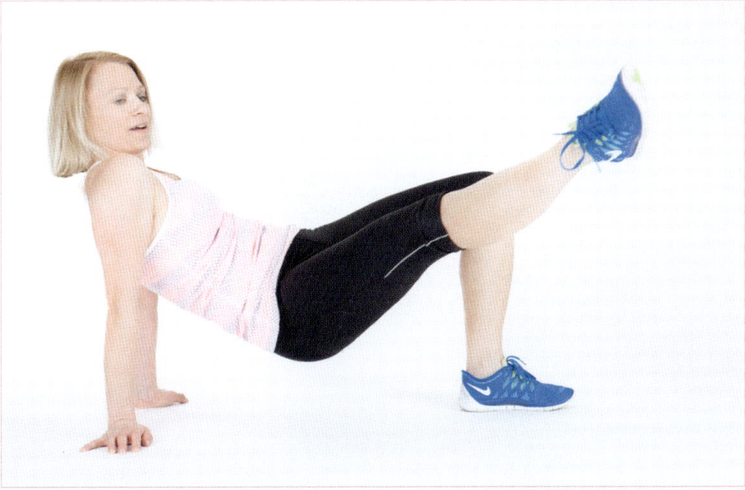

Adduktion des Beines

Diagonal Crunch

Ausgangsposition

Aus dem Vierfüßlerstand strecken Sie den linken Arm nach vorne und das rechte Bein nach hinten (oder umgekehrt).

Arm, Rücken und Bein bilden eine gerade Linie.

Halten Sie die Balance, indem Sie alle Muskeln Ihres Körpers in eine leichte Spannung bringen.

So geht's

Führen Sie das ausgestreckte Bein und den ausgestreckten Arm unter dem Bauch zusammen, der Rücken wölbt sich dabei. Dann führen Sie Arm und Bein wieder in die Ausgangsposition zurück. Führen Sie zuerst alle Wiederholungen mit einem Bein aus und wechseln Sie dann die Seite.

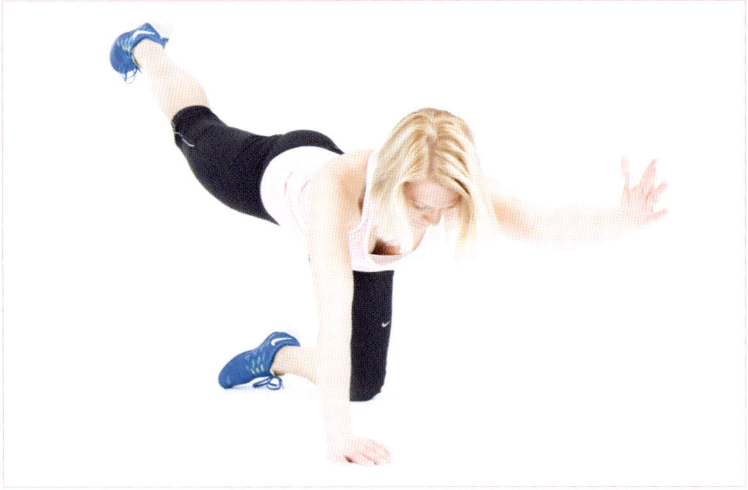

Ausgangsposition

Ausführungsvariation

- Anfängerin: 15 Wiederholungen/Seite
- Fortgeschrittene: 25 Wiederholungen /Seite
- Profi: ≥35 Wiederholungen/Seite

Trainingstipps

Stellen Sie sich vor, Ihr Rücken ist eine Hängebrücke und gibt der Bewegung der Beine dynamisch nach. Ihr Rücken darf sich also ruhig leicht überdehnen, solange Sie dieser Bewegung sanft nachgeben.

Das bewirkt es

Mobilisation des Beckens und der Lendenwirbelsäule, Kräftigung der Bauch-, Rücken- und Schultermuskeln sowie der Oberschenkelrückseite

Alle Bewegungen und Übungen müssen stets schmerzfrei ausgeführt werden. Anstrengend sind sie allemal!

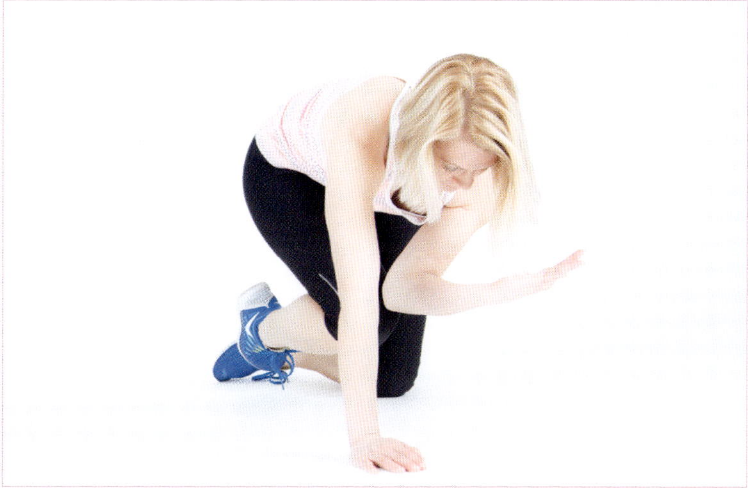

Endposition: Der Rücken ist rund.

Backside Curl

Ausgangsposition

Aus dem Vierfüßlerstand strecken Sie ein Bein waagerecht nach hinten und ziehen dabei die Fußspitze zu sich heran. Das Standbein bildet einen 90-Grad-Winkel. Die Handgelenke befinden sich unter den Ellbogengelenken, diese unter den Schultern. Sollten Sie Probleme mit Ihren Handgelenken haben, können Sie auch den Unterarmstütz einnehmen.

Heben Sie das Bein so weit an, dass es mit dem Rücken eine Linie bildet. Halten Sie den Kopf in Verlängerung Ihrer Wirbelsäule mit Blick zum Boden. Das Becken befindet sich in Nullstellung, das heißt weder nach hinten aufgerichtet noch nach vorne gekippt.

So geht's

Heben Sie das gestreckte Bein langsam nach oben an (ca. 15 bis 25 Zentimeter) und senken Sie es wieder in die Waagerechte ab. Die Bewegung erfolgt aus Gesäß und Hüfte. Führen Sie zuerst alle Wiederholungen mit einem Bein aus und wechseln Sie dann die Seite.

Ausführungsvariation langsam

- Anfängerin: 20 Wiederholungen/Seite
- Fortgeschrittene: 40 Wiederholungen/Seite
- Profi: ≥60 Wiederholungen/Seite

Ausführungsvariation schnell

Federn Sie das gestreckte Bein schnell nach oben und unten. Jetzt wird die Bewegung schneller, aber das Bewegungsausmaß kleiner.

- Anfängerin: 45 Sekunden/Seite
- Fortgeschrittene: 90 Sekunden/Seite
- Profi: ≥120 Sekunden/Seite

Trainingstipps

Aktivieren Sie die Bauch- und Beckenbodenmuskeln während der ganzen Übung, ziehen Sie den Bauchnabel leicht nach innen. Sie erhalten dadurch mehr Stabilität im Becken und können sich besser ausbalancieren.

Das bewirkt es

Kräftigung der Gesäßmuskulatur und der Oberschenkelrückseite

> Da das Bein komplett gestreckt und unter Spannung bleiben sollte, hängt es von Ihrer Hüftbeweglichkeit ab, wie hoch Sie das Bein aus der Hüfte anheben können.

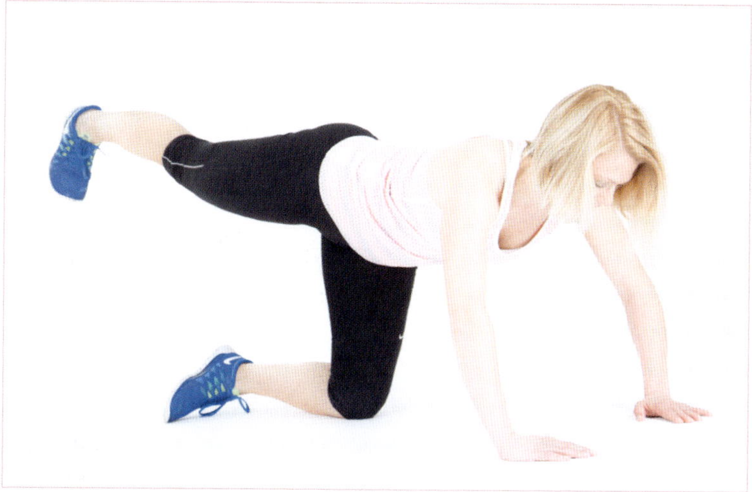

Ausgangsposition

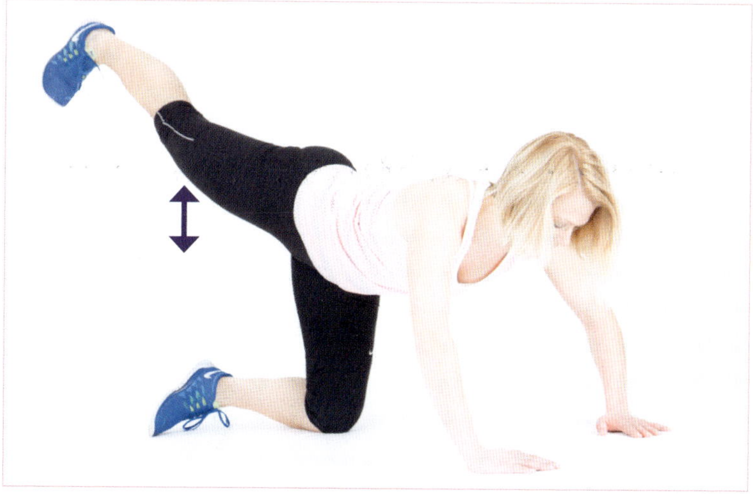

Endposition

Knee Curl

Ausgangsposition

Aus dem Vierfüßlerstand strecken Sie ein Bein waagerecht nach hinten und ziehen dabei die Fußspitze zu sich heran. Das Standbein bildet einen 90-Grad-Winkel. Die Handgelenke befinden sich unter den Ellbogengelenken, diese unter den Schultern. Sollten Sie beim Abstützen ein Problem mit Ihren Handgelenken bekommen, können Sie auch den Unterarmstütz einnehmen. Heben Sie das Bein so weit an, dass es mit dem Rücken eine Linie bildet.
Halten Sie den Kopf in Verlängerung Ihrer Wirbelsäule mit Blick zum Boden. Das Becken befindet sich in Nullstellung, das heißt weder nach hinten aufgerichtet noch nach vorne gekippt.

So geht's

Beugen Sie das Knie des gestreckten Beins langsam bis in einen rechten Winkel und strecken Sie es dann wieder.
Führen Sie zuerst alle Wiederholungen mit einem Bein aus und wechseln Sie dann die Seite.

Ausführungsvariation

- Anfängerin: 20 Wiederholungen/Seite
- Fortgeschrittene: 40 Wiederholungen/Seite
- Profi: ≥60 Wiederholungen/Seite

Trainingstipps

Das angehobene Bein sollte im Oberschenkel stets waagerecht bleiben. Nur so gewährleisten Sie ein ideales Training für die Oberschenkelrückseite und das Gesäß.

Das bewirkt es

Kräftigung der Gesäßmuskulatur und der Oberschenkelrückseite

Achten Sie darauf, Ihr Bein während der Bewegung gespannt zu halten. So sorgen Sie für ein achsengerechtes Bewegen im Kniegelenk.

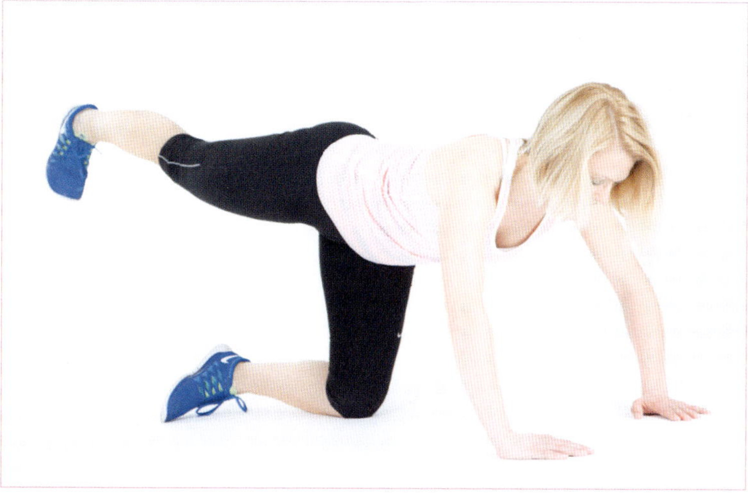

Ausgangsposition

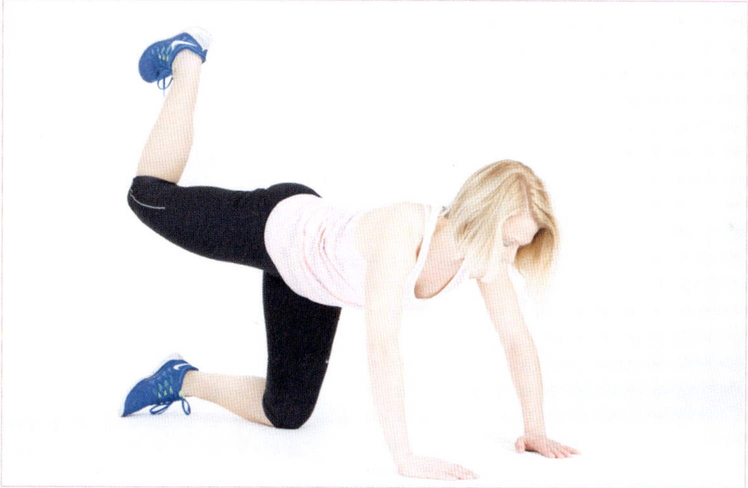

Endposition

Knee Push

Ausgangsposition

Aus dem Vierfüßlerstand strecken Sie ein Bein waagerecht nach hinten und beugen es im Knie um 90 Grad. Der Oberschenkel bleibt waagerecht. Die Fußspitze wird nach unten gezogen.
Sollten Sie Probleme mit Ihren Handgelenken haben, können Sie auch den Unterarmstütz einnehmen.

So geht's

Schieben Sie das Bein aus der Hüfte senkrecht nach oben. Das Bein bleibt im Knie immer im rechten Winkel. Beckenboden aktivieren.
Führen Sie zuerst alle Wiederholungen mit einem Bein aus und wechseln Sie dann die Seite.

Ausführungsvariation langsam

- Anfängerin: 20 Wiederholungen/Seite
- Fortgeschrittene: 40 Wiederholungen/Seite
- Profi: ≥60 Wiederholungen/Seite

Ausführungsvariation schnell

Federn Sie das Bein schnell nach oben und unten. Jetzt wird die Bewegung schneller, aber das Bewegungsausmaß kleiner.

- Anfängerin: 45 Sekunden/Seite
- Fortgeschrittene: 90 Sekunden/Seite
- Profi: ≥120 Sekunden/Seite

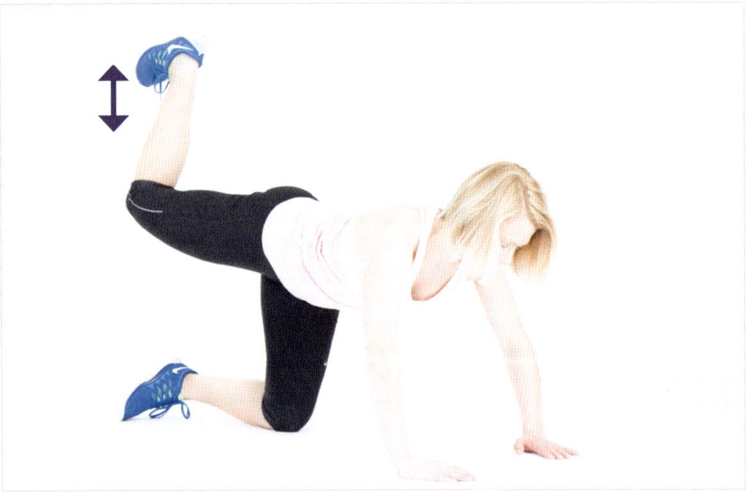

Eine gute Körpergrundspannung erleichtert die richtige Ausgangsstellung und erhöht den Trainingsreiz.

Workout für die Beine

Abduktoren (Oberschenkel-Abspreizer) und Adduktoren (Oberschenkel-Heranzieher) sowie Oberschenkelrück- und -vorderseite sind ebenfalls über Gesäß, Becken und Hüfte mit den Beckenbodenmuskeln verbunden. Beziehen Sie beim Workout für die Beine die Beckenbodenmuskeln mit ein, indem Sie bei jeder Übung eine leichte Grundspannung im Beckenboden aufbauen.

Das Workout für die Beine kräftigt gleichzeitig andere Muskelbereiche mit. Beim Leg Curl etwa trainieren Sie durch die auf dem Unterarm aufgestützte Position die stabilisierenden Rücken-, Bauch- und Schultermuskeln mit.

Gerade die Adduktoren formen schöne Beine. Vielleicht haben Sie vom amerikanischen Trend des *thigh gap* gehört? Damit ist die Lücke zwischen beiden Oberschenkeln gemeint, wenn die Oberschenkel so schlank sind, dass sie beim Gehen und Stehen nicht aneinanderreiben. Sie soll den Beinen ein schönes Aussehen geben. Leider geht dieser Trend oft ins Negative, Mädchen und Frauen versuchen sich schlank zu hungern beim verzweifelten Versuch, den *thigh gap* zu erreichen.

Viel schöner sind durch Muskeln definierte, straffe, athletische Beine, die Sie nur durch Training der entsprechenden Muskelngruppen zum Beispiel mit den folgenden Übungen bekommen!

Abductor/Adductor Performer

Ausgangsposition

Legen Sie sich mit dem Rücken auf den Boden, die Schulterblätter befinden sich locker und flach auf dem Boden. Strecken Sie beide Beine geschlossen in die Luft nach oben. Die Knie sind möglichst gestreckt und in beiden Beinen spüren Sie eine gute Spannung. Umfassen Sie die Beine mit beiden Händen an der Knie-Außenseite.

Der Kopf liegt bequem und flach auf dem Boden.

Aktivieren Sie Ihre Beckenbodenmuskeln.

So geht's

Drücken Sie beide Beine gegen den Widerstand der Hände nach ganz außen, sodass sie weit gegrätscht sind (Abduktion).

Nehmen Sie dann die Hände an die Knie-Innenseite und schließen Sie die Beine – ebenfalls gegen den Widerstand Ihrer Hände (Adduktion).

Ausführungsvariation

- Anfängerin: 15 Wiederholungen/Richtung
- Fortgeschrittene: 25 Wiederholungen/Richtung
- Profi: ≥35 Wiederholungen/Richtung

Trainingstipps

Ihr Rücken sollte komplett flach auf dem Boden aufliegen. Das entlastet die Wirbelsäule. Bei dieser Übung bestimmen Sie selbst den Widerstand, den Sie auf die Adduktoren ausüben. Dosieren Sie den Gegendruck so, dass Sie einen guten Trainingsreiz spüren.

Versuchen Sie in der Adduktion das größtmögliche Bewegungsausmaß zu erreichen – Mobilisation ist alles!

Das bewirkt es

Kräftigung der Abduktoren, Adduktoren und der Bauchmuskeln

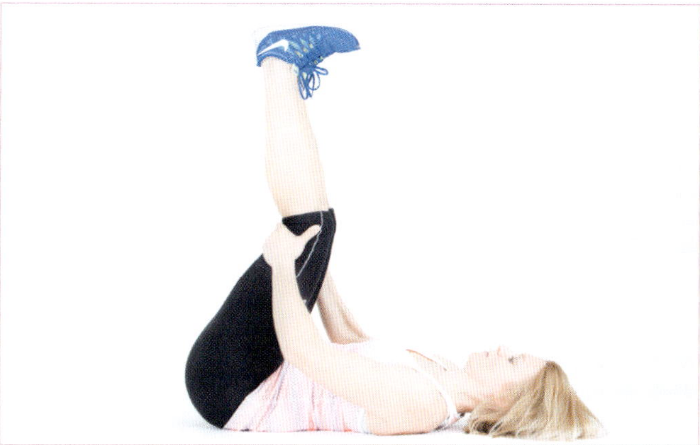

Ausgangsposition für die Abduktion. Die Hände liegen an der Knie-Außenseite.

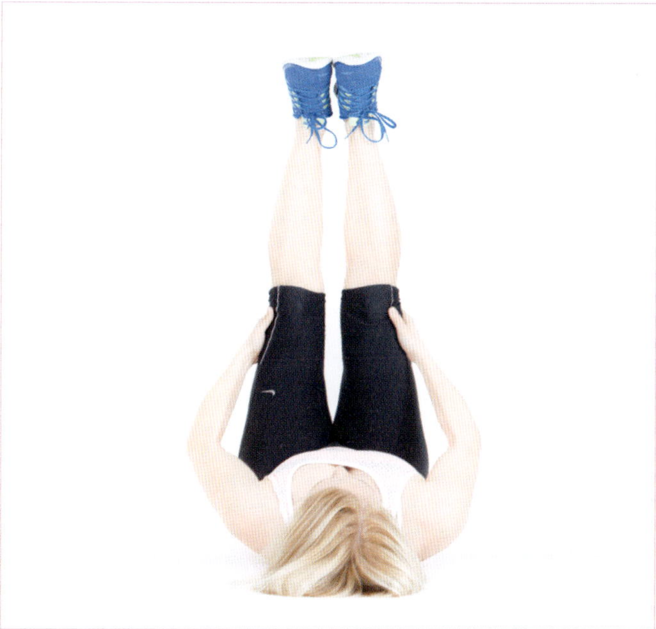

Ausgangsposition für die Abduktion

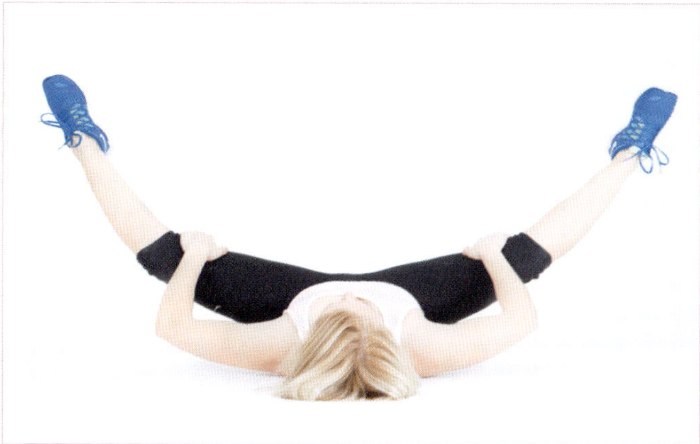

Ausgangsposition für die Adduktion – die Hände liegen nun an der Knie-Innenseite.

Leg Curl

Ausgangsposition

Legen Sie sich auf die Seite und stützen Sie sich mit dem Unterarm auf. So stabilisieren Sie Ihren Rumpf. Achten Sie darauf, dass Sie sich dabei gerade halten und nicht nach vorne einknicken.

Der Ellbogen befindet sich direkt unter der Schulter, der Unterarm liegt flach auf dem Boden auf. Das unten liegende Bein ist leicht gebeugt.

Heben Sie das obere Bein an, das Knie ist gestreckt, der Fuß zieht in Richtung Nasenspitze, so wird eine gute Grundspannung aufgebaut.

So geht's

Beugen und strecken Sie das obere Bein im Wechsel, die Knie bleiben dabei direkt übereinander. Der Beckenboden ist während der ganzen Übung leicht aktiviert..

Führen Sie zuerst alle Wiederholungen mit einem Bein aus und wechseln Sie dann die Seite.

Durch den aktivierten Beckenboden richtet sich das Becken automatisch auf und stabilisiert die Seitenlage.

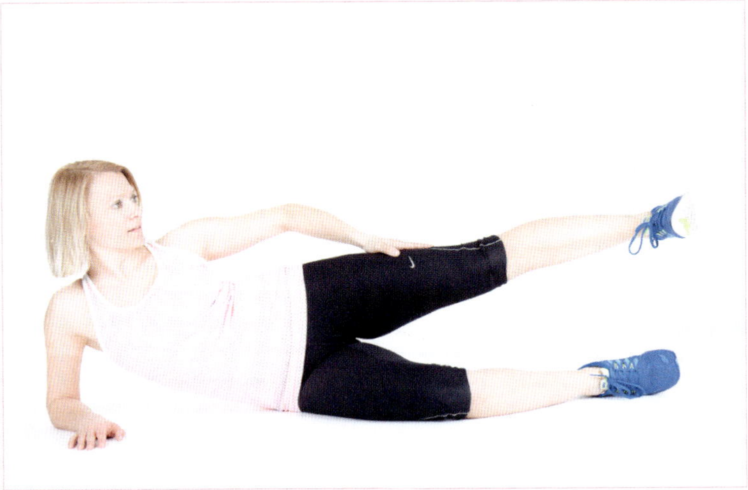

Ausgangsposition

Ausführungsvariation

- Anfängerin: 15 Wiederholungen/Seite
- Fortgeschrittene: 25 Wiederholungen/Seite
- Profi: ≥35 Wiederholungen/Seite

Trainingstipps

Durch den aufgestützten Unterarm arbeiten die schrägen Bauchmuskeln mehr mit als in reiner Seitenlage. Dadurch wird allerdings das Bewegungsausmaß des Beines etwas reduziert beziehungsweise die Bewegung kostet mehr Kraft. Trotzdem bevorzuge ich diese Ausgangsstellung, weil sie einfach viel effektiver ist und neben den Abduktoren auch noch die schrägen Bauchmuskeln kräftigt.

Das bewirkt es

Kräftigung der Abduktoren und der schrägen Bauchmuskeln

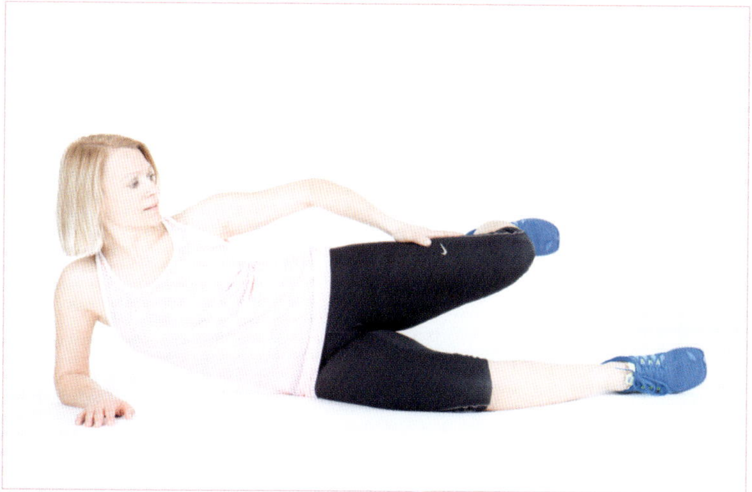

Endposition

Long Leg Lift

Ausgangsposition

Legen Sie sich auf die Seite und stützen Sie sich mit dem Unterarm auf. So stabilisieren Sie Ihren Rumpf. Achten Sie darauf, dass Sie sich dabei gerade halten und nicht nach vorne einknicken.

Der Ellbogen befindet sich direkt unter der Schulter, der Unterarm liegt flach auf dem Boden auf. Das unten liegende Bein ist leicht gebeugt.

Heben Sie das obere Bein an, das Knie ist gestreckt, der Fuß zieht in Richtung Nasenspitze, so wird eine gute Grundspannung aufgebaut.

Der Beckenboden ist während der ganzen Übung leicht aktiviert.

So geht's

Heben Sie das gestreckte Bein circa 40-50 cm nach oben und senken es dann wieder ab, ohne es komplett abzulegen.

Führen Sie zuerst alle Wiederholungen mit einem Bein aus und wechseln Sie dann die Seite.

Ausführungsvariation

- Anfängerin: 15 Wiederholungen/Seite
- Fortgeschrittene: 25 Wiederholungen/Seite
- Profi: ≥35 Wiederholungen/Seite

Trainingstipps

Vermeiden Sie Drehbewegungen in der Hüfte. Das Bein sollte sich beim Heben und Senken aus der Hüfte gerade nach oben bewegen.

Das bewirkt es

Kräftigung der Abduktoren und der anteiligen Gesäßmuskeln

> Eine stabile Ausgangsposition ist wichtig, um Verletzungen vorzubeugen.

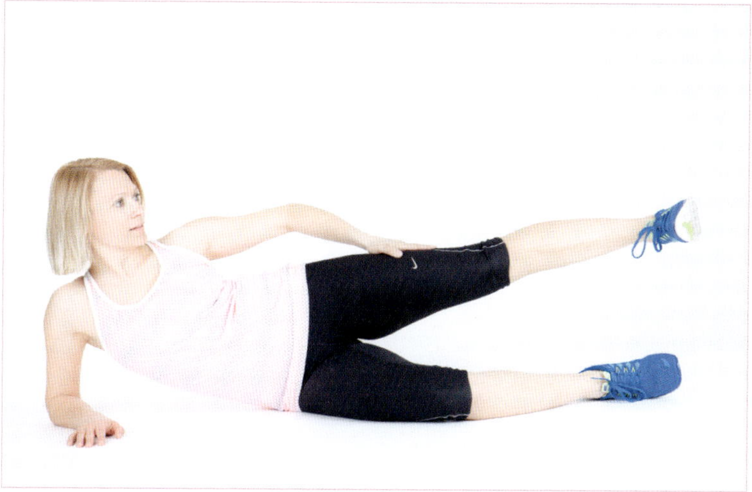

Ausgangsposition

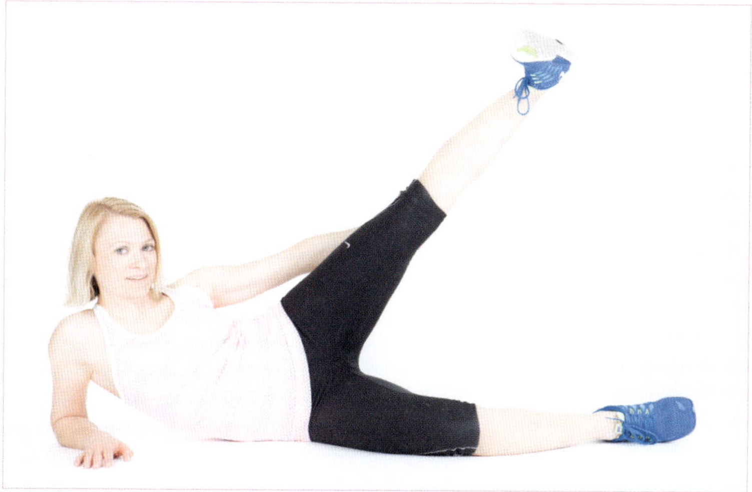

Endposition

Leg Flow

Ausgangsposition

Legen Sie sich seitlich mittig auf Ihr Gesäß, beide Beine sind komplett gestreckt und angehoben, die Füße ziehen in Richtung Nasenspitze, so wird eine gute Grundspannung aufgebaut.
Stützen Sie sich auf dem unteren Arm ab und stabilisieren Sie so den Oberkörper. Der Ellbogen befindet sich direkt unter der Schulter, der Unterarm liegt flach auf dem Boden auf. Achten Sie darauf, dass Sie während der Übung in der Schulter aufgestützt bleiben.
Bleiben Sie in dieser Ausgangsposition möglichst stabil.
Spannen Sie Ihre Beckenbodenmuskeln leicht an, um eine gute Grundspannung im Becken aufzubauen.

So geht's

Das unten liegende Knie wird nach vorne gebeugt, aus dieser Beugung wird der Unterschenkel nach vorne gestreckt. Dann wird das Bein wieder in die Ausgangsposition zurückbewegt.
Führen Sie zuerst alle Wiederholungen mit einem Bein aus und wechseln Sie dann die Seite.

Ausführungsvariation

- Anfängerin: 15 Wiederholungen/Seite
- Fortgeschrittene: 25 Wiederholungen/Seite
- Profi: ≥35 Wiederholungen/Seite

Trainingstipps

Sollten Sie Ihre Grundspannung im Beckenboden verlieren, ist das nicht schlimm. Aktivieren Sie einfach erneut Ihre Beckenbodenmuskeln. Zu Beginn des Beckenbodentrainings oder bei einsetzender Ermüdung in einem anstrengenden Training passiert es leicht, dass die Konzentration auf den Beckenboden verloren geht. Es dauert einige Zeit, bis sich diese Muskelaktivität verselbstständigt.

Das bewirkt es

Die Beine werden über ihre komplette Länge gekräftigt, vor allem die Muskeln beider Oberschenkel werden hier ausgezeichnet trainiert. Der ganze Körper profitiert von dieser Übung, bei der ein Großteil der Muskeln Stütz- und Haltearbeit leisten muss.

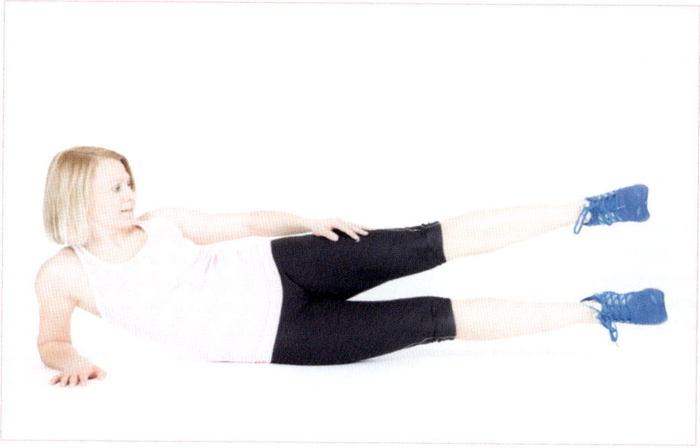

Ausgangsposition

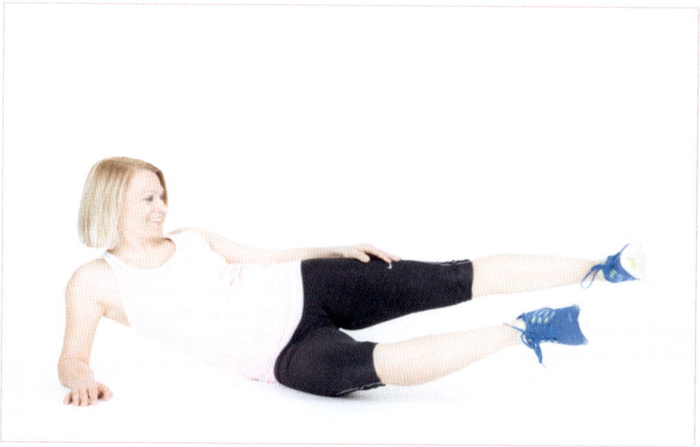

Erste Teilbewegung:
unteres Knie nach vorne beugen

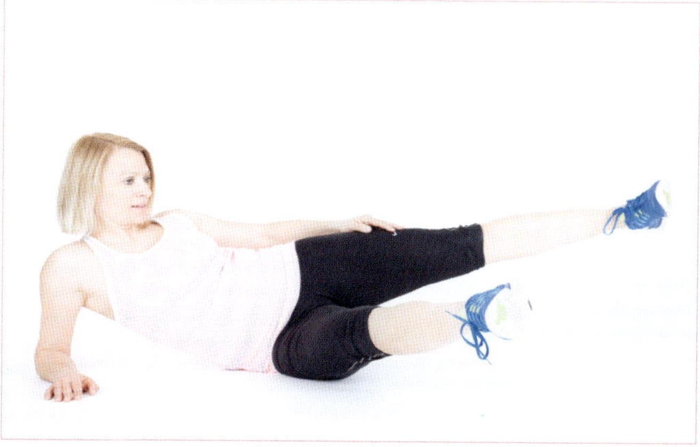

Zweite Teilbewegung:
unteres Bein strecken

Workout für den Bauch

Den Bauchmuskeln wird in diesem Workout besondere Aufmerksamkeit gewidmet, da sie direkt und indirekt mit den Beckenbodenmuskeln verknüpft sind.

Wenn Sie regelmäßig Ihre Bauchmuskeln trainieren, werden Sie bald eine bessere Haltung und einen schönen, flachen Bauch bewundern können. Um dabei den Rücken gesund zu erhalten, führen Sie die Übungen bitte technisch sauber aus.

Bei den meisten Übungen nehmen Sie dabei folgende Grundposition ein:

- Legen Sie sich auf den Rücken, beide Beine sind aufgestellt.
- Beide Füße stehen hüftbreit auseinander, um eine gute Stabilität und Auflagefläche im unteren Rücken zu gewährleisten.
- Die Füße stehen stabil mit der gesamten Sohle auf dem Boden.
- Heben Sie Schultern und Kopf vom Boden ab.
- Fixieren Sie mit Ihren Augen einen Punkt schräg vor Ihnen an der Wand.
- Halten Sie das Kinn möglichst locker, aber stabil, um ein Nicken des Kopfes zu vermeiden.
- Atmen Sie bei allen Übungen ruhig und gleichmäßig.

Aktivieren Sie bei allen Übungen Ihre Beckenbodenmuskeln. Sie haben folgende Möglichkeiten:

- Spannen Sie die Beckenbodenmuskeln über die komplette Übungsdauer leicht an und zwar so, dass Sie die Spannung gut halten können.
- Spannen Sie bei jedem Crunch (Kontraktion der Bauchmuskeln) Ihre Beckenbodenmuskeln an und beim Absenken des Rumpfes oder der Beine – je nach Übung – entspannen Sie die Beckenbodenmuskeln.
- Halten Sie eine kontinuierliche Beckenbodenspannung und kontrahieren Sie zusätzlich bei jedem Crunch.

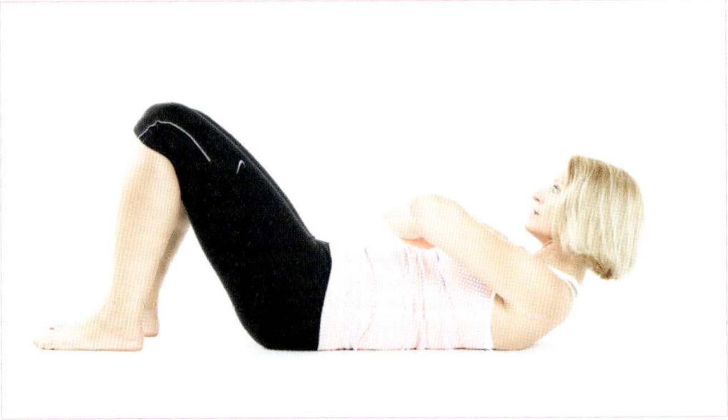

Grundposition

Scale

Ausgangsposition
Aus der Grundposition (siehe Seite 142) strecken Sie ein Bein nach vorne. Ein Bein ist aufgestellt, das andere Bein waagerecht über dem Boden ausgestreckt. Ziehen Sie die Fußspitze Richtung Nase, um eine gute Körperspannung zu erreichen.
Überkreuzen Sie beide Arme vor der Brust.
Um den unteren Rücken am Boden zu stabilisieren, ziehen Sie den Bauchnabel leicht nach innen und aktivieren zusätzlich Ihren Beckenboden. So bleiben Sie während der gesamten Übung stabil.

So geht's
Heben Sie den oberen Rücken ab und senken Sie ihn wieder. Legen Sie den Rücken während der gesamten Übung nicht auf dem Boden ab.
Führen Sie zuerst alle Wiederholungen mit einem Bein aus und wechseln Sie dann die Seite.

Ausführungsvariation
- Anfängerin: 15 Wiederholungen/Seite
- Fortgeschrittene: 25 Wiederholungen/Seite
- Profi: ≥35 Wiederholungen/Seite

Trainingstipps
Halten Sie den Rücken stets locker und entspannt. Vermeiden Sie wippende, ruckartige Bewegungen. Häufig gerät man in der Ermüdungsphase ins Wippen. Legen Sie dann eine kurze Pause ein, bevor Sie das Training zu Ende führen.

Das bewirkt es
Kräftigung der oberen und mittleren geraden Bauchmuskeln und der Beckenbodenmuskulatur

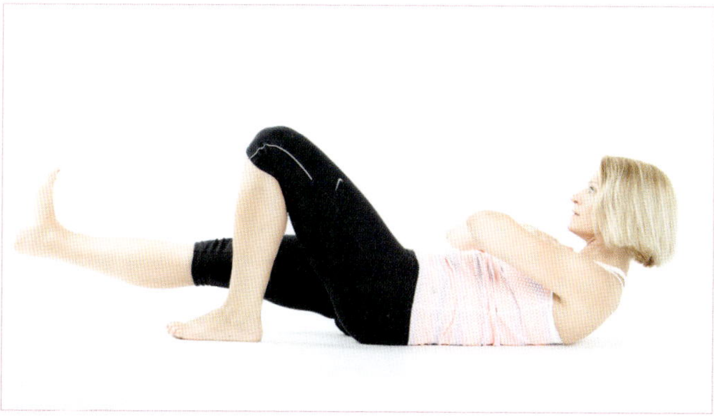

Endposition

Leg Cross Crunch

Ausgangsposition

Aus der Grundposition (siehe Seite 142) heben Sie beide Beine vom Boden ab, winkeln Ihre Knie an, sodass die Beine einen 90-Grad-Winkel bilden, und überkreuzen die Füße. Strecken Sie beide Arme waagerecht links und rechts neben den angehobenen Beinen aus, die Handflächen zeigen zueinander.

Kopf und Schultern sind vom Boden abgehoben.

Nun schieben Sie Ihre Arme entlang der Beine nach vorne.

Um den unteren Rücken am Boden zu stabilisieren, ziehen Sie leicht den Bauchnabel nach innen und aktivieren zusätzlich Ihren Beckenboden. So bleiben Sie während der gesamten Übung stabil.

Senken Sie den oberen Rücken dann wieder ab, ohne ihn ganz abzulegen.

So geht's

Heben Sie den oberen Rücken ab und senken Sie ihn wieder, die Arme ziehen leicht gespannt an den Beinen vorbei. Legen Sie den Rücken während der gesamten Übung nicht auf dem Boden ab.

Ausführungsvariation

- Anfängerin: 15 Wiederholungen
- Fortgeschrittene: 25 Wiederholungen
- Profi: ≥35 Wiederholungen

Trainingstipps

Wechseln Sie während der Übung die überkreuzten Beine. Für die Hälfte der Wiederholungszahl ist das rechte Bein unten, für die andere Hälfte das linke Bein.

Das bewirkt es

Kräftigung der Beckenboden- und geraden Bauchmuskeln (obere Anteile)

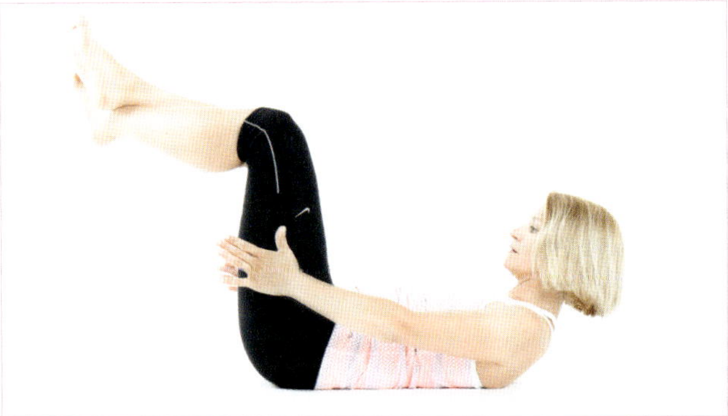

Endposition

Side Crunch 1

Ausgangsposition
Aus der Grundposition (siehe Seite 142) heben Sie beide Beine vom Boden ab und winkeln Ihre Knie so an, dass die Beine einen 90-Grad-Winkel bilden, der untere Rücken liegt stabil auf dem Boden.
Strecken Sie beide Arme gerade und mit einer leichten Grundspannung nach vorne, die Daumen zeigen nach oben.
Kopf und Schultern sind vom Boden abgehoben.
Um den unteren Rücken am Boden zu stabilisieren, ziehen Sie leicht den Bauchnabel nach innen und aktivieren zusätzlich Ihren Beckenboden. So bleiben Sie während der gesamten Übung stabil.

So geht's
Heben Sie beide Arme gerade mit den Handflächen zueinander an und schieben Sie sie außen am rechten Bein vorbei, während Sie den oberen Rücken anheben. Bei jedem solchen Crunch aktivieren Sie Ihren Beckenboden. Spannen Sie ihn an, während Sie sich nach oben bewegen, lassen Sie los, während Sie den Rumpf absenken, jedoch nicht komplett ablegen. Beim nächsten Crunch führen Sie die Arme außen am anderen Bein vorbei. Bei jedem Crunch wechseln.

Ausführungsvariation
- Anfängerin: 15 Wiederholungen/Seite
- Fortgeschrittene: 25 Wiederholungen/Seite
- Profi: ≥35 Wiederholungen/Seite

Trainingstipps
Mit Muskelspannung in den Armen lässt es sich viel leichter nach oben crunchen.
Ziehen Sie sich so weit wie möglich seitlich hoch. Variieren Sie auch im Tempo mit kurzen schnellen oder großen langsamen Bewegungen.

Das bewirkt es
Kräftigung der schrägen Bauchmuskeln und der Beckenbodenmuskeln

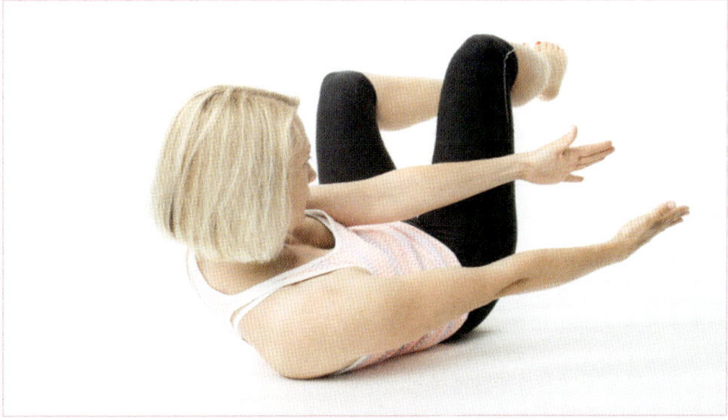

Endposition mit Armen rechts

Side Crunch 2

Ausgangsposition

Aus der Grundposition (siehe Seite 142) strecken Sie beide Arme gerade nach vorne aus. Dabei befindet sich der linke Arm zwischen beiden Beinen, der rechte Arm rechts neben dem rechten Bein. Die Daumen zeigen Richtung Decke.

Um den unteren Rücken am Boden zu stabilisieren, ziehen Sie leicht den Bauchnabel nach innen und aktivieren zusätzlich Ihren Beckenboden. So bleiben Sie während der gesamten Übung stabil.

So geht's

Ziehen Sie den oberen Rücken schräg zur Seite und senken Sie ihn wieder ab, ohne ihn ganz abzulegen. Stellen Sie sich vor, Sie schieben Ihre Nase in Richtung Knie.

Legen Sie den Rücken während der gesamten Übung nicht komplett auf dem Boden ab. Führen Sie zuerst alle Wiederholungen auf einer Seite durch und wechseln Sie dann die Seite.

Ausführungsvariation

- Anfängerin: 15 Wiederholungen/Seite
- Fortgeschrittene: 25 Wiederholungen/Seite
- Profi: ≥35 Wiederholungen/Seite

Trainingstipps

Führen Sie die Bewegung dynamisch aus, vermeiden Sie allerdings Schaukelbewegungen. Variieren Sie mit großen langsamen und kleinen schnellen Bewegungen.

Das bewirkt es

Kräftigung der schrägen Bauchmuskeln

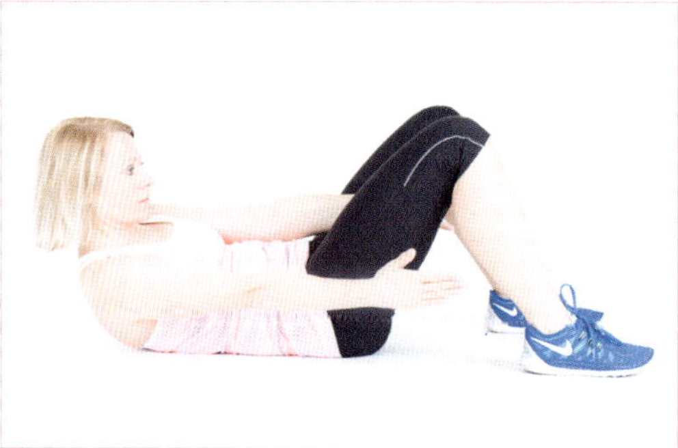

Endposition mit Armen rechts

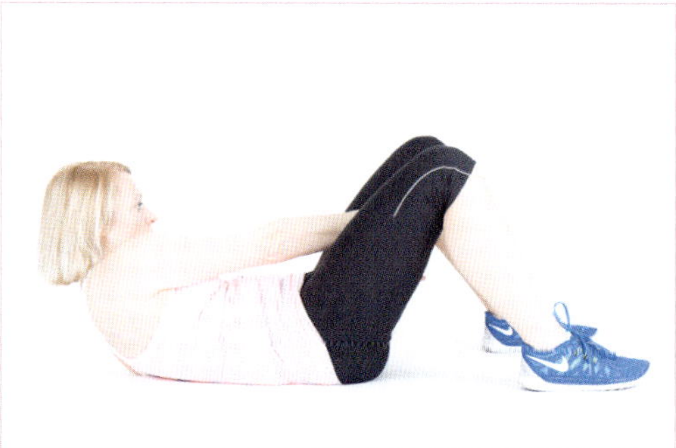

Endposition mit Armen links

Stair Crunch

Ausgangsposition
Aus der Grundposition (siehe Seite 142) heben Sie beide Beine vom Boden ab und winkeln Ihre Knie so an, dass die Beine einen 90-Grad-Winkel bilden. Die Arme strecken Sie waagerecht links und rechts neben den Beinen aus, die Handflächen zeigen zueinander.
Kopf und Schultern sind vom Boden abgehoben.

So geht's
Heben Sie den oberen Rücken nach vorne oben an, die Arme schieben Sie gleichzeitig außen an den angewinkelten Beinen vorbei. Senken Sie den oberen Rücken dann wieder ab, ohne ihn ganz abzulegen.
Aktivieren Sie während der gesamten Übung den Beckenboden.

Ausführungsvariation
- Anfängerin: 15 Wiederholungen
- Fortgeschrittene: 25 Wiederholungen
- Profi: ≥35 Wiederholungen

Trainingstipps
Halten Sie den Kopf über die gesamte Übung hinweg gerade. Vermeiden Sie nickende Bewegungen. Ihre Halsmuskulatur muss sich zu Beginn erst an diese ungewohnte Muskelarbeit gewöhnen und reagiert, wie alle anderen Muskeln, mit einem leichten Muskelkater. Diese Reaktion ist völlig normal.
Sollte Ihnen die Haltung sehr schwer fallen, können Sie den Kopf mit einer Hand unterstützen. Nur halten, nicht aus der Hand mitschieben!

Das bewirkt es
Kräftigung der oberen geraden Bauchmuskeln sowie der Beckenbodenmuskeln

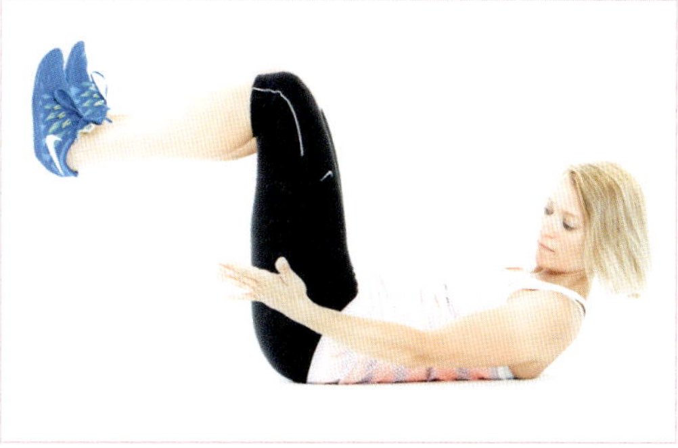

Ausgangsposition

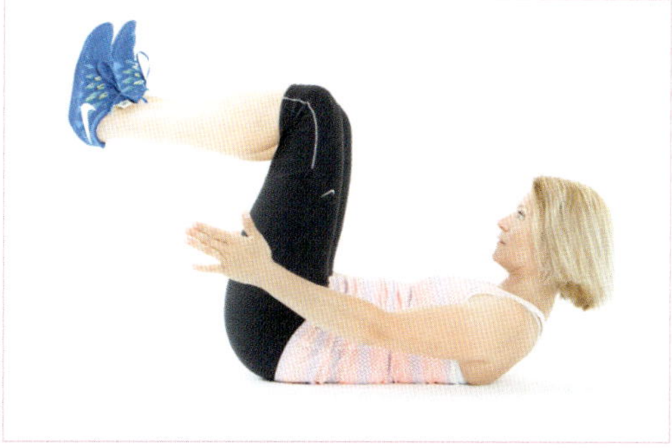

Endposition

Straddle Crunch

Ausgangsposition
Aus der Grundposition (siehe Seite 142) heben Sie beide Beine gestreckt an und grätschen sie in der Luft weit auseinander. Strecken Sie beide Arme zwischen den Beinen nach vorne aus, die Hände liegen übereinander.
Der untere Rücken liegt stabil am Boden. Kopf und Schultern sind vom Boden abgehoben.

So geht's
Heben Sie den Kopf und den oberen Rücken vom Boden ab, schieben Sie beide Arme zwischen den Beinen weit nach vorne oben, dann senken Sie Kopf und Rücken wieder ab. Der untere Rücken bleibt dabei fest am Boden. Aktivieren Sie während der gesamten Übung den Beckenboden und legen Sie Kopf und Schultern nicht komplett ab.

Ausführungsvariation
- Anfängerin: 15 Wiederholungen
- Fortgeschrittene: 25 Wiederholungen
- Profi: ≥35 Wiederholungen

Trainingstipps
Sie können die Beine komplett gestreckt auseinandergrätschen oder nur die Oberschenkel und die Knie gebeugt lassen. Die Unterschenkel hängen dann locker und entspannt herab. Mehr Trainingseffekt bringt allerdings die komplett gegrätschte Variante.

Das bewirkt es
Kräftigung der geraden, oberen Bauchmuskeln und der Beckenbodenmuskulatur

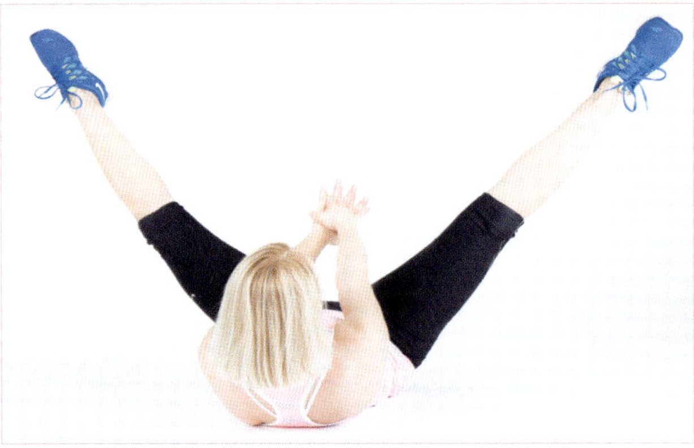

Endposition

Master Crunch

Ausgangsposition

Aus der Grundposition (siehe Seite 142) legen Sie den linken Fuß auf das Knie des aufgestellten rechten Beines und halten Ihre linke Hand an die Schläfe, der Ellbogen zeigt seitlich nach außen (diese Armhaltung gewährleistet die nötige Körperspannung). Strecken Sie den rechten Arm waagerecht über dem Boden neben dem aufgestellten Bein aus, die Handfläche zeigt nach oben.

So geht's

Heben Sie den Kopf und den oberen Rücken diagonal in Richtung des gestreckten Armes an und senken Sie beides wieder ab, dabei den Beckenboden aktivieren. Kopf und Rücken während der gesamten Übung nicht komplett ablegen.

Führen Sie zuerst alle Wiederholungen auf einer Seite aus und wechseln Sie dann die Seite.

Ausführungsvariation

- Anfängerin: 15 Wiederholungen/Seite
- Fortgeschrittene: 25 Wiederholungen/Seite
- Profi: ≥35 Wiederholungen/Seite

Trainingstipps

Fixieren Sie mit den Augen den auf das Knie gelegten Fuß. Die Bewegung geht immer dorthin, wohin das Auge blickt. So gewährleisten Sie, dass die Halswirbelsäule in sich stabil bleibt und die Muskeln, die die Halswirbelsäule stabilisieren, auch trainiert werden.

Das bewirkt es

Kräftigung der schrägen Bauchmuskeln sowie der Beckenbodenmuskulatur

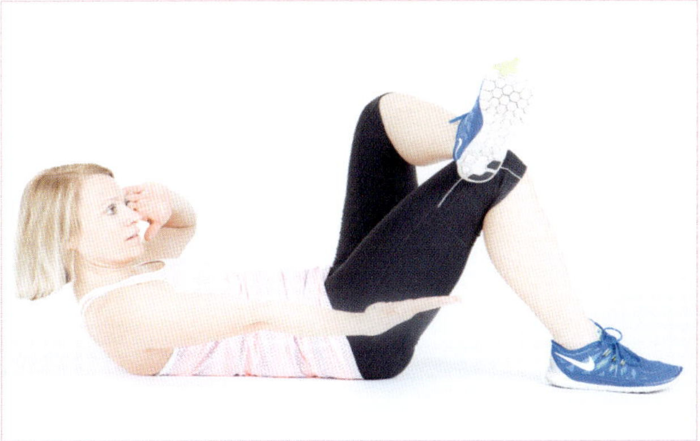

Endposition mit aufgestelltem rechten Bein und angewinkeltem linken Arm

Body Stretch

Ausgangsposition

Legen Sie sich auf den Rücken. Strecken Sie beide Arme nach hinten oben aus, beide Beine strecken Sie schräg nach oben. Halten Sie Ihre Beine so hoch, dass Sie noch kontrolliert den unteren Rücken am Boden halten können. Aktivieren und spannen Sie den Beckenboden und die Bauchmuskeln an. Dadurch wird der untere Rücken am Boden gehalten.

So geht's

Senken Sie nun Arme und Beine so weit nach unten ab, dass sich der untere Rücken noch selbst stabilisieren kann und nicht vom Boden abhebt. Halten Sie diese gespannte Position 15 Sekunden.

Drehen Sie sich nun auf eine Seite, halten Sie weiterhin Ihre Arme und Beine gestreckt und vom Boden abgehoben. Position etwa 15 Sekunden halten und anschließend wieder auf den Rücken zurückdrehen, Arme und Beine so weit wie möglich absenken und 15 Sekunden halten.

Danach wenden Sie sich auf die andere Seite und halten ebenfalls 15 Sekunden lang die Körperspannung, bevor Sie sich in die Ausgangsposition zurückdrehen.

Ausführungsvariation

- Anfängerin: 5 Wiederholungen/Seite
- Fortgeschrittene: 10 Wiederholungen/Seite
- Profi: ≥15 Wiederholungen/Seite

Trainingstipps

Steigern Sie die Intensität individuell, indem Sie nach und nach die Beine immer tiefer senken. Trotzdem sollte die Lendenwirbelsäule keinesfalls den Kontakt zum Boden verlieren. Hier muss die Bauchmuskulatur dagegenhalten. Je besser die Bauchmuskeln trainiert sind, umso tiefer können Sie die Beine absenken. Diese Übung ist ideal, um die Körperwahrnehmung zu fördern.

Das bewirkt es

Kräftigung der oberen und unteren geraden Bauchmuskeln sowie der Beckenbodenmuskulatur

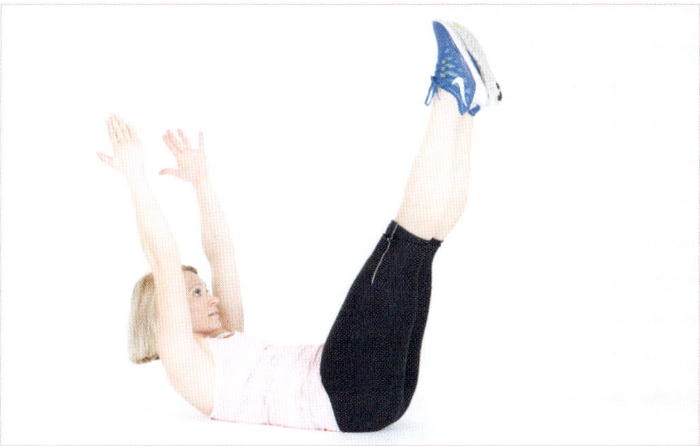

Ausgangsposition

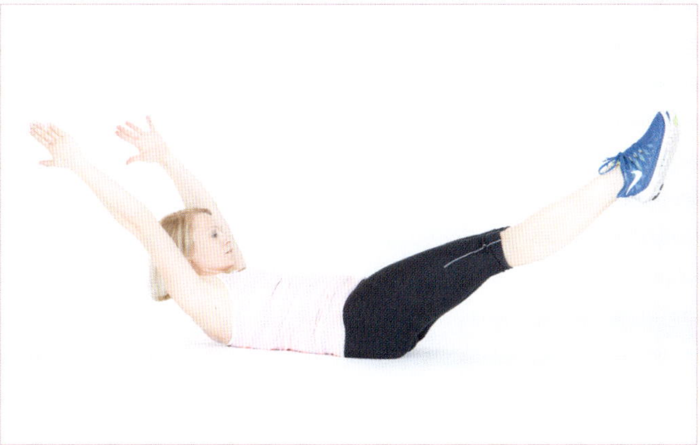

Erste Teilbewegung:
Absenken der Arme und Beine

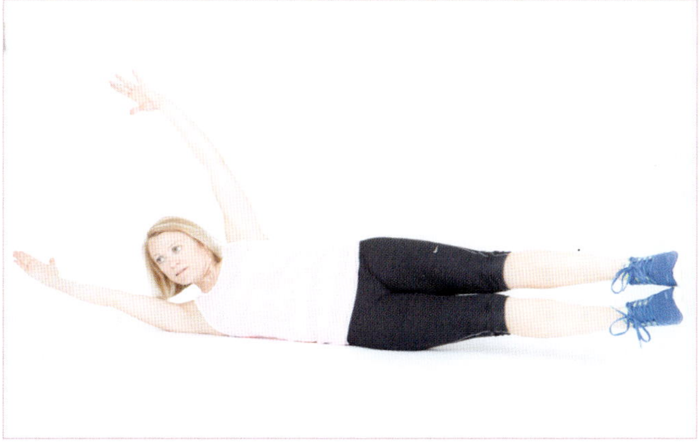

Zweite Teilbewegung:
Aufdrehen zur Seite

Scissors

Ausgangsposition

Gehen Sie in eine muskelaktivierte Seitenlage. Die Beine sind gestreckt und vom Boden angehoben. Arme und Schultern sind ebenfalls angehoben und bilden ein großes V.

So geht's

Heben Sie den oberen Arm und das obere Bein weiter an, bis Sie mit den Fingerspitzen den Fuß berühren, danach Arm und Bein wieder absenken. Das untere Bein und der untere Arm bleiben weiterhin vom Boden angehoben.
Führen Sie zuerst alle Wiederholungen auf einer Seite aus und wechseln Sie dann die Seite.

Trainingstipps

Sollte Ihnen die Übung anfangs schwerfallen, können Sie ein Kissen oder eine Handtuchrolle unter das Fußgelenk des unten liegende Beines legen (auf jeden Fall sollte es ein instabiler Gegenstand sein, um der Muskulatur die Chance zu geben, mitzuarbeiten) und so die Beinposition unterstützen. Das oben liegende Bein sollte die Spannung allein halten.

Das bewirkt es

Kräftigung der schrägen Bauchmuskeln, Gesäß- und Beckenbodenmuskeln, Halsmuskulatur

Ausführungsvariation

- Anfängerin: 15 Wiederholungen/Seite
- Fortgeschrittene: 25/Seite
- Profi: ≥35 Wiederholungen/Seite

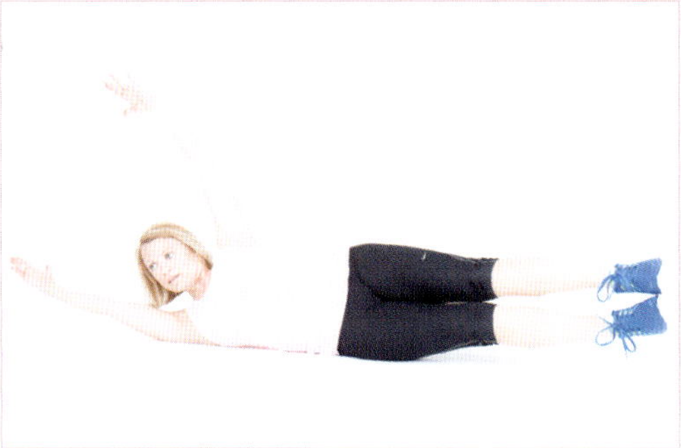

Ausgangsposition

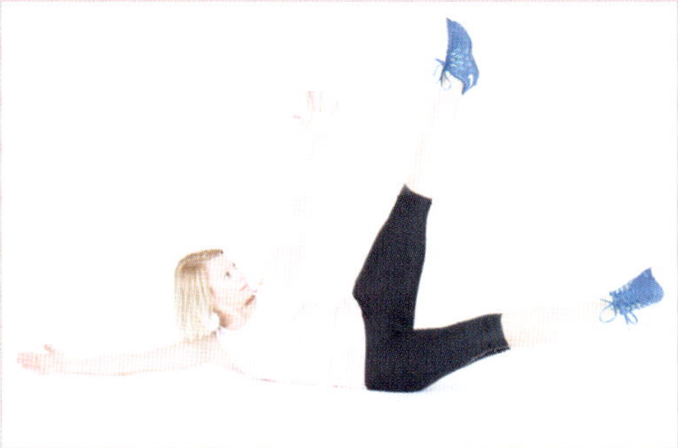

Endposition

Diagonal Side Crunch

Ausgangsposition

Sie sitzen auf dem Boden und heben die gebeugten Beine vom Boden ab. Halten Sie Ihren Rücken gerade und spannen Sie den Körper an. Nehmen Sie eine große Flasche Wasser (am besten eine 1,5-Liter-Plastikflasche mit Wasser) in beide Hände.

So geht's

Drehen Sie Ihren Oberkörper nach rechts und führen Sie dabei die Flasche an den Beinen vorbei nach rechts. Die Beine bewegen sich stets zur gegenüberliegenden Seite. Führen Sie die Übung im Wechsel rechts/links aus.

Ausführungsvariation

- Anfängerin: 15 Wiederholungen/Seite
- Fortgeschrittene: 25 Wiederholungen
- Profi: ≥35 Wiederholungen/Seite

Trainingstipps

Halten Sie stets den Rücken gerade und stabil und ziehen Sie die Knie so nah wie möglich an den Körper heran. Trick: Schulterblätter nach hinten ziehen, als wollten Sie Ihre Flügel einklappen.

Das bewirkt es

Kräftigung der kompletten Bauchmuskulatur – diese Übung fordert den Bauchmuskeln alles ab. Außerdem arbeiten die unteren Rückenmuskeln ordentlich mit, um den Sitz zu stabilisieren.

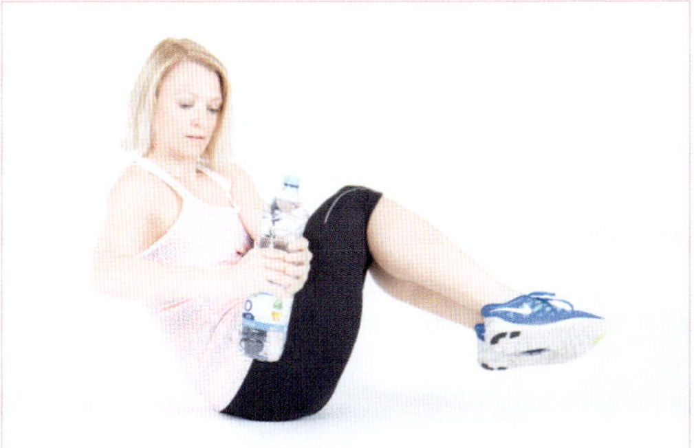

Endposition mit Flasche rechts

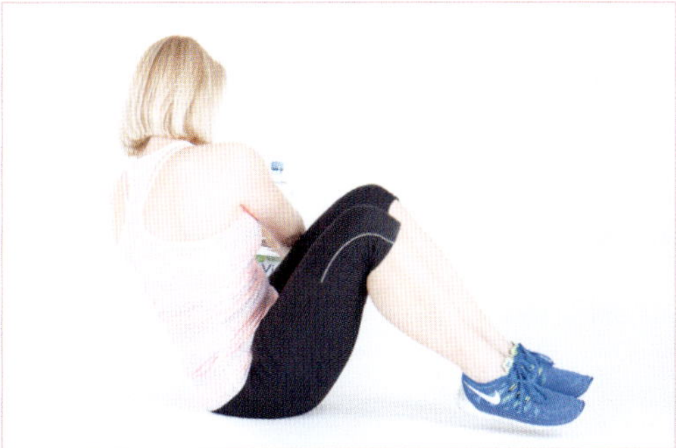

Endposition mit Flasche links

Weighted Body Stretch

Ausgangsposition

Sie sitzen aufrecht und stabil auf dem Boden. Spannen Sie Ihren Rücken leicht an, richten Sie sich auf. Brust öffnen und Schulterblätter leicht nach hinten ziehen. So erreichen Sie die notwendige Grundspannung.
Ziehen Sie beide Knie aktiv zu sich heran. Die Füße hängen im Sprunggelenk relativ locker nach unten.
Nehmen Sie eine große Flasche Wasser (am besten eine 1,5-Liter-Plastikflasche) in beide Hände.

So geht's

Strecken Sie nun Ihre Arme zur Decke und Ihre Beine gleichzeitig weit nach vorne weg. Ziehen Sie dann Beine und Arme wieder angewinkelt zum Körper, als wollten Sie sich zu einem Päckchen zusammenfalten. Jeweils beim Wegschieben der Beine den Beckenboden aktivieren.
Achten Sie auf einen möglichst geraden Rücken. Dabei hilft es, beide Schulterblätter leicht nach hinten zusammenzuziehen, um einem Rundrücken vorzubeugen.
Aktivieren Sie während der gesamten Übung den Beckenboden.

Ausführungsvariation

- Anfängerin: 15 Wiederholungen
- Fortgeschrittene: 25 Wiederholungen
- Profi: ≥35 Wiederholungen

Trainingstipps

Steigern Sie Ihr Training Schritt für Schritt, indem Sie zu Beginn der Übung die Beine nur leicht strecken und im Laufe der Übung immer mehr in die Streckung kommen. So gewöhnen sich auch die Rückenmuskeln besser an die größer werdende Belastung. Besonders wenn sie noch recht schwach sind.

Das bewirkt es

Kräftigung der Beckenboden- und der geraden Bauchmuskeln

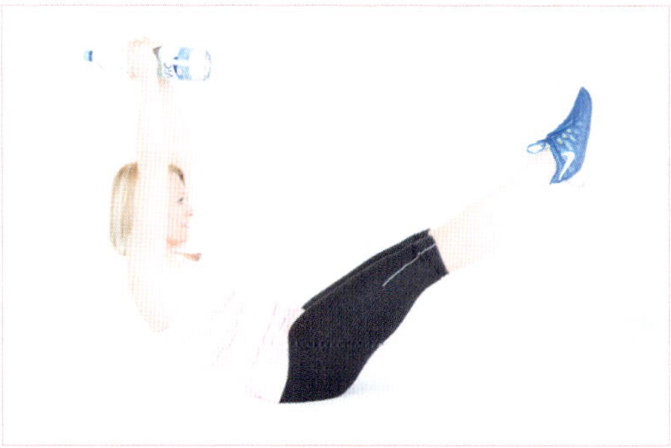

Erste Teilbewegung: Arme und Beine ausstrecken

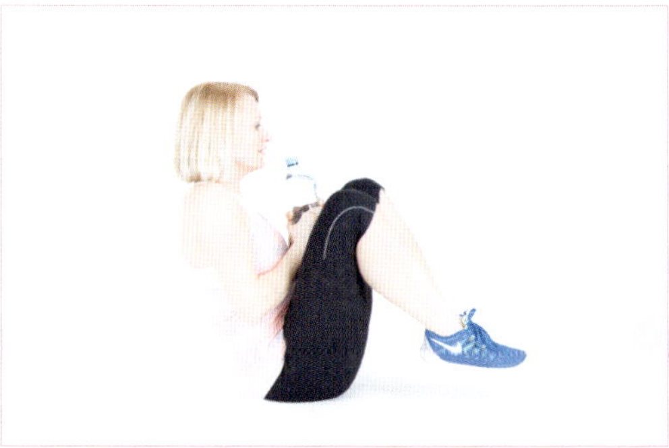

Zweite Teilbewegung: Arme und Beine anziehen

Knee Lift Crunch

Ausgangsposition
Legen Sie sich auf den Rücken und heben Sie beide Beine vom Boden ab, sodass sie einen 90-Grad-Winkel bilden. Die Arme liegen links und rechts neben dem Körper.
Heben Sie Kopf und Schultern vom Boden ab.

So geht's
Heben Sie den oberen Rücken ab und halten Sie ihn gespannt. Ziehen Sie beide Knie zu sich heran und schieben Sie sie wieder von sich weg, dabei den Beckenboden aktivieren.

Ausführungsvariation
- Anfängerin: 15 Wiederholungen
- Fortgeschrittene: 25 Wiederholungen
- Profi: ≥35 Wiederholungen

Trainingstipps
Generell sollte der Kopf während der Crunches angehoben sein.
Sollte Ihnen die Übung anfänglich zu anstrengend sein, lassen Sie den Kopf am Boden liegen und üben erst einmal das Heranziehen und Wegschieben der Knie.
Steigern Sie dann den Trainingsreiz, indem Sie etwa während der Hälfte der Wiederholungen den Kopf angehoben halten, in der anderen Hälfte legen Sie den Kopf ab und trainieren so weiter.

Das bewirkt es
Kräftigung der unteren geraden Bauchmuskeln und der Beckenbodenmuskeln

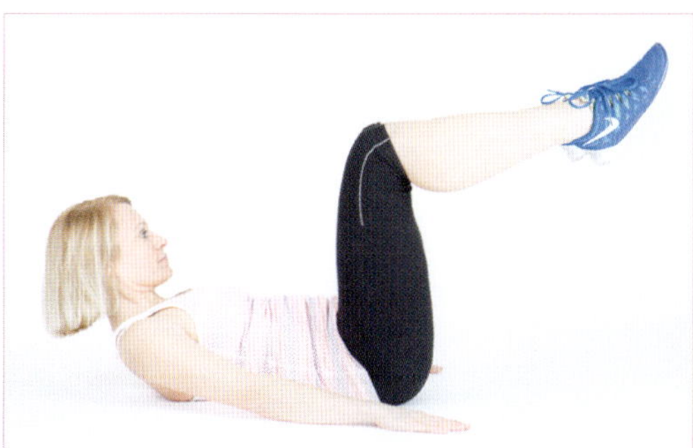
Ausgangsposition

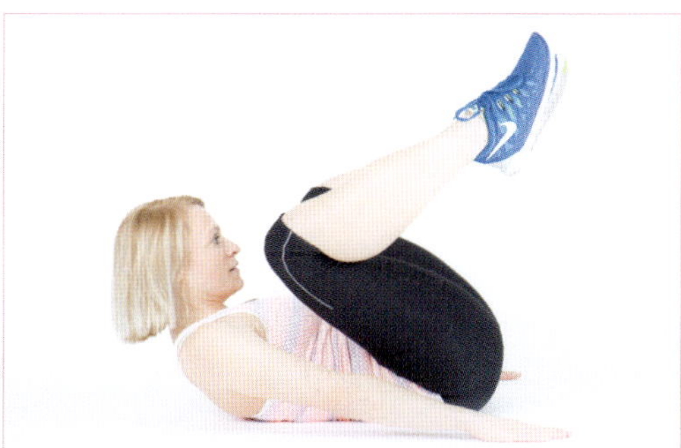
Endposition

Diagonal Weighted Stretch

Ausgangsposition

Nehmen Sie eine große Flasche Wasser (am besten eine 1,5-Liter-Plastikflasche) in beide Hände.
Setzen Sie sich aufrecht auf den Boden und ziehen Sie beide gebeugten Knie gleichmäßig zu einer Seite heran (hier linke Seite).
Beide Hände halten Sie auf Kniehöhe auf der rechten Seite der Beine.
Halten Sie Ihren Rücken gerade, indem Sie Rücken- und Bauchmuskeln in eine gute Grundspannung bringen. Ziehen Sie zusätzlich beide Schulterblätter leicht nach hinten.

So geht's

Strecken Sie beide Beine nach links vorne und den rechten Arm mit der Flasche nach hinten.
Sobald Sie Ihre Beine wieder heranziehen, führen Sie auch Ihren rechten Arm wieder heran und übergeben die Wasserflasche in die andere Hand. Dann führen Sie die Übung zur anderen Seite aus.
Jeweils beim Wegschieben der Beine den Beckenboden aktivieren.

Ausführungsvariation

- Anfängerin: 15 Wiederholungen/Seite
- Fortgeschrittene: 25 Wiederholungen/Seite
- Profi: ≥35 Wiederholungen/Seite

Trainingstipps

Um sich stabil in der Streckung halten zu können, legen Sie die freie Hand an die Knieinnenseite.
Sollte Ihnen die Kombination aus der Streckung von Armen und Beinen gleichzeitig anfangs zu anstrengend sein, halten Sie mit beiden Händen die Wasserflasche vor der Brust und strecken nur die Beine im Wechsel schräg nach vorne und ziehen Sie sie wieder an. Wenn dies mühelos klappt, steigern Sie allmählich die Belastung und strecken auch Ihre Arme im Wechsel diagonal nach hinten oben.

Das bewirkt es

Kräftigung der schrägen und geraden Bauchmuskeln sowie der Beckenboden- und Rückenmuskeln

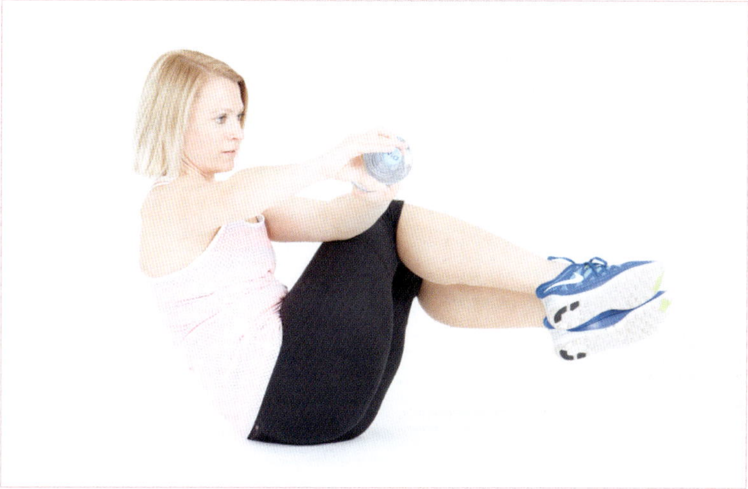

Ausgangsposition

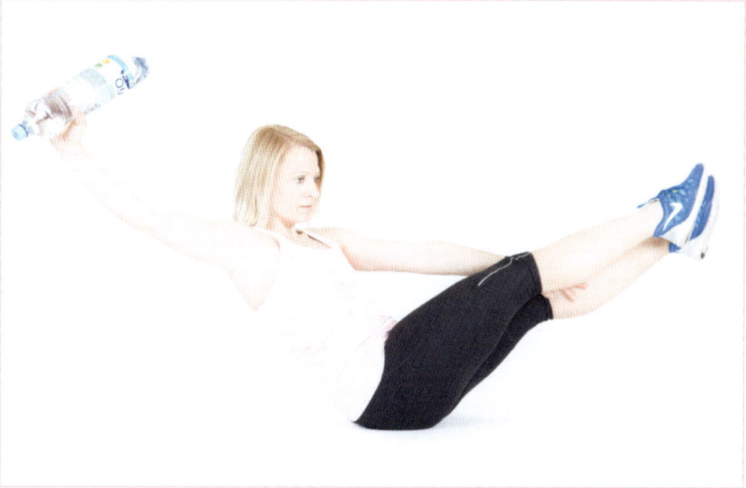

Endposition mit angehobenem Arm

Dehnen – smooth moves!

Warum dehnen? Es wirkt krampflösend und beugt Verletzungen vor. Außerdem erhalten und verbessern Sie damit Ihre allgemeine Beweglichkeit in Muskeln und Gelenken.

Es geht im Besonderen darum, eventuell verkürzte Muskeln – und besonders die Beinmuskeln neigen zu Verkürzungen – zu dehnen und beweglich zu machen.

Die Beckenbodenmuskeln selbst können nicht gedehnt werden. Allerdings sollten die umliegenden Bein-, Gesäß- und unteren Rückenmuskeln gedehnt werden, um die bestmögliche Beweglichkeit von Becken, Hüfte und Wirbelsäule zu erhalten bzw. zu erreichen.

So bleibt die notwendige Beckenstatik im Gleichgewicht und das begünstigt gleichzeitig eine gute Körperhaltung.

Fühlen Sie sich manchmal verspannt, ermöglichen es Ihnen die folgenden Dehnübungen, diesen Verspannungen selbstständig entgegenzuwirken.

Achten Sie bitte bei allen Dehnübungen darauf, dass Sie maximal eine gute Spannung spüren – NICHT in den Schmerz hineindehnen. Atmen Sie ruhig und gleichmäßig, gehen Sie mit Ihrem Körper immer achtsam um, bewegen und dehnen Sie immer sanft und gleichmäßig.

Halten Sie den Dehnreiz stets circa 20 bis 30 Sekunden.

Hören Sie dabei Musik, bei der Sie sich gut entspannen können.

Adduktoren im Stand

Ausgangsposition

Grätschen Sie Ihre Beine im Stand breit auseinander. Beide Füße zeigen gerade nach vorne. Achten Sie darauf, Ihr Körpergewicht gleichmäßig auf beide Füße zu verteilen. So nehmen beide Beine und Füße die Last auf und Sie trainieren Ihre Gleichgewichtsfähigkeit.

So geht's

Schieben Sie sich zur Seite, ein Bein wird nun im Knie gebeugt, das andere gestreckt. Stützen Sie sich mit beiden Händen auf dem gebeugten Knie auf, das andere Bein ist gestreckt. Auch in dieser Position bleibt das Körpergewicht gleichmäßig auf beiden Füßen verteilt.

Neigen Sie sich in Richtung des gebeugten Beines, bis Sie in der Oberschenkelinnenseite des gestreckten Beines die Spannung spüren. Der Oberkörper ist leicht nach vorne geneigt, bleibt aber in sich gerade. Halten Sie diese Position etwa 20 bis 30 Sekunden. Anschließend wechseln Sie die Seite.

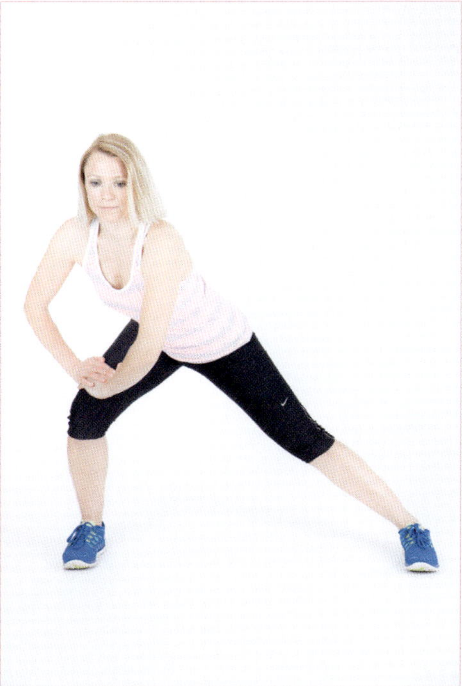

Dehnposition

Wade im Ausfallschritt

Ausgangsposition
Machen Sie aus dem Stand einen großen Ausfallschritt nach vorne, der Rücken bleibt aufrecht und ist leicht gespannt, beide Fußspitzen zeigen nach vorne. Das hintere Bein sollte gestreckt, das vordere Bein angewinkelt sein. Dabei sollte sich das vordere, gebeugte Knie direkt über dem Sprunggelenk befinden. Legen Sie beide Hände locker auf den Beckenkamm.

So geht's
Schieben Sie nun Ihr Becken nach vorne, bis Sie in der hinteren Wade eine gute Spannung spüren. Bleiben Sie im Oberkörper aufrecht und halten Sie sich insgesamt gerade. Halten Sie die Position etwa 20 bis 30 Sekunden. Anschließend wechseln Sie die Seite.

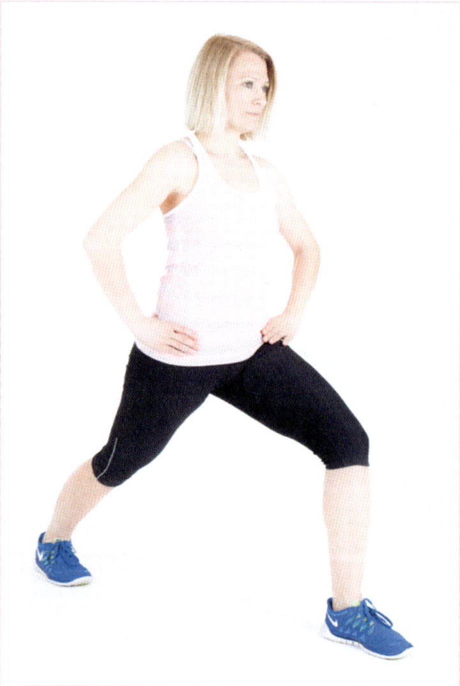

Dehnposition

Iliopsoas und Oberschenkelvorderseite im Stand

Ausgangsposition
Machen Sie aus dem Stand einen großen Ausfallschritt nach vorne, der Rücken bleibt aufrecht und ist leicht gespannt, beide Fußspitzen zeigen nach vorne. Legen Sie beide Hände locker auf den Beckenkamm.

So geht's
Heben Sie die Ferse des hinteren Beines ab und senken Sie sich im Ganzen ab, bis der Unterschenkel des gebeugten Beines waagerecht zum Boden ist. Richten Sie Ihr Becken auf und spannen Sie die Gesäßmuskeln leicht an. Ziehen Sie zusätzlich den Bauchnabel nach innen.
Nun sollten Sie eine Dehnspannung in der Oberschenkelvorderseite des hinteren Beines spüren – halten Sie den Dehnreiz etwa 20 bis 30 Sekunden lang. Atmen Sie dabei ruhig und gleichmäßig. Dann wechseln Sie die Seite.

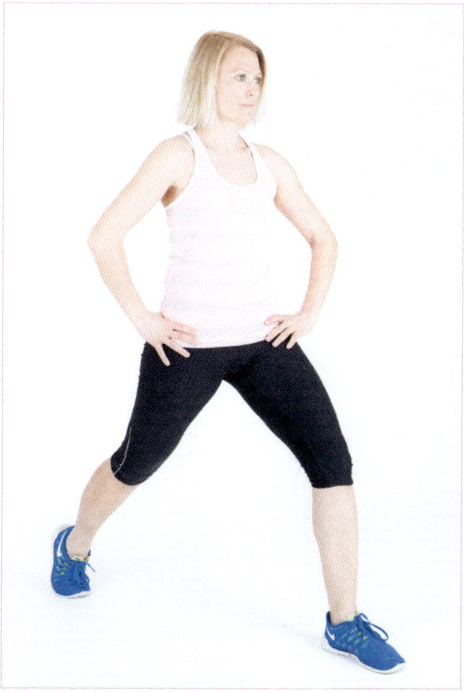

Ausgangsposition

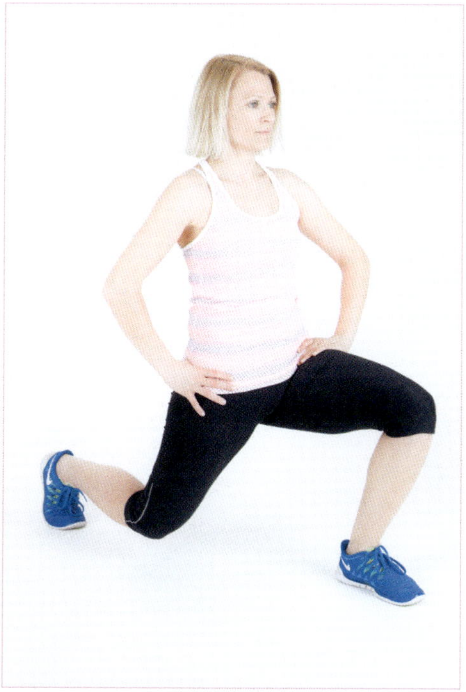

Dehnposition: Das Becken ist leicht aufgerichtet.

Iliopsoas – Hüftbeuger

Ausgangsposition

Knien Sie sich im großen Ausfallschritt auf den Boden. Schieben Sie das hintere Bein weit nach hinten. Das vordere Bein steht stabil, das Sprunggelenk befindet sich direkt unter dem Kniegelenk. Die Hände sind links und rechts neben dem vorderen Fuß auf dem Boden aufgestützt, die Finger zeigen nach vorne.

So geht's

Neigen Sie Ihren Oberkörper nach vorne unten. Durch die Schwerkraft entsteht im Hüftbeuger des gebeugten Beines eine passive Spannung.

Der hintere Fuß bleibt anfänglich aufgestellt, nach etwa 15 bis 20 Sekunden sollte er flach abgelegt sein. Dehnen Sie noch etwas mehr in die Spannung hinein (nochmals etwa 15 bis 20 Sekunden). Atmen Sie dabei ruhig und gleichmäßig, anschließend wechseln Sie das Bein.

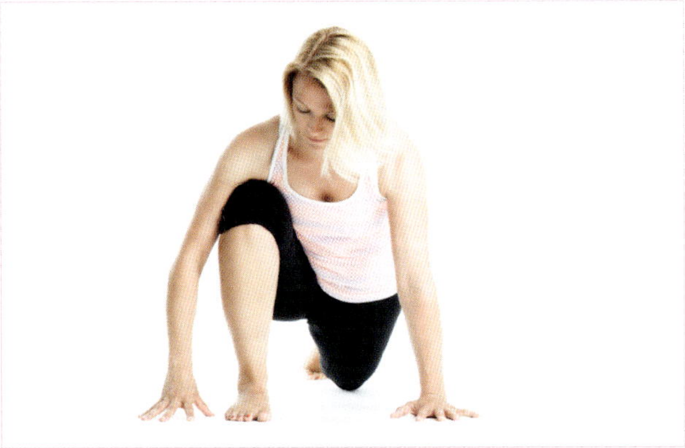

Dehnposition

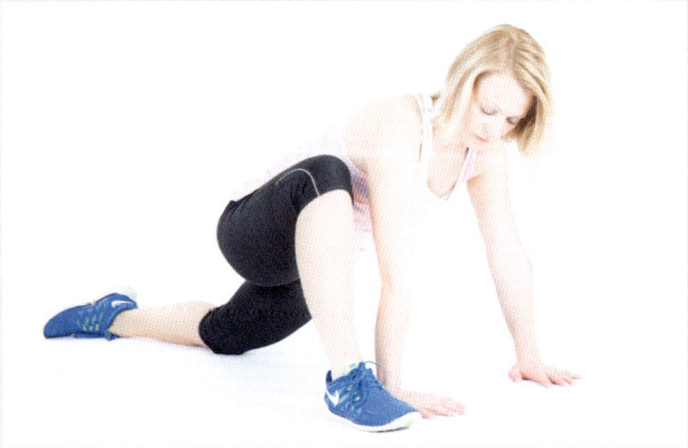

Alternative Dehnposition: Wenn Sie den Fuß neben den Händen aufsetzen, kommen Sie im Rücken noch etwas tiefer.

Oberschenkelrückseite

Ausgangsposition

Aus der Iliopsoas-Dehnung (siehe Seite 162) setzen Sie sich auf das hintere Bein ab. Abhängig von Ihrer Beweglichkeit können Sie sich relativ entspannt hinsetzen. Sollte Ihnen das Hinsetzen schwerfallen, bleiben Sie im Kniestand. Das vordere Bein ist gestreckt.

So geht's

Ziehen Sie die Zehenspitzen des ausgestreckten Beines zu sich heran und neigen Sie dabei gleichzeitig Ihren Oberkörper nach vorne. So ergibt sich eine Spannung in der kompletten Beinrückseite des ausgestreckten Beines, im Gesäß und im unteren Rücken. Halten Sie die Spannung etwa 20 bis 30 Sekunden lang, atmen Sie dabei ruhig und gleichmäßig. Anschließend wechseln Sie die Seite.

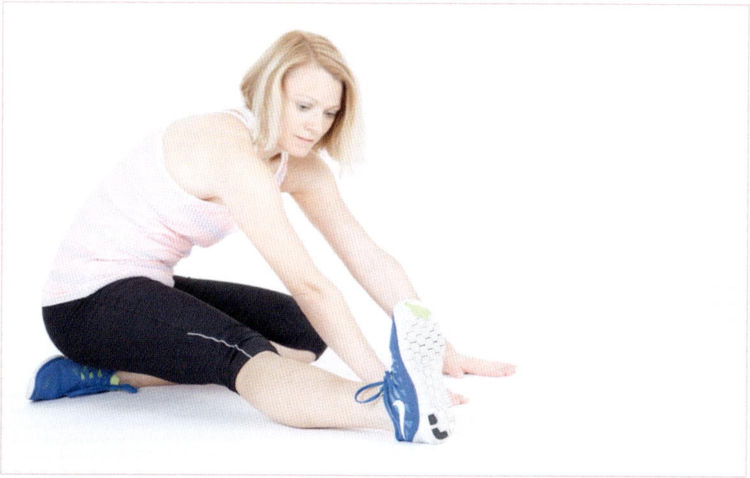

Dehnposition

Adduktoren im Sitzen

Bei dieser Übung erfährt die Beckenbodenmuskulatur einen indirekten Dehnreiz, da die damit verknüpften Muskelgruppen der Adduktoren, der unteren Rücken- und der Bauchmuskulatur in entgegengesetzte Richtungen gespannt werden.

Ausgangsposition

Legen Sie im Sitzen die Fußsohlen aneinander. Stützen Sie sich mit den Händen hinter Ihrem Gesäß auf. Es ist zwar auch möglich, die Hände an die Fußgelenke zu legen, allerdings ist es dann schwieriger, während des Dehnens im Rücken gerade zu bleiben.

So geht's

Drücken Sie beide Knie aktiv in Richtung Boden und halten Sie die dadurch entstandene Spannung in beiden Oberschenkelinnenseiten 20 bis 30 Sekunden. Atmen Sie dabei ruhig und gleichmäßig.

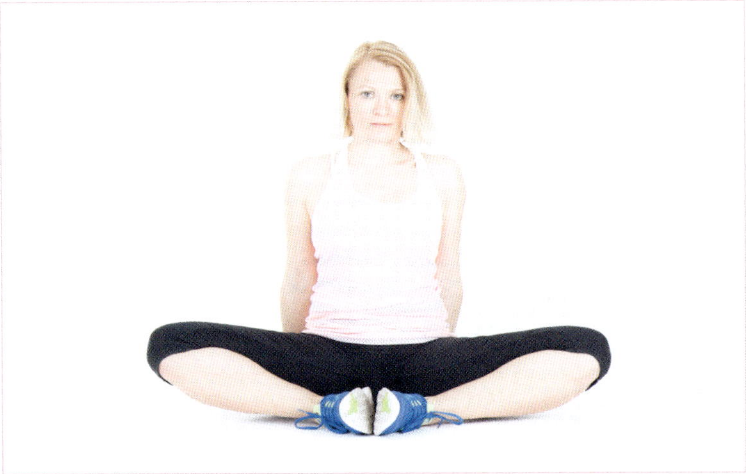

Dehnposition

Oberschenkelrückseite und Wade in Rückenlage

Ausgangsposition

Legen Sie sich bequem in Rückenlage auf den Boden.

Stellen Sie ein Bein auf und strecken Sie das andere Bein gerade nach oben. Das Knie muss nicht ganz gestreckt sein, aber der Unterschenkel sollte senkrecht zur Decke zeigen. Somit ist gewährleistet, dass der untere Rücken locker am Boden aufliegt. Kopf und Arme liegen entspannt auf dem Boden.

So geht's

Ziehen Sie die Fußspitze des gestreckten Beines nach unten. So entsteht ein guter Dehnreiz in der Wade. Halten Sie die Dehnung etwa 20 bis 30 Sekunden. Atmen Sie dabei ruhig und gleichmäßig, anschließend wechseln Sie die Seite.

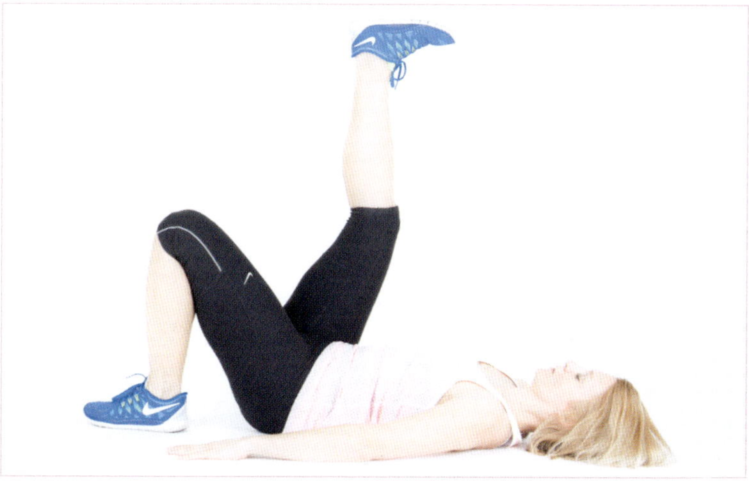

Dehnposition

Adduktoren in Rückenlage

Ausgangsposition

Nehmen Sie die Rückenlage ein und strecken Sie Ihre Beine geschlossen nach oben. Rücken und Kopf liegen am Boden auf. Die Fußspitzen sind herangezogen.

So geht's

Ziehen Sie nun mit beiden Händen Ihre Beine nach außen, bis Sie in beiden Beininnenseiten eine gleichmäßige Spannung spüren. Halten Sie die Spannung etwa 20 bis 30 Sekunden lang, dann lösen, Beine wieder schließen und lockern. Danach führen Sie die gleiche Übung nochmals aus.

Atmen Sie immer ruhig und gleichmäßig.

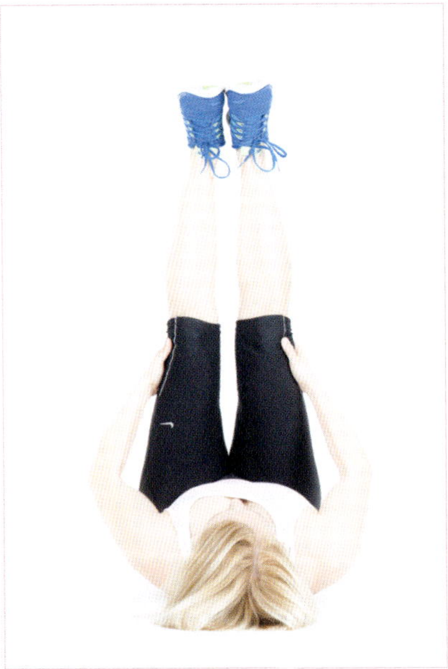

Ausgangsposition

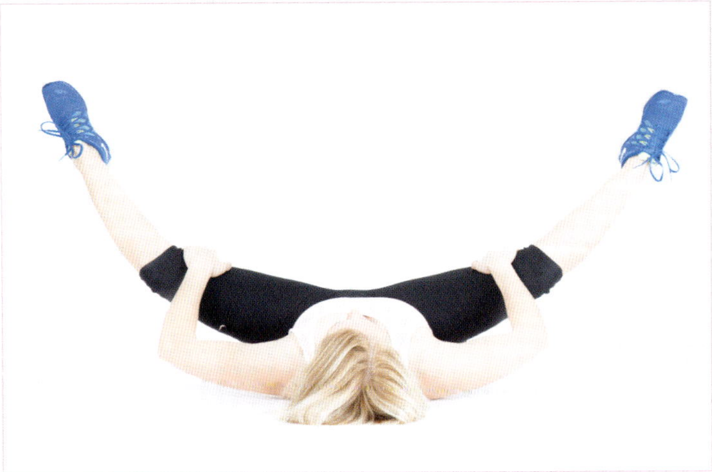

Dehnposition

Lendenwirbelsäule und Gesäßmuskulatur

Die beiden folgenden Positionen dehnen und entspannen gleichzeitig sowohl den unteren Rücken als auch die Gesäßmuskulatur. Vor allem die Gesäßmuskulatur und die Muskulatur um die Lendenwirbelsäule können, wenn sie nicht regelmäßig gelockert, gedehnt und entspannt werden, Rückenprobleme verursachen, die bis ins Bein oder in den oberen Rücken ausstrahlen können.

Ausgangsposition

Legen Sie sich auf den Rücken. Ziehen Sie mit beiden Händen die Knie so weit zu sich heran, dass Sie eine angenehme Spannung spüren. Schultern und Kopf liegen völlig entspannt am Boden.

So geht's

Atmen Sie während dieser Übung ganz entspannt ein und aus und versuchen Sie, bei jedem Ausatmen noch etwas mehr loszulassen. Sie werden merken, dass Ihre Muskulatur Stück für Stück immer mehr nachgeben kann. Genießen Sie das wohltuende, lösende Dehngefühl so lange, wie Sie möchten.

Lösen Sie die Position auf, gehen Sie in den Kniestand und machen Sie sich nun klein wie ein Päckchen. Beide Beine sind leicht geöffnet, sodass Sie gut liegen können. Atmen Sie ruhig und gleichmäßig und geben Sie im Rücken mit jedem Ausatmen noch ein klein wenig mehr nach.

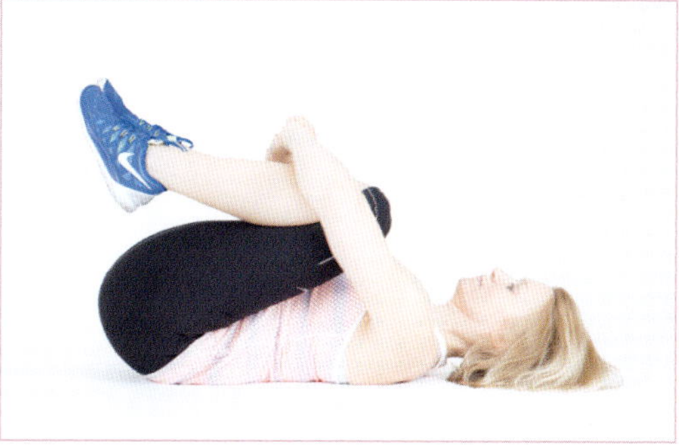

Erste Dehnposition

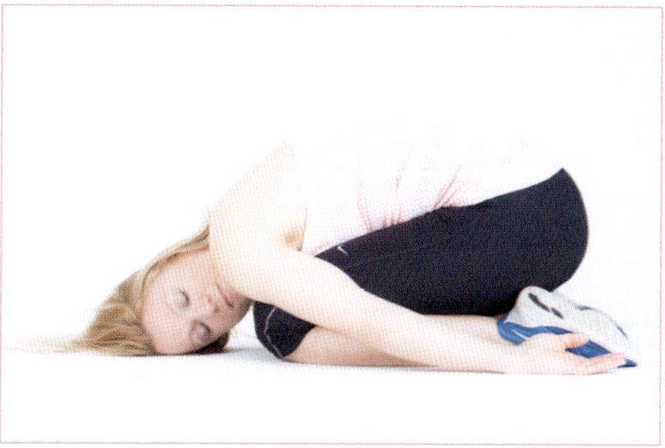

Zweite Dehnposition

Train hard – love tight, Trainingspläne

Jetzt geht's erst richtig los! Mit Ihrem persönlichen Ziel vor Augen beginnen Sie nun mit dem Training! Lesen Sie auf Seite 214 ff., wie Sie Ihr persönliches Ziel so formulieren können, dass Sie es definitiv angehen und auch erreichen.

Sie haben die Auswahl zwischen verschiedenen Trainingsplänen und Workouts:

- Das sexy 15-Minuten-Workout S. 168 ff.
- 1-Minute-Training high intensity S. 170 ff.
- 30-Tage-Trainingsplan S. 173 ff.

Natürlich können Sie auch eigene Übungsreihen zusammenstellen oder gezielt die Workouts aus dem Übungsteil trainieren:

- Ganzkörperstabilisation aus dem Unterarmstütz S. 102
- Ganzkörperstabilisation aus dem Liegestütz S. 108
- Ganzkörperstabilisation aus dem Seitstütz S. 112
- Workout für das Gesäß S. 116
- Workout für die Beine S. 133
- Workout für den Bauch S. 142

Vergessen Sie dabei nie, sich aufzuwärmen, und dehnen Sie sich regelmäßig:

- Warm-up S. 88
- Dehnen – smooth moves! S. 158

Das sexy 15-Minuten-Workout

Machen Sie Ihre Lieblingsmusik an und los geht's!

Warm-up

Gestalten Sie Ihr Warm-up wie im Übungsteil beschrieben (siehe Seite 82 und 88 ff.).

Sie können sich auch »warmtanzen«. Egal ob Sie tanzen können oder nicht, bewegen Sie sich und lassen Sie los, gehen Sie aus sich heraus. Fühlen Sie sich frei und verrückt – am besten mit einem richtig guten Beat, und das Ganze 5 Minuten lang. Als Anregung: Marschieren Sie, hüpfen Sie, machen Sie Knee Lifts (siehe Seite 95) mit Armbewegungen oder ohne und mit sexy Beckenbewegungen.

Workout

Die folgenden Übungen sind ein Ganzkörper-Workout und trainieren alle Körperregionen. Führen Sie alle Übungen hintereinander aus und schließen Sie danach noch eine zweite Runde an. So setzen Sie ideal Ihren Trainingsreiz. Selbstverständlich können Sie auch noch eine dritte Runde machen oder Ihr Trainingsprogramm mit anderen Übungen erweitern.

Übung	Seite	Ausführung	Wiederholungen
Body Plane	S. 98	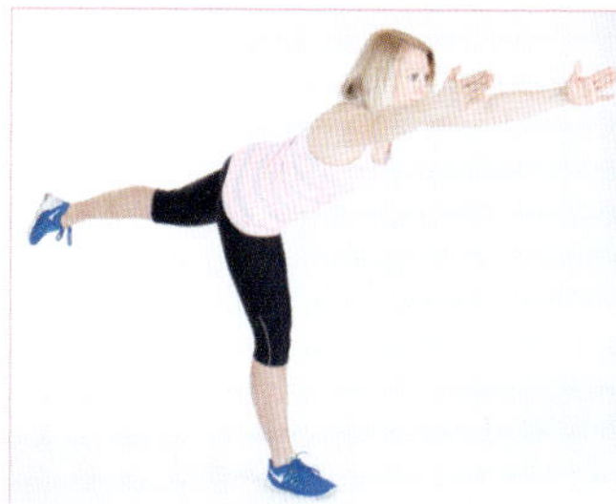	30/Seite
Knee Lift & Stretch	S. 116	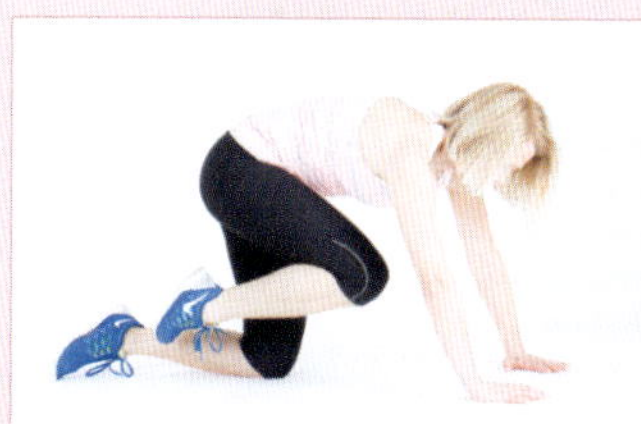 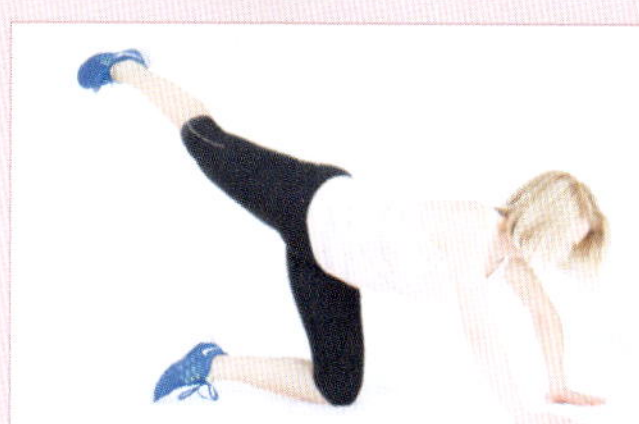	30/Seite
Cross Leg	S. 118	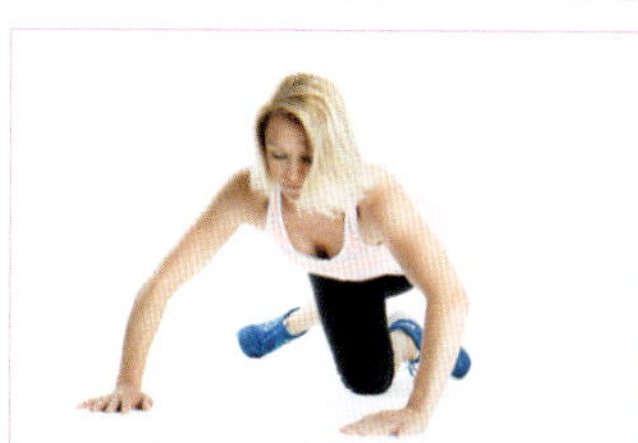 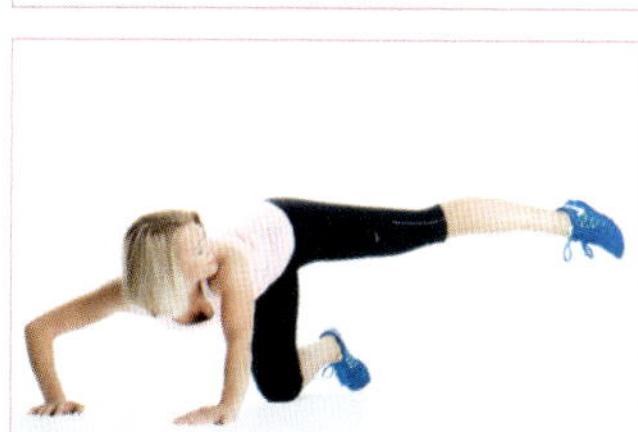	15/Seite

Übung	Seite	Ausführung	Wiederholungen
Kicking Side Leg	S. 120	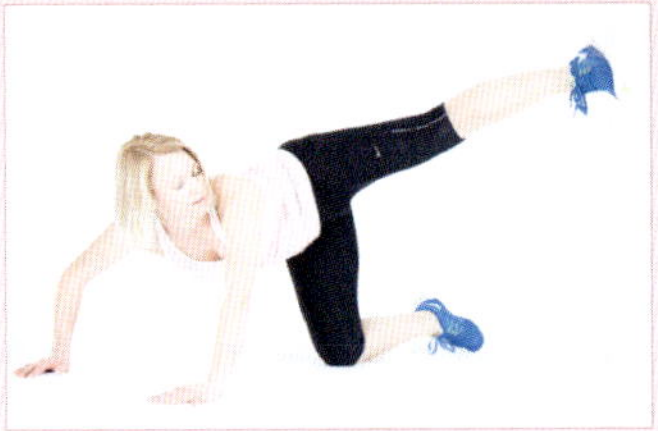	20/Seite
Straddle Crunch	S. 148	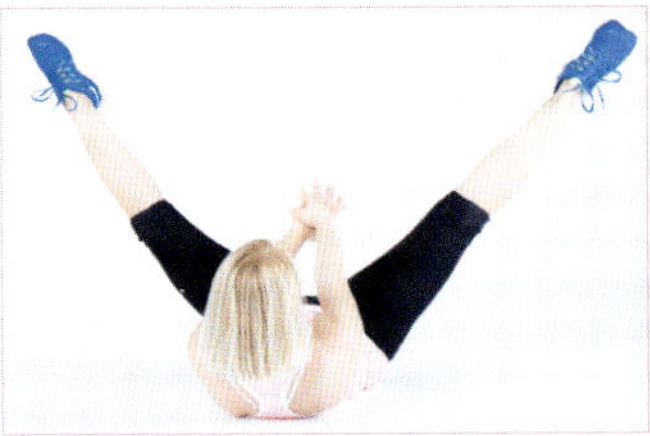	40
Master Crunch	S. 149	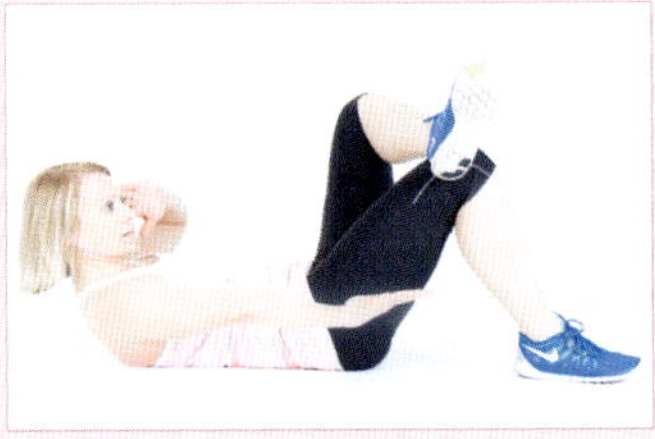	30/Seite

1-Minute-Training high intensity

Bei diesem Training geht es darum, so viele Wiederholungen einer Übung wie möglich innerhalb einer Minute zu schaffen. Das Gute daran ist, dass Sie so stets Ihren Trainingsfortschritt im Blick haben. Achten Sie bitte immer darauf, die Übungen sauber auszuführen.

Warm-up

Gestalten Sie Ihr Warm-up wie im Übungsteil beschrieben (siehe Seite 82 und 88 f.). Am besten zu einer Musik Ihrer Wahl mit einem Beat zwischen 120 und 130 BPM (Beats per Minute). Meistens sind das Dance-Hits.

Um die Beats pro Minute zu ermitteln, können Sie eine kostenlose App auf Ihr Smartphone laden. Der BPM-Detector analysiert jedes gewählte Lied Ihrer Musikliste.

Workout

Führen Sie jede Übung 1 Minute lang möglichst oft, aber dabei technisch sauber aus und notieren Sie sich die Wiederholungszahl, die Sie geschafft haben. Darauf folgen 30 Sekunden Pause, bis Sie zur nächsten Übung übergehen. Rechnen Sie bei 10 Übungen mit ca. 15 Minuten Trainingsdauer. Wenn Sie sich die Übungen selbst zusammenstellen möchten, achten Sie auf Abwechslung bei den Muskelgruppen: Bei Übungen mit einem ausführenden und einem stabilisierenden Bein, z.B. Body Plane, gehen Sie anschließend am besten zur Bauchmuskulatur über. Andernfalls streiken Ihre Muskeln womöglich bald.

Übung	Seite	Ausführung	Wiederholungen
Squat langsam, Variation mit Armen	S. 90	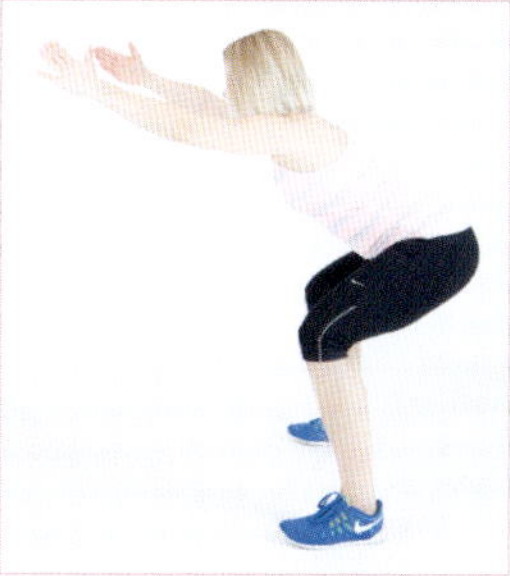	so viele wie in 1 Minute möglich
Straight Jumping Jack	S. 94	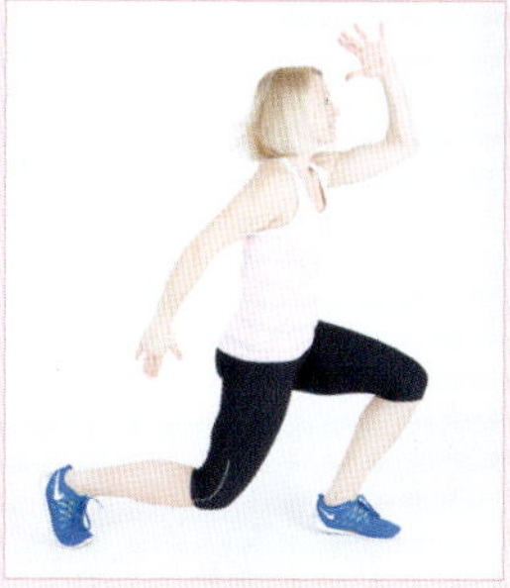	so viele wie in 1 Minute möglich
Back Stretch	S. 99	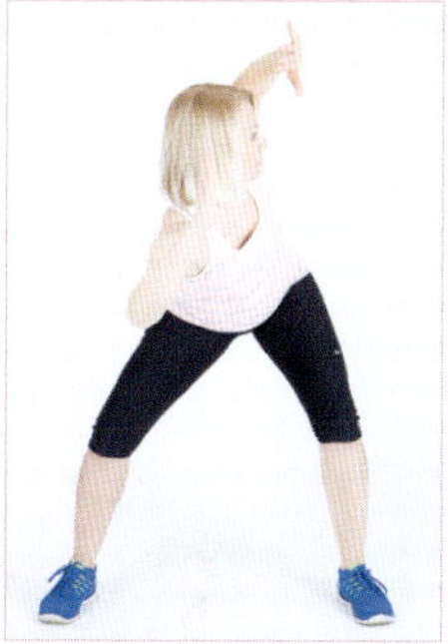	so viele wie in 1 Minute möglich

Übung	Seite	Ausführung	Wiederholungen
Leg Cross Crunch	S. 144	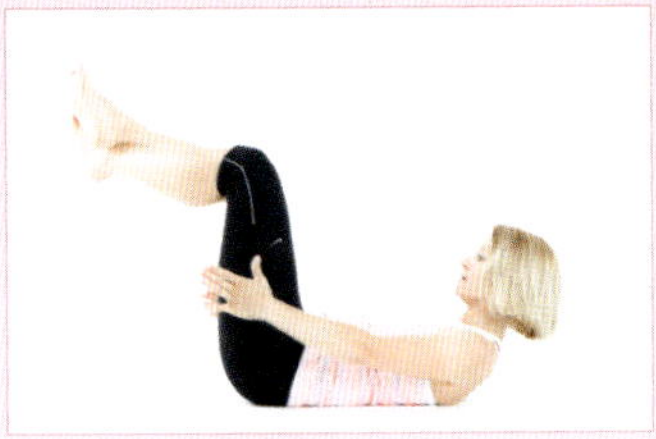	so viele wie in 1 Minute möglich
Triangle Tent	S. 106	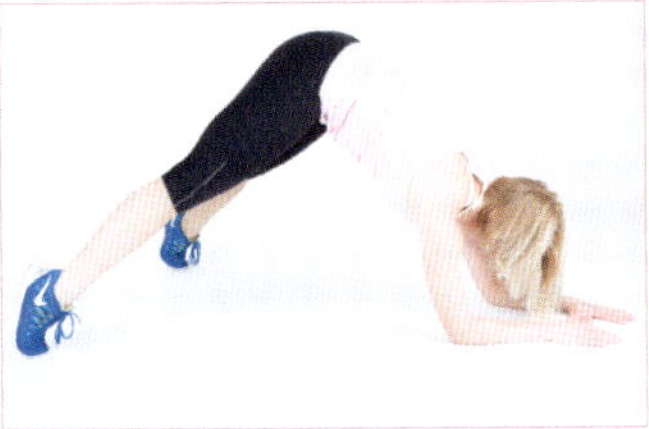	so viele wie in 1 Minute möglich
Straddle Crunch	S. 148	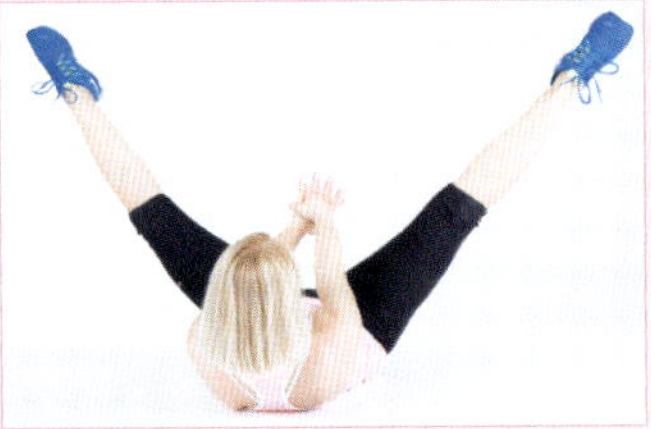	so viele wie in 1 Minute möglich
Side Carrier	S. 112	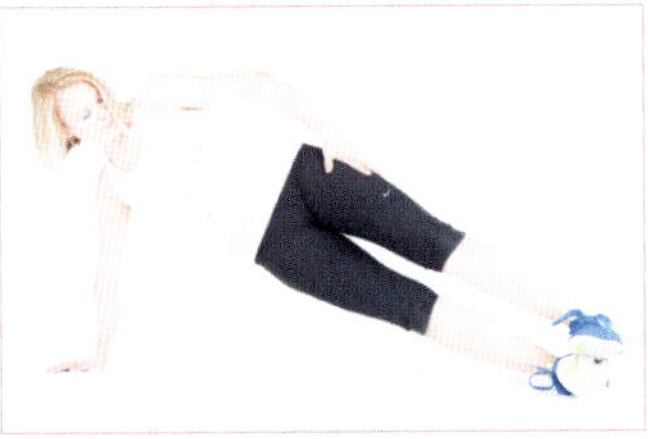	so viele wie in 1 Minute möglich
Scale	S. 143	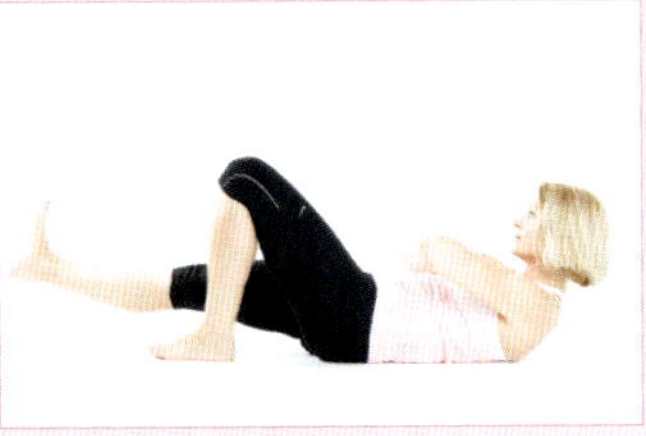	so viele wie in 1 Minute möglich

Übung	Seite	Ausführung	Wiederholungen
Leg Flow	S. 140	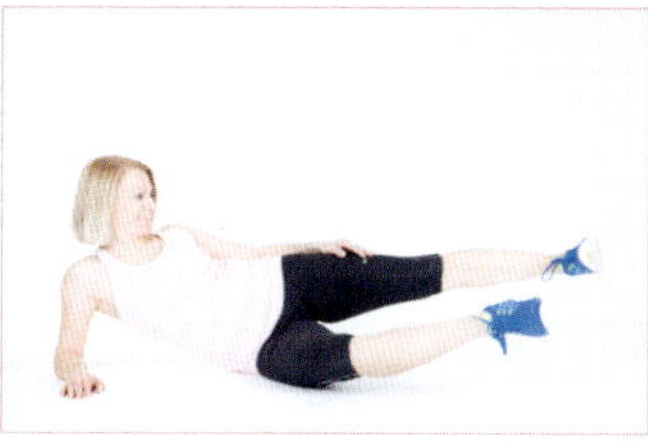	so viele wie in 1 Minute möglich
Scissors	S. 152	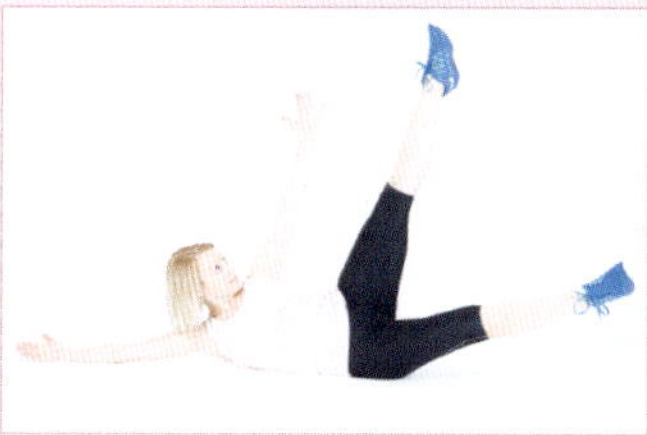	so viele wie in 1 Minute möglich

30-Tage-Trainingsplan

Warm-up

Gestalten Sie Ihr Warm-up wie im Übungsteil beschrieben (siehe Seite 82 und 88 ff.).

Workout

Mit diesem Trainingsplan trainieren Sie stets drei Tage hintereinander und haben anschließend einen Tag frei. Die Intensität entspricht dem Fortgeschrittenenlevel. Passen Sie die Wiederholungszahlen entsprechend an, wenn Sie noch auf Anfänger- oder schon auf Profilevel trainieren.

Bei allen Übungen mit Beinwechsel oder Richtungswechsel ist die Wiederholungszahl pro Seite bzw. Richtung gemeint.

Dehnen Sie sich nach dem Workout ausreichend, um beweglich und dehnfähig zu bleiben, aber auch um Verletzungen vorzubeugen.

Tag 1
20 x Squat (langsam) S. 90
20 x Knee Lift S. 95
20 x Back Stretch S. 99
10 x Armstütz S. 109
20 x Knee Lift & Stretch S. 116
20 x Leg Curl S. 136
20 x Scale S. 143

Tag 2
20 x Straight Leg S. 92
20 x Body Plane S. 98
10 x Schulterstütz S. 104
10 x Side Step S. 103
20 x Cross Leg S. 118
20 x Stair Crunch S. 147
20 x Side Crunch 2 S. 146
20 x Leg Flow S. 140

Tag 3
20 x Straight Leg S. 92
20 x Straight Jumping Jack (langsam) S. 94
30 x Straight Jumping Jack (schnell) S. 94
20 x Leg Cross Crunch S. 144
20 x Master Crunch S. 149
10 x Triangle Tent S. 106
20 x Bergsteiger S. 110

Tag 4
Frei

Tag 5
30 x Bergsteiger S. 110
10 x Side Carrier S. 112
20 x Diagonal Side Crunch S. 153
20 x Two Point Lift S. 114
20 x Diagonal Weighted Stretch S. 156
10 x Knee Side Lift S. 107
20 x Weighted Body Stretch S. 154

Tag 6
20 x Knee Lift & Stretch S. 116
20 x Kicking Straight Leg S. 122
30 x Knee Lift Crunch S. 155
30 x Long Leg Lift S. 138
30 x Diagonal Crunch S. 126
20 x Scissors S. 152
90 Sek. Knee Curl (schnell) S. 130

Tag 7
30 x Adductor Performer S. 134
30 x Leg Curl S. 136
30 x Straddle Crunch S. 148
30 x Long Leg Lift S. 138
15 Sek. Body Stretch (schnell) S. 150
20 x Cross Leg S. 118
20 x Kicking Side Leg S. 120
30 x Side Crunch 1 S. 145
30 x Scale S. 143

Tag 8
Frei

Tag 9
10 x Schulterstütz S. 104
30 x Side Crunch 2 S. 146
10 x Armstütz S. 109
30 x Stair Crunch S. 147
10 x Side Step S. 103
30 x Straddle Crunch S. 148
10 x Triangle Tent S. 106
30 x Leg Cross Crunch S. 144
10 x Knee Side Lift S. 107

Tag 10
20 x Straight Squat (langsam) S. 100
60 Sek. Straight Squat (schnell) S. 100
20 x Back Stretch S. 99
30 x Body Plane S. 98
30 x Becken-Power S. 124
30 x Kicking Straight Leg S. 122
20 x Straight Jumping Jack (langsam) S. 94
30 x Straight Jumping Jack (schnell) S. 94

Tag 11
20 x Straight Leg S. 91
30 x Squat (langsam) S. 90
30 x Squat (schnell) S. 90
30 x Stair Crunch S. 147
30 x Leg Curl S. 136
30 x Long Leg Lift S. 138
30 x Side Crunch 2 S. 146
30 x Knee Lift Crunch S. 155

Tag 12
Frei

Tag 13
30 x Scale S. 143
15 x Bergsteiger S. 110
30 x Straddle Crunch S. 148
15 x Schulterstütz S. 104
30 x Leg Curl S. 136
30 x Long Leg Lift S. 138
30 x Leg Cross Crunch S. 144
30 x Leg Curl S. 136
30 x Long Leg Lift S. 138
30 x Leg Cross Crunch S. 144

Tag 14
40 x Backside Curl (langsam) S. 128
40 x Knee Curl (langsam) S. 130
40 x Knee Push (langsam) S. 132
40 x Straddle Crunch S. 148
30 x Knee Lift Crunch S. 155
90 Sek. Backside Curl (schnell) S. 128
90 Sek. Knee Curl (schnell) S. 130
90 Sek. Knee Push (schnell) S. 132

Tag 15
30 x Squat (langsam) S. 90
60 Sek. Squat (schnell) S. 90
20 x Knee Lift & Stretch S. 116
20 x Kicking Straight Leg S. 122
30 x Knee Lift Crunch S. 155
15 x Triangle Tent S. 106
15 x Side Step S. 103
10 x Armstütz S. 109

Frei

20 Sek. Body Stretch (schnell) S. 150
30 x Diagonal Crunch S. 126
30 x Scissors S. 152
30 x Becken-Power S. 124
20 x Diagonal Weighted Stretch S. 156
15 x Knee Side Lift S. 107
20 x Weighted Body Stretch S. 154
30 x Bergsteiger S. 110

30 x Leg Curl S. 136
30 x Long Leg Lift S. 138
30 x Scale S. 143
30 x Knee Lift Crunch S. 155
30 x Adductor Performer S. 134
30 x Leg Cross Crunch S. 144
30 x Side Crunch 1 S. 145
30 x Side Crunch 2 S. 146

30 x Straight Leg S. 92
20 x Straight Jumping Jack (langsam) S. 94
30 x Straight Jumping Jack (schnell) S. 94
40 x Master Crunch S. 149
30 x Stair Crunch S. 147
30 x Straddle Crunch S. 148
30 x Leg Flow S. 140
30 x Bergsteiger S. 110

Frei

Tag 21

30 x Bergsteiger S. 110
15 x Side Carrier S. 112
30 x Diagonal Side Crunch S. 153
30 x Two Point Lift S. 114
30 x Diagonal Weighted Stretch S. 156
10 x Knee Side Lift S. 107
20 x Weighted Body Stretch S. 154

Tag 22

20 Sek. Body Stretch (schnell) S. 150
30 x Scissors S. 152
30 x Long Leg Lift S. 138
30 x Leg Flow S. 140
20 Sek. Body Stretch (schnell) S. 99
30 x Scissors S. 152
30 x Long Leg Lift S. 138
30 x Leg Flow S. 140
40 x Diagonal Crunch S. 126
30 x Becken-Power S. 124

Tag 23

40 x Backside Curl (langsam) S. 128
40 x Knee Curl (langsam) S. 130
40 x Knee Push (langsam) S. 132
40 x Straddle Crunch S. 148
30 x Knee Lift Crunch S. 155
90 Sek. Backside Curl (schnell) S. 128
90 Sek. Knee Curl (schnell) S. 130
90 Sek. Knee Push (schnell) S. 132
30 x Master Crunch S. 149

Tag 24

Frei

Tag 25

30 x Squat (langsam) S. 90
30 x Knee Lift S. 95
30 x Back Stretch S. 99
15 x Armstütz S. 109
30 x Knee Lift & Stretch S. 116
30 x Leg Curl S. 136
30 x Scale S. 143
15 x Side Step S. 103
15 x Triangle Tent S. 106

Tag 26

20 x Straight Squat (langsam) S. 100
60 Sek. Straight Squat (schnell) S. 100
20 x Back Stretch S. 99
30 x Body Plane S. 98
30 x Becken-Power S. 124
30 x Kicking Straight Leg S. 122
30 x Straight Jumping Jack (langsam) S. 94
30 x Straight Jumping Jack (schnell) S. 94

Tag 27

30 x Scale S. 143
15 x Bergsteiger S. 110
30 x Straddle Crunch S. 148
15 x Schulterstütz S. 104
30 x Leg Curl S. 136
30 x Long Leg Lift S. 138
30 x Leg Cross Crunch S. 144
30 x Leg Curl S. 136
30 x Long Leg Lift S. 138
30 x Leg Cross Crunch S. 144
20 x Bergsteiger S. 110

Tag 28

Frei

Tag 29

15 x Schulterstütz S. 104
30 x Side Crunch 2 S. 146
15 x Armstütz S. 109
30 x Stair Crunch S. 147
15 x Side Step S. 103
30 x Straddle Crunch S. 148
15 x Triangle Tent S. 106
30 x Leg Cross Crunch S. 144
15 x Knee Side Lift S. 107
30 x Bergsteiger S. 110

Tag 30

40 x Straddle Crunch S. 148
30 x Knee Lift Crunch S. 155
90 Sek. Backside Curl (schnell) S. 128
90 Sek. Knee Curl (schnell) S. 130
90 Sek. Knee Push (schnell) S. 132
40 x Master Crunch S. 149
40 x Side Crunch 1 S. 145
40 x Leg Flow S. 140
40 x Side Crunch 2 S. 146
40 x Leg Curl S. 136
40 x Long Leg Lift S. 138
30 x Body Plane S. 98
30 x Straight Jumping Jack S. 94

Trainingsprogramm smooth für frisch gebackene Mütter

Dieses Trainingsprogramm ist ein sanftes und wohltuendes Programm für Frauen, deren Entbindung noch nicht allzu lange her ist. Grundsätzlich sollten Frauen nicht zu schnell nach der Entbindung mit starken muskelkontrahierenden Fitnessübungen beginnen. Aber was heißt zu schnell?

Nehmen Sie gedanklich Kontakt zu Ihrem Beckenboden auf. Er hat vieles geleistet in den letzten Monaten. Er hat Sie unterstützt, getragen, stabilisiert und musste im Laufe der Schwangerschaft immer mehr Gewicht (er-)tragen. Vielleicht hat er nicht immer das gemacht, was Sie wollten. In den letzten Wochen der Schwangerschaft ist es Ihnen zunehmend schwerer gefallen, Urin zu halten, und Sie hatten ein dauerndes »Ich muss Pipi«-Gefühl. Besonders unangenehm war das beim Einschlafen. Sie dachten: »Jetzt muss ich schon wieder auf die Toilette, ich war doch erst.« Und wenn Sie dann auf der Toilette saßen, kamen nur ein paar Tröpfchen.

Ihr Beckenboden hat genauso gelitten wie Sie und trotzdem war er für Sie da. In der Austreibungsphase des Kindes hat er sich weit geöffnet und wurde extrem strapaziert und gedehnt. Weil es aber viele Muskelschichten sind, die den Beckenboden bilden, hat er jetzt auch nach der Entbindung die Stärke, langsam wieder zu seiner alten Form aufzulaufen. Helfen Sie ihm dabei und sagen Sie DANKE!

Wertschätzen Sie Ihren Beckenboden und er wird Ihnen helfen, schnell wieder fit zu werden und seine ursprüngliche Spannkraft, Flexibilität und volle Sensibilität wiederzuerlangen.

Beginnen Sie schon kurz nach der Geburt Ihres Kindes mit Übungen zur Beckenbodenwahrnehmung. Versuchen Sie relativ schnell wieder ein Gefühl für die Aktivierung des Beckenbodens zu bekommen, indem Sie folgende Vorstellungsübungen durchführen:

Vorstellungsübungen

1. Legen Sie sich bequem auf den Rücken und stellen Sie die Beine hüftbreit auseinander auf.

   Am besten spüren Sie bei der folgenden Übung die Aktivierung der Scheiden- und Beckenbodenmuskulatur, wenn Sie unbekleidet sind.

   Legen Sie nun Ihre flache Hand auf den Damm und nehmen Sie wahr, was Sie in diesem Moment fühlen. Vielleicht Wärme oder einen leichten Pulsschlag?

   Versuchen Sie nun gedanklich, Ihre flache Hand in den Damm, in die Vagina hineinzusaugen. Halten Sie diese Spannung einen Moment lang und lassen Sie dann wieder los. Wiederholen Sie die Übung mehrmals und variieren Sie zwischen kurzen, schnellen Anspannungen und langen, intensiven Anspannungsphasen. Atmen Sie dabei ruhig und gleichmäßig.

2. Legen Sie sich auf den Rücken und stellen Sie die Beine hüftbreit auseinander auf. Die Arme liegen locker neben dem Körper, beide Schulterblätter liegen entspannt auf.

   Stellen Sie sich vor, Sie öffnen und schließen Ihre Schamlippen wie eine Blume ihre Blüten. Die Blume entfaltet ihre Blütenblätter langsam, bis sie ganz geöffnet ist. Bleiben Sie einen Moment so offen, um dann wieder, wie die Blume am Abend ihre Blüten schließt, Ihre Schamlippen zu schließen.

3. Legen Sie sich auf den Rücken und stellen Sie die Beine hüftbreit auseinander auf.

   Stellen Sie sich Ihren Beckenboden vor, den Sie wie einen Fahrstuhl nach oben in sich hochziehen. Durchlaufen Sie ruhig mehrere Stockwerke, in denen Sie auch kurze Stopps einlegen. Fahren Sie bis ganz nach oben, mindestens drei Stockwerke, das heißt bis zu drei Spannungsstufen. Wenn Sie ganz oben angekommen sind, halten Sie die Spannung für einen kurzen Moment, dann fahren Sie den Aufzug langsam in einem Stück bis ins Erdgeschoss – in die Entspannung.

4. Legen Sie sich auf den Rücken und stellen Sie die Beine hüftbreit auseinander auf.

   Heben Sie das Gesäß und den unteren Rücken vom Boden ab, sodass Sie von den Schultern bis zu den Knien eine gerade Linie bilden (siehe Bild unten). Stellen Sie sich Ihren Beckenboden vor, den Sie wie ein Herz im Rhythmus schlagen lassen, »anticken« (siehe hierzu auch Seite 27). Kurz und kräftig. Sehen Sie diese Übung als Ausdauertraining an. Ihr Ziel ist es, 50 bis 100 Wiederholungen zu erreichen.

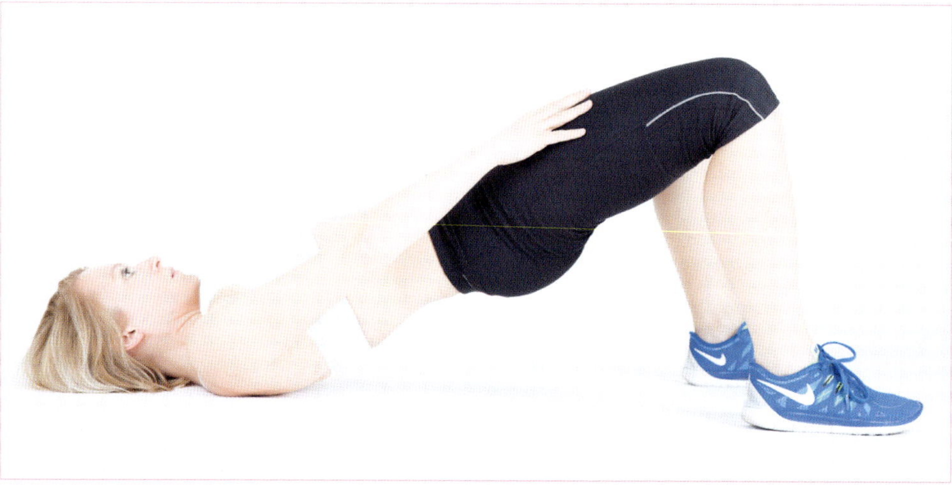

Führen Sie die Vorstellungsübungen ohne Anspannung der Gesäßmuskulatur aus. Die Grundspannung der Beckenbodenmuskulatur funktioniert ganz für sich allein. Deshalb sollten Sie immer ohne die Unterstützung der Gesäßmuskulatur auskommen.

Kleine Helfer, die es in sich haben: Beckenboden-Trainingshilfen

Natürlich ist es nicht einfach, einen Muskelbereich zu trainieren, der nicht sichtbar, sondern ausschließlich spürbar ist. Zunächst sind Sie vielleicht unsicher, ob Sie wirklich richtig anspannen. Im Abschnitt »Beckenbodenmuskeln richtig aktivieren« (siehe Seite 51 f.) wird anschaulich erklärt, wie Sie den richtigen Einstieg finden.

Eine weitere Möglichkeit, den Zugang zum Beckenboden zu erlangen und ihn unabhängig von allen anderen Muskeln zu trainieren, sind sogenannte Beckenboden-Trainingshilfen oder ein mit Luft gefülltes Beckenboden-Sitzkissen, das durch seine Instabilität im Sitzen die Beckenbodenmuskeln aktiviert.

Die ELANEE Beckenboden-Trainingshilfen – Phase I sind kleine, konenförmige Gewichte, die beim Aufbau geschwächter Beckenbodenmuskulatur behilflich sind. Ein Beckenbodentraining damit fördert die Wahrnehmung und die aktive Kontrolle der Beckenbodenmuskulatur. Die vier Konen sind gleich groß, jedoch unterschiedlich schwer. Je nach Zustand der Muskulatur wird eine leichtere oder schwerere Kone vaginal eingeführt und so lange getragen, wie die Muskulatur sie halten kann. Durch das Eigengewicht und die spezielle, kleine Form versucht die eingeführte Kone herauszugleiten. Die Muskulatur reagiert darauf mit einer Kontraktion. Wiederholte Kontraktionen sorgen für den Muskelaufbau. Die Trainingshilfen sind, wenn sie eingeführt wurden, von außen unsichtbar. Das Training kann deshalb in den Alltagsablauf eingebaut werden. Zweimal etwa zehn Minuten diskretes Training pro Tag sind ausreichend.

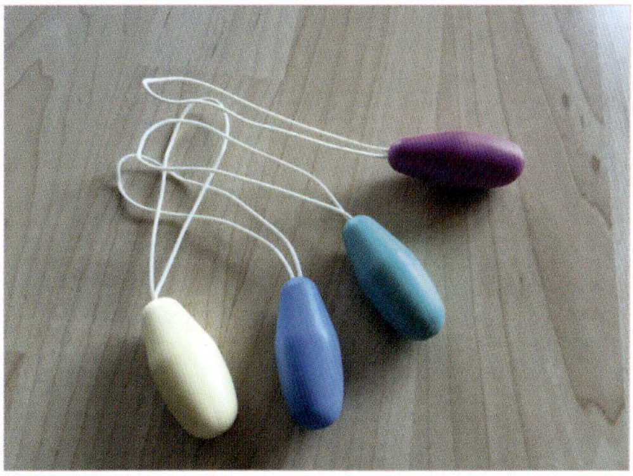

Die ELANEE Beckenboden-Trainingshilfen – Phase I

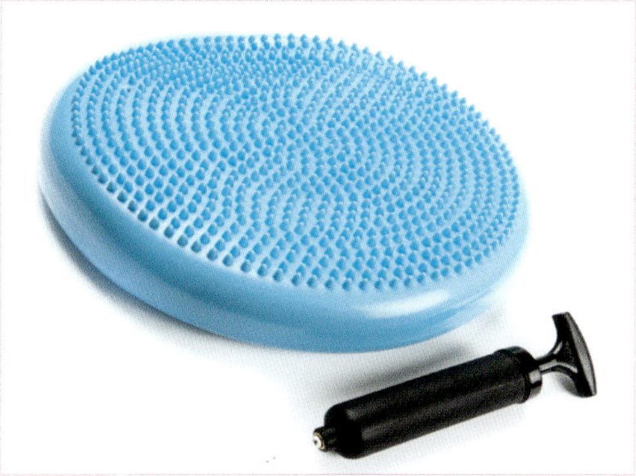

Mit Luft gefülltes Beckenboden-Sitzkissen

ISG- und LWS-Mobilisation & Beckenbodenaktivierung

Nun haben Sie intensiv mit Ihrem Beckenboden Kontakt aufgenommen. Das Aktivieren fällt Ihnen leicht, und Sie haben weder Schmerzen noch ein Stechen in der Scheide.

Mobilisieren Sie jetzt auch regelmäßig Ihren unteren Rücken. Die folgenden Übungen senken den Muskeltonus in Rumpf und Beckenboden und lösen die kleinen Zwischenwirbelgelenke. So manche Rücken- und Gesäßmuskeln sind durch die Schwangerschaft hyperton – also unter erhöhter Spannung. Auch die beiden Iliosakralgelenke (ISG) werden durch die Mobilisation Ihrer Lendenwirbelsäule (LWS) und des Beckens gelockert, sodass mögliche Blockaden gelöst werden können.

Mobilisation des unteren Rückens mit Beckenbodenaktivierung

Stellen Sie sich vor, Ihr Becken ist eine Schale. In dieser Schale liegt eine Kugel, die Sie durch die Becken-(Schalen-)Bewegung vor und zurück rollen möchten. Richten Sie im Wechsel Ihr Becken auf (das Hohlkreuz verschwindet), aktivieren Sie dabei die Beckenbodenmuskeln und kippen Sie das Becken anschließend wieder nach vorne (das Hohlkreuz entsteht), dann entspannen Sie den Beckenboden wieder bewusst. Beginnen Sie mit langsamen Bewegungen, die noch nicht das volle Bewegungsausmaß erreichen. Steigern Sie nach Belieben Geschwindigkeit und Bewegungsausmaß. Alle Bewegungen sollen sich angenehm anfühlen. Atmen Sie dabei ruhig und gleichmäßig.

Variante

Führen Sie die Übung durch und kombinieren Sie Ihre Atmung mit der jeweiligen Bewegung. Beispiel: Beim Ausatmen richten Sie Ihr Becken auf und aktivieren dabei die Muskeln Ihres Beckenbodens. Beim Einatmen kippen Sie das Becken wieder nach vorne. Führen Sie diese Übung etwa fünf- bis sechsmal durch. Probieren Sie die Kombination auch andersherum. Wählen Sie dann die Variante für sich, die Ihnen lieber ist.

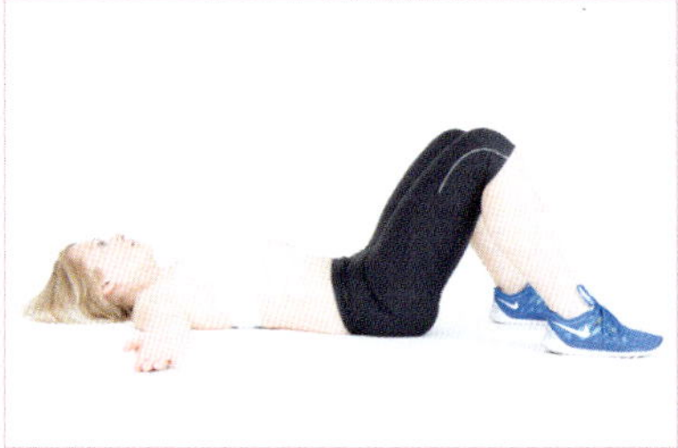

In Rückenlage richten Sie Ihr Becken auf, indem Sie den unteren Rücken in den Boden hineindrücken und gleichzeitig das Schambein in Richtung Nase ziehen.

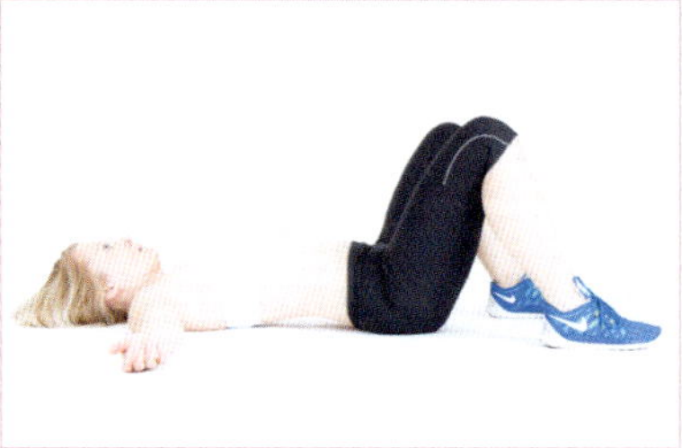

Nun wird das Becken nach vorne gekippt und es entsteht eine Lücke zwischen Boden und Lendenwirbelsäule.

Smooth-Workout

Sie haben jetzt Kontakt zu Ihrem Beckenboden aufgenommen, fühlen sich fit und motiviert, das eigentliche Workout anzugehen. Wenn Sie mit dem Workout beginnen, sollte der Wochenfluss (postnataler Ausfluss) abgeklungen sein. Dieser dauert zwischen zwei und sechs Wochen. Wenn Sie zu früh zu intensiv trainieren, könnten wieder Blutungen auftreten. Der Körper scheidet aus der Gebärmutter von der Stelle, an der die Plazenta angehaftet war, Restgewebe, Schleim und Blutreste aus. Es ist wie eine Wunde an der Gebärmutter, die allmählich abheilt. Ebenso kann schweres Heben und Tragen oder ein rasches Aufstehen oder Treppensteigen Blutungen entstehen lassen. Werten Sie in diesem Fall Blutungen als Alarmsignal.

Außerdem prüfen Sie bitte, ob und wie stark bei Ihnen eine Rektusdiastase, also ein Auseinanderklaffen der geraden Bauchmuskeln (siehe Seite 72), vorliegt.

Hier ein Test dazu, den Sie frühestens acht Wochen nach Geburt des Kindes durchführen sollten:

Rektusdiastase-Test

Legen Sie sich mit aufgestellten Beinen auf den Rücken und heben Sie Kopf und Schultern vom Boden an. Berühren Sie mit einer Hand Ihren Bauchnabel, wobei Sie Ihre Fingerspitzen senkrecht aufstellen. Wenn nun ein spürbarer oder sichtbarer Spalt von der Brustbeinspitze in Richtung Schambein erscheint beziehungsweise die Finger in den Bauchraum sinken, liegt eine Rektusdiastase vor. Wenn Sie sich unsicher sind, fragen Sie Ihren Gynäkologen.

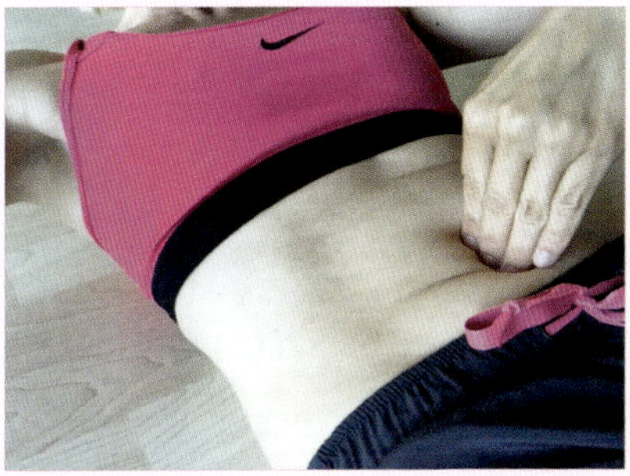

Kein Spalt vorhanden – es liegt keine Rektusdiastase vor.

Solange eine Rektusdiastase vorliegt, sollten nur die seitlichen schrägen Bauchmuskeln trainiert werden. Sobald kein Spalt mehr spürbar beziehungsweise sichtbar ist, können Sie mit dem Training der geraden Bauchmuskeln beginnen.

10-Minuten-Warm-up

Variante 1

Tanzen Sie sich zu Gute-Laune-Musik warm. Die Musik darf gerne Emotionen in Ihnen wecken, die Ihnen angenehm sind. Genießen Sie Ihre Bewegungen.

Variante 2

Marschieren auf der Stelle
Langsame Squats S. 90
Side Touch S. 93
Becken mobilisieren S. 88
Lumbomobil S. 89
Mambo S. 96
Straight Jumping Jack S. 94

Variante 3

Becken kreisen
Lumbomobil S. 89
Becken mobilisieren S. 88
Straight Leg S. 92
Knee Lift S. 95
Body Plane S. 98
Straight Squat S. 100

Variante 4

Outdoor-Training nach Belieben: Walking, schnelles Gehen, Laufen, Radfahren

Workout Bauch – schräge Bauchmuskeln

Führen Sie dieses Workout neun Wochen lang mindestens zwei- bis dreimal pro Woche durch. Sollten Sie schon früher bemerken, dass keine Rektusdiastase mehr vorhanden ist (Test siehe Seite 181), gehen Sie gleich zum Training der geraden Bauchmuskeln über bzw. wechseln Sie beide Workouts ab.

Übung	Seite	Ausführung	Wiederholungen
Side Crunch 1	S. 145	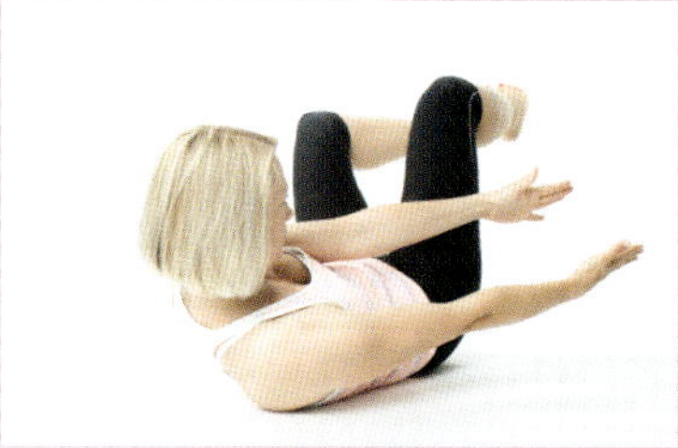	• Woche 1–3: 1 Satz à 15 Wdh./Seite • Woche 4–6: 2 Sätze à 20 Wdh./Seite • Woche 7–9: 3 Sätze à 25 Wdh./Seite Pausieren Sie zwischen den einzelnen Sätzen etwa 30 Sekunden lang.
Side Crunch 2	S. 146	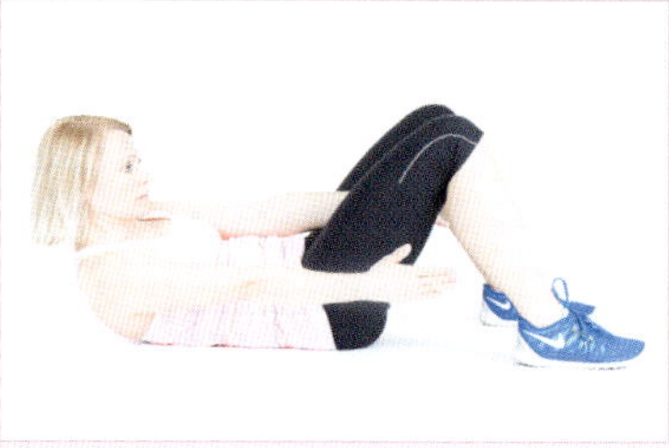	• Woche 1–3: 1 Satz à 15 Wdh./Seite • Woche 4–6: 2 Sätze à 20 Wdh./Seite • Woche 7–9: 3 Sätze à 25 Wdh./Seite Pausieren Sie zwischen den einzelnen Sätzen etwa 30 Sekunden lang.
Master Crunch	S. 149	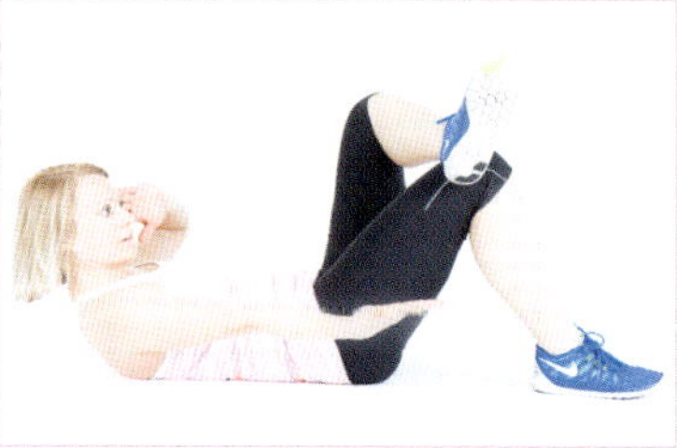	• Woche 1–3: 1 Satz à 15 Wdh./Seite • Woche 4–6: 2 Sätze à 20 Wdh./Seite • Woche 7–9: 3 Sätze à 25 Wdh./Seite Pausieren Sie zwischen den einzelnen Sätzen etwa 30 Sekunden lang.

Workout Bauch – gerade Bauchmuskeln

Wenn Sie das Training der schrägen Bauchmuskeln absolviert haben und somit keine Rektusdiastase mehr vorhanden ist, legen Sie los mit dem Training der geraden Bauchmuskeln. Das Training der schrägen Bauchmuskeln sollte aber nach wie vor stattfinden. Integrieren Sie jeweils die drei Übungen aus dem Training für die schrägen Bauchmuskeln (Seite 182) in Ihr Workout für die geraden Bauchmuskeln.

Führen Sie dieses Workout neun Wochen lang mindestens zwei- bis dreimal pro Woche durch.

Vier bis fünf Monate nach der Entbindung Ihres Babys steigen Sie dann in das normale »Train hard – love tight«-Trainingsprogramm (ab Seite 81) ein. Selbstverständlich können Sie je nach Trainingsfortschritt und abhängig von Ihrem Fitnessfortschritt auch schon früher oder gegebenenfalls später beginnen. Dies alles sind Empfehlungen, Sie selbst entscheiden, wann Sie sich fit genug fühlen.

Frauen, die per Kaiserschnitt entbunden haben, sollten Ihre/n Gynäkologin/Gynäkologen befragen. Durch die Kaiserschnittnarbe und damit einhergehende Narbenschmerzen verzögert sich oftmals der Trainingsfortschritt.

Übung	Seite	Ausführung	Wiederholungen
Scale	S. 143	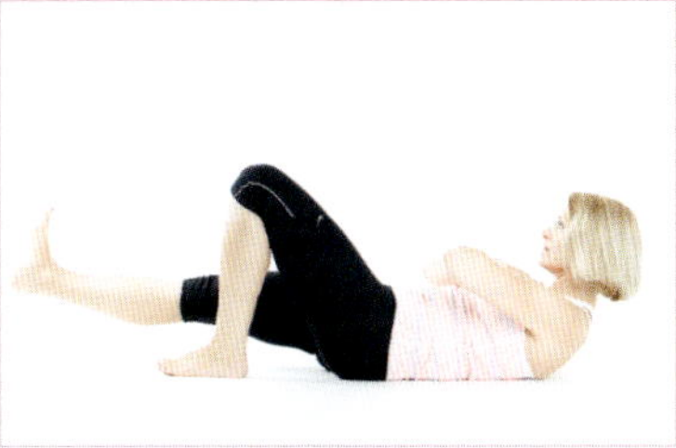	• Woche 1–3: 1 Satz à 15 Wdh./Seite • Woche 4–6: 2 Sätze à 20 Wdh./Seite • Woche 7–9: 3 Sätze à 25 Wdh./Seite Pausieren Sie zwischen den einzelnen Sätzen etwa 30 Sekunden lang.
Leg Cross Crunch	S. 144	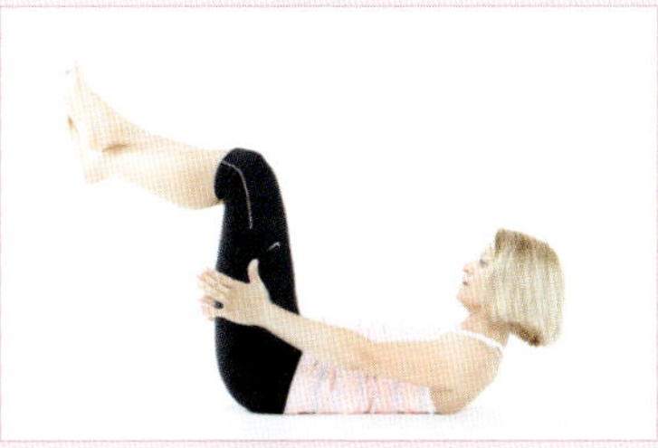	• Woche 1–3: 1 Satz à 15 Wdh./Seite • Woche 4–6: 2 Sätze à 20 Wdh./Seite • Woche 7–9: 3 Sätze à 25 Wdh./Seite Pausieren Sie zwischen den einzelnen Sätzen etwa 30 Sekunden lang.

Übung	Seite	Ausführung	Wiederholungen
Stair Crunch	S. 147	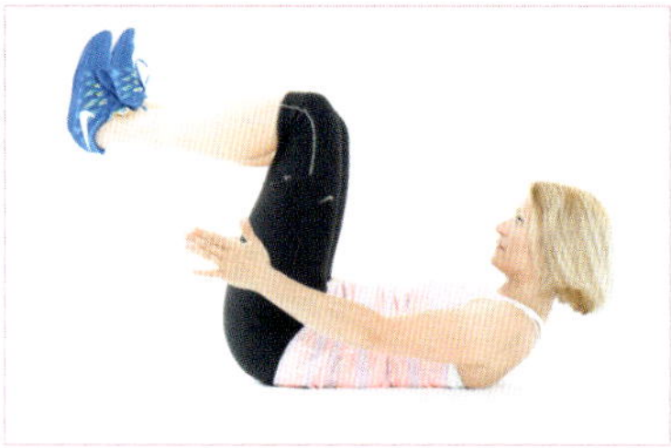	• Woche 1–3: 1 Satz à 15 Wdh./Seite • Woche 4–6: 2 Sätze à 20 Wdh./Seite • Woche 7–9: 3 Sätze à 25 Wdh./Seite Pausieren Sie zwischen den einzelnen Sätzen etwa 30 Sekunden lang.
Straddle Crunch	S. 148	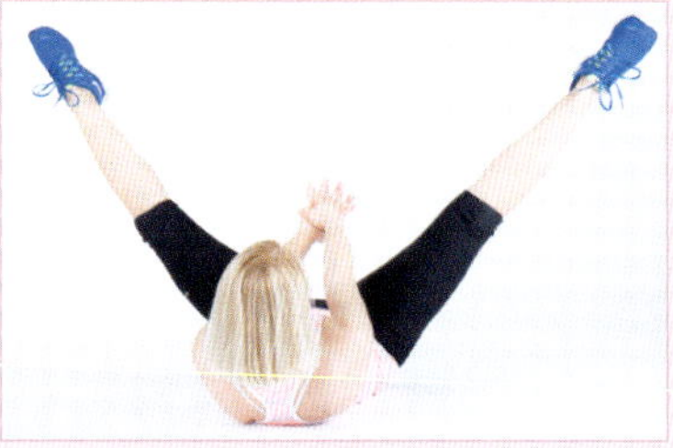	• Woche 1–3: 1 Satz à 15 Wdh./Seite • Woche 4–6: 2 Sätze à 20 Wdh./Seite • Woche 7–9: 3 Sätze à 25 Wdh./Seite Pausieren Sie zwischen den einzelnen Sätzen etwa 30 Sekunden lang.
Diagonal Side Crunch	S. 153	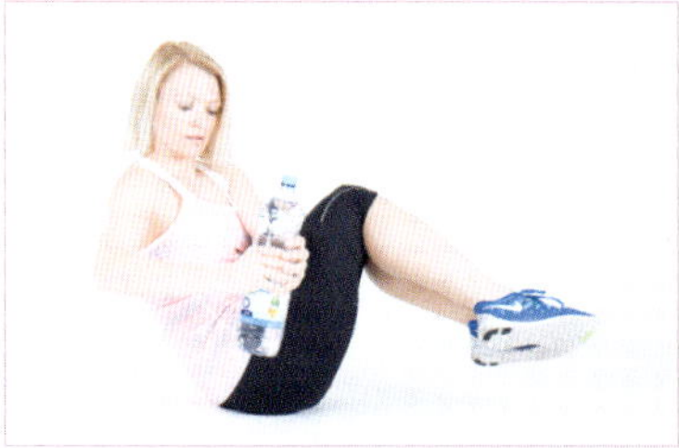	• Woche 1–3: 1 Satz à 15 Wdh./Seite • Woche 4–6: 2 Sätze à 20 Wdh./Seite • Woche 7–9: 3 Sätze à 25 Wdh./Seite Pausieren Sie zwischen den einzelnen Sätzen etwa 30 Sekunden lang.
Knee Lift Crunch	S. 155	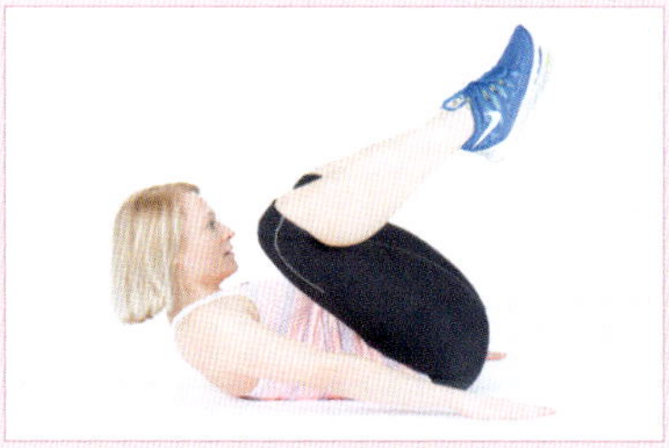	• Woche 1–3: 1 Satz à 15 Wdh./Seite • Woche 4–6: 2 Sätze à 20 Wdh./Seite • Woche 7–9: 3 Sätze à 25 Wdh./Seite Pausieren Sie zwischen den einzelnen Sätzen etwa 30 Sekunden lang.
Diagonal Weighted Stretch	S. 156	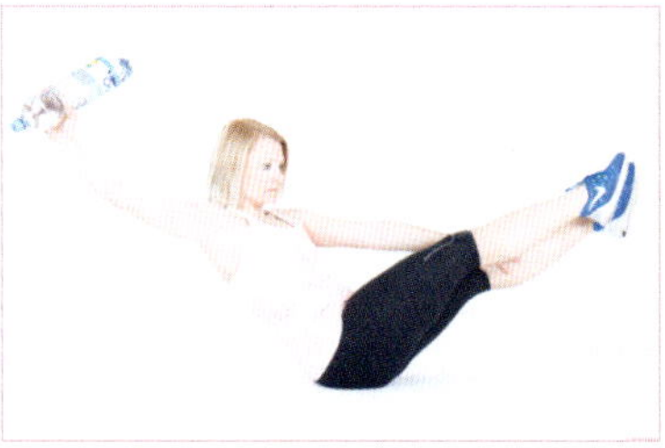	• Woche 1–3: 1 Satz à 15 Wdh./Seite • Woche 4–6: 2 Sätze à 20 Wdh./Seite • Woche 7–9: 3 Sätze à 25 Wdh./Seite Pausieren Sie zwischen den einzelnen Sätzen etwa 30 Sekunden lang.

Smooth Relax

Nehmen Sie sich ausreichend Zeit für einen ruhigen und sanften Ausklang Ihres Workouts. Spüren Sie nach, wie sich Ihr Körper nun anfühlt, und genießen Sie Ihr wunderbares Körpergefühl!

Es kann auch einmal Tage geben, an denen Sie mit sich und Ihrem Workout nicht zufrieden sind. Ärgern Sie sich nicht, schauen Sie nach vorne und freuen Sie sich auf Ihr nächstes Training!

Traumreise

Legen oder setzen Sie sich in eine für Sie angenehme Position, die Sie auch jederzeit verändern können. Um es sich bequemer zu machen, entledigen Sie sich störender Gegenstände wie Brille, Uhr, Gürtel oder Ähnlichem.

Schließen Sie Ihre Augen und konzentrieren Sie sich auf sich selbst. Es gibt nun nichts mehr für Sie zu tun. Sie dürfen loslassen. Ihr Atem darf kommen und gehen, wie er möchte. Auch die Gefühle und Gedanken dürfen frei fließen. Lassen Sie sie kommen und gehen. Erlauben Sie sich, ganz Sie selbst zu sein. Sie brauchen niemandem zu gefallen, Sie machen das jetzt nur für sich.

Lauschen Sie nach innen, um sich selbst wahrzunehmen. Hier finden Sie die Kraft, Dinge, die Ihnen wichtig sind, in Bewegung zu setzen.

Sie spüren, wie Sie nach und nach loslassen können. Ihr Körper entspannt sich. Alle Empfindungen, Gedanken, Wünsche und Träume, die Sie leben wollen, dürfen frei kommen. Vielleicht wird Ihr Atem bereits ein wenig ruhiger und tiefer, vielleicht fühlen Sie Ihren Körper nicht mehr richtig, er wird schwer oder ganz leicht.

Ihre Gedanken ziehen wie Wolken am Himmel an Ihnen vorbei. Sie nehmen Gefühle wahr, auch sie ziehen an Ihnen vorbei. Tiefer und tiefer sinken Sie in sich selbst hinein, tiefer und tiefer wird Ihr Atem. Sie kommen immer mehr bei sich selbst an.

Stellen Sie sich vor, Sie gehen langsam einen Weg entlang, der von Gräsern und blühenden Wildblumen gesäumt ist. Sie spüren die warme Sonne, ein lauer Wind streicht um Ihre Beine, durch Ihr Gesicht. Sie nehmen den Duft der Pflanzen wahr. Ein leichtes Zirpen der Grillen ist zu hören. Ihr Weg führt Sie an einem kleinen Bachlauf vorbei und das leise Plätschern wirkt erfrischend und gleichzeitig beruhigend. Auf dem Weg liegt feiner Kies, bei jedem Schritt hören Sie ein leises Knirschen der Steine. Sie gehen geradewegs auf Ihren Traumgarten zu. Die Begrenzung des Gartens kann ganz unterschiedlich sein, so wie es Ihnen gefällt. Sie kann von einer großen, alten Steinmauer bis zu einer grünen Hecke alle Formen, Farben und Größen aufweisen. Sie laufen durch ein Gartentor.

Gestalten Sie Ihren Traumgarten so, wie Sie es möchten. Mit Pflanzen, Bäumen, Wiesen, Sträuchern, Blumen. Beete, kleine Hecken und Stauden sind ganz nach Ihren Vorstellungen angelegt. Vielleicht gibt es einen kleinen Teich? An einer besonders schönen Stelle befindet sich ein Ruheplatz, von dem aus Sie Ihren Garten überblicken können. Dort verweilen Sie und genießen die Ruhe und die angenehme Atmosphäre. Versuchen Sie das Schöne wahrzunehmen. Den Duft der Blumen, der Wiese und der Bäume. Die Wärme der Sonne, die vielen unterschiedlichen Farben der Blumen und Sträucher.

Sie genießen mit allen Sinnen das harmonische Gesamtbild Ihres Gartens. Lauschen Sie auf das Zwitschern der Vögel, das Summen der Bienen oder das Zirpen der Grillen.

Sie fühlen sich wohl in diesem angenehmen Zustand der Ruhe und Entspannung und spüren, wie Ihre inneren Kräfte wachsen und Sie mehr und mehr Energie auftanken können. In Ihrem inneren Garten finden Sie unermessliche Freiheit und Freude. Sie fühlen sich rundum gut, stark, belebt und gleichzeitig geschützt.

Da Sie nun genug aufgetankt haben und sich gestärkt fühlen, können Sie langsam Ihren Garten wieder verlassen in dem Bewusstsein, ihn jederzeit wieder aufsuchen zu können.

Immer wenn Sie zur Ruhe kommen, Kraft schöpfen und regenerieren möchten, können Sie Ihren inneren Garten besuchen.

Langsam gehen Sie den Kiesweg zurück, Sie fühlen sich vollkommen wach, klar und erfrischt. Die eben gewonnene Energie bringen Sie mit zurück in Ihren Alltag. Dadurch fühlen Sie sich gestärkt für alles, was Sie tun möchten.

Sie beginnen nun langsam wieder, Ihren Körper zu spüren, Sie strecken und räkeln sich. Atmen Sie einmal tief und bewusst ein und aus. Sie nehmen den Raum um sich herum wieder deutlich wahr. Sie erinnern sich an den Tag und die Uhrzeit.

Öffnen Sie Ihre Augen, Sie sind wieder da im Hier und Jetzt. Frisch und wach, gleichzeitig erholt und entspannt!

5

PILATES, YOGA, LAUFEN & CO. – DER RICHTIGE SPORT FÜR DEN BECKENBODEN

Fitnesstraining – der Beckenboden trainiert mit!

Bewegung ist Leben und Leben ist Bewegung. Nehmen Sie sich durch Sport eine Auszeit, dann tun Sie sich und Ihrem Beckenboden automatisch viel Gutes. So wie wir auch in unserem Alltag Aktivitäts- und Erholungsphasen abwechseln, tun wir dies im Sport. Das befreit und macht den Kopf frei! Versuchen Sie daher möglichst oft, zusätzlich zu Ihrem »Train hard – love tight«-Trainingsprogramm etwas für Ihre Fitness zu tun.

Fitness ist ein ganz großer Überbegriff und beinhaltet vielerlei Trainingsmöglichkeiten, ob zu Hause, draußen oder im Fitnessstudio. Der Trend geht dabei zum persönlichen Workout, das individuell auf die entsprechenden Bedürfnisse zugeschnitten ist. Somit kann Laufen ebenso wie Pilates oder Tanzen einen Teil des jeweiligen Fitnessprogrammes ausmachen. Jeder sollte sich das aussuchen, was ihm gefällt: Gerätetraining, Group Fitness, TRX-Schlingentraining, HIT, HIIT, CrossFit, Bodyweight-Training usw. In jedem Jahr setzen weitere Fitnessangebote neue Trends. Egal welchen Sport Sie betreiben, er sollte Sie begeistern und mitreißen, denn nur so bleiben Sie auch wirklich dran.

Auch wenn Ihre sportlichen Aktivitäten es nicht eigens erfordern, versuchen Sie stets, Ihre Beckenbodenmuskeln darin zu integrieren. Ein Wechsel zwischen An- und Entspannung gehört zu jeder Sportart. Beckenbodentraining bedeutet Anspannen und Loslassen, und dieses Wechselspiel ist für uns wichtig. Wenn Sie Ihren Sport mit bewusst aktiviertem Beckenboden ausführen, erhält dieser zugleich ein intensives Extratraining. »Ticken« Sie Ihren Beckenboden hierzu immer wieder an. Spielen Sie mit Anspannung und Entspannung.

Krafttraining

Möchten Sie vor allem Muskeln aufbauen?

Strong ist das neue *skinny*. Deswegen boomt Krafttraining gerade auch bei Frauen. Das Training mit Hanteln oder Gewichten sorgt für definierte weibliche Muskeln und Formen. Auch Koordination, Ausdauer, Haltung, Beweglichkeit und Schnelligkeit werden dabei verbessert. Außerdem wird Rückenschmerzen vorgebeugt. Krafttraining kann nicht nur klassisch an Maschinen oder Hanteln ausgeführt werden, sondern funktioniert auch mit einfachen funktionellen Geräten wie Schlingentrainern, Bällen, Bändern o. Ä. Es definiert die Muskeln des gesamten Körpers, besonders wenn Sie Ihre Beckenbodenmuskeln in das Krafttraining integrieren.

Beim sogenannten Bodyweight-Training wird sogar nur mit dem eigenen Körpergewicht als Widerstand und ohne Geräte oder Hanteln trainiert – wie bei den guten alten Gymnastikübungen. Viele Übungen in diesem Buch fallen in diese Kategorie: »Bergsteiger«, »Side Carrier«, »Two Point Lift«, »Scale«, »Triangle Tent«, »Seitstütz« und viele mehr. Bodyweight-Training steigert nicht nur die Kraft, sondern fördert auch Ausdauer und die Beweglichkeit. Weitere Vorteile: Sie sparen sich teure Studios und trainieren zu Hause oder im Hotel, wenn Sie viel unterwegs sind. Außerdem ist bei den klassischen Fitnessübungen ohne Gewichte das Verletzungsrisiko relativ gering.

Achten Sie beim Krafttraining auf eine perfekte Grundhaltung. Hier schleichen sich schnell Haltungsfehler ein. Ein aktivierter Beckenboden ist die Basis für die notwendige Stabilisierung während des Trainings. Umgekehrt sind Kräftigungsübungen für Bauch-, Rücken-, Gesäß- und Beinmuskeln eine wichtige Grundlage, um eine gute Körperwahrnehmung für die Beckenbodenmuskeln zu entwickeln und diese zu fördern und zu stärken.

Beim Krafttraining wird der Beckenboden bei vielen Übungen automatisch mittrainiert, an den Geräten im Studio ist das insbesondere bei der Hüftadduktion und -abduktion und der Beinpresse, aber auch bei vielen Übungen für den Oberkörper der Fall. Bitten Sie doch Ihren Betreuer im Studio darum, vermehrt Übungen in Ihren Trainingsplan einzubauen, die auch den Beckenboden trainieren. Wenn Sie kurz bevor Sie das Gewicht bewegen jeweils beim Ausatmen den Beckenboden anspannen, intensivieren Sie die Übung zusätzlich. Nachdem Sie in die Ausgangsposition zurückgekehrt sind, lösen Sie die Anspannung wieder.

Mittlerweile gibt es sogar sogar ein Gerät, das speziell den Beckenboden trainiert! Es findet sich in einigen Fitnessstudios.

Personal Training

Erfahrene Fitnessprofis werden immer gefragter. Personal Training ist nicht mehr nur den Stars und Superreichen vorbehalten, sondern kann jetzt von jedem in Anspruch genommen werden. Sogar Kinder und Jugendliche werden bereits vielerorts von Personal Trainern angeleitet. Wer allein trainiert, wird leider oft von seinem inneren Schweinehund besiegt. Der Trainer motiviert nicht nur, sondern überprüft auch, ob die Übungen korrekt durchgeführt werden.

Falls Sie Personal Training machen, bitten Sie Ihren Trainer, vermehrt Übungen in Ihren Trainingsplan einzubauen, die den Beckenboden fordern und stärken.

Pilates

Zu Recht erfreut sich Pilates heute weltweit größter Beliebtheit. Frauen und Männer mit ganz unterschiedlichem körperlichem Leistungsvermögen sind fasziniert von den einfachen Übungen, die sich unkompliziert überall durchführen lassen und dennoch ihre Wirkung zeigen.

Im Gegensatz zu zahlreichen anderen Fitnessprogrammen ist Pilates auf die Stärkung und das harmonische Zusammenspiel aller Muskeln ausgerichtet. Beim Training werden daher nicht nur große und kräftige Muskelgruppen angesprochen, sondern auch schwächere Muskeln bearbeitet.

Nicht umsonst spricht man im Pilates vom sogenannten Powerhouse im Zentrum unseres Körpers, aus dem alle Übungen erfolgen. Die geraden, äußeren schrägen und inneren schrägen Bauchmuskeln sind der Mittelpunkt der Pilates-Technik.

Eine beispielhafte Übung für den Beckenboden im Pilates ist »Das glückliche Baby«. Sie können diese Übung in Ihre Trainingsroutine integrieren und immer mal wieder zu Hause ausführen. Alles, was Sie dazu benötigen, ist eine weiche Unterlage oder Trainingsmatte.

Das glückliche Baby – für Beckenbalance

Sie liegen auf dem Rücken und ziehen die Beine gebeugt zum Oberkörper heran. Die Fußsohlen zeigen Richtung Decke, die Unterschenkel sind senkrecht über den Knien ausgerichtet. Fassen Sie nun mit beiden Händen von außen die Fußsohlen. Fußsohlen und Hände drücken gegeneinander, dabei senken sich die Knie neben dem Brustkorb in Richtung Boden. Das Becken liegt entspannt auf dem Boden. Atmen Sie tief in Ihr Becken und Ihren Bauch ein und wieder aus. Halten Sie diese Position circa eine Minute. Dann lösen Sie die Position und rollen sich langsam über eine Seite zum Sitzen auf. Spüren Sie im Schneidersitz mit geschlossenen Augen dieser Übung für den Beckenboden noch einmal nach.

Aktivieren Sie bei allen Übungen im Pilates zusätzlich Ihre Beckenbodenmuskeln und steigern Sie somit die Effektivität Ihres Trainings. Gute Pilates-Trainer machen Sie beim Training darauf aufmerksam.

Yoga

Yoga ist Bewegung, Entspannung, Meditation und Körperarbeit in einer besonders schönen Form. Eine bewusste Ein- und Ausatmung in Kombination mit ausladenden Bewegungen, die Beweglichkeit und Muskelkraft trainieren, regen Stoffwechsel, Verdauung und Muskelwachstum an.

Verschiedene Yogaarten sprechen die unterschiedlichen Bedürfnisse der Teilnehmer an:

Die bekannteste Yogaform ist das Hatha-Yoga. Hier gibt es eine Vielzahl von Energiekonzepten, in denen der Beckenboden eine überragend wichtige Rolle spielt und besonders intensiv in das Yogatraining miteinbezogen wird. Ein Ziel ist auch, psychische Erkrankungen und Belastungen zu beheben oder zu vermeiden, da sich die körperlichen Übungen besonders positiv und ausgleichend auf das vegetative Nervensystem auswirken.

Das Power-Yoga kommt einem intensiven Fitnessprogramm gleich. Schweißtreibende Kräftigungs- und Dehnübungen werden synchron mit der Atmung durchgeführt. Das besondere Merkmal des Power-Yogas sind die kontinuierlichen Bewegungen, die darauf abzielen, Ruhe, Gelassenheit, Energie und Entspannung zu finden. Diese sehr intensive und dynamische Form des Yoga hat dazu den positiven Nebeneffekt, dass Bauch, Beine und Po sanft geformt werden.

Für Frauen mit Kinderwunsch besonders interessant ist Luna Yoga, eine heilsame, neu belebte Körperkunst, die die eigene Körperwahrnehmung verbessert. Hier wird die Fruchtbarkeit durch besondere Übungen gefördert, die sich ausgleichend auf hormonelle Störungen, wie zum Beispiel Stimmungsschwankungen, auswirken. Außerdem werden Verspannungen in der Lendenwirbelsäule gelöst und die Beckenbeweglichkeit trainiert, die sich wiederum positiv auf die Libido auswirkt. Ebenso ist Luna Yoga für Frauen in den Wechseljahren geeignet, da alle Übungen auf den weiblichen Körper abgestimmt sind. Ausgleichende Meditationsübungen beleben den Geist und wecken Lebensfreude und Energie.

Gerade beim Yoga werden durch die körperbetonten und geschmeidigen Bewegungen die Beckenbeweglichkeit und somit auch die umliegenden Muskelbereiche besonders angesprochen. Die Beckenbodenmuskeln als Zentrum der inneren Mitte werden beim Yogatraining intensiv miteinbezogen, Ein- und Ausatmung füllen den Beckenraum und entlasten Beckenboden- und Rückenmuskeln. Rückenschmerzen oder -verspannungen, die im Alltag durch einseitige oder ungünstige Haltung hervorgerufen werden, werden gemindert oder verschwinden gänzlich.

Laufen/Joggen

Laufen ist definitiv eine Sportart, die den ganzen Körper fordert, und gehört zu den absoluten Lieblingssportarten der Deutschen. Nichts kann man spontaner, unkomplizierter und ortsunabhängiger tun als eine Runde laufen zu gehen. Laufen hat viele positive Effekte. Sei es die Bewegung an der frischen Luft oder der Stressabbau nach einem anstrengenden Arbeitstag. Laufen hält fit und gesund, verbrennt reichlich Kalorien, ist unkompliziert und lässt sich leicht in den Alltag einbauen.

Starten Sie langsam und steigern Sie sich dann allmählich in Schnelligkeit und Gesamtdauer. Wenn Sie sich einen Trainingsplan gestalten, und sei es nur ein Kalenderaufruf alle drei Tage, gelingt der Laufeinstieg recht einfach. Am Anfang ist es schon ein Erfolg, wenn Sie drei Minuten am Stück laufen, dann wieder eine Minute zügig gehen. Gehpausen sind dadurch leistungssteigernd. Wechseln Sie Geh- und Laufeinheiten ab und Sie werden schon nach zwei Wochen Kondition aufgebaut haben. Zwischen den Trainingstagen sollte ein bis zwei Tage komplett Pause sein. Jeden Tag zu laufen ist gerade für Anfängerinnen ungünstig und bedingt Anfälligkeiten für Verletzungen und Erkältungen. Ein Zuviel kann auch negativen Stress für den Körper bedeuten.

Achten Sie auf Ihren Laufstil: Um eine dynamische Bewegung ins Joggen zu bringen, sollten Sie berücksichtigen, dass das Laufen nicht nur mit den Beinen, sondern mit dem ganzen Körper vor sich geht. Es ist also wichtig, neben der Beinbewegung auch auf die Haltung des Oberkörpers, des Kopfes und der Arme zu achten. Für eine stabile Position beim Joggen sollte der Oberkörper möglichst aufrecht und der Blick fünf bis sechs Meter nach vorne gerichtet sein. Die Arme schwingen locker mit der Bewegung des Körpers mit. Die Handhaltung ist entspannt, die Finger liegen locker ineinander. Als Tipp: Daumen und Mittelfinger einer Hand aufeinander legen.

Der Körperschwerpunkt liegt beim Joggen im Bereich der Hüfte. Das knöcherne Becken bleibt locker, von hier finden alle Bewegungen statt. Halten Sie den Rücken möglichst gerade, im Bereich der Brustwirbelsäule sollte der Rücken aufgerichtet sein.

Auch wenn es Ihnen am Anfang schwerfällt: Aktivieren Sie während des Laufens regelmäßig Ihre Beckenbodenmuskeln, indem Sie Schambein und Steißbein zueinander und den Bereich von Scheide und After nach innen ziehen. Siehe hierzu auch Seite 61.

Tanzen

Tanzen macht Spaß, es heilt und befreit. Wer tanzt, kann sich ausdrücken, kann zeigen, welche Gefühle in ihm stecken – ohne ein einziges Wort zu sprechen. Tanzen ist wie eine eigene Körpersprache.

Tanzen gehört zu den ursprünglichsten Ausdrucksweisen des Menschen. Die rhythmischen Bewegungen des Körpers zur Musik dienen uns seit jeher – gleich ob Therapie, Kunst, Ritual oder gesellschaftliches Ereignis – als Ausdrucksmöglichkeit und Kraftquelle. Dass wir uns beim Tanzen wohlfühlen, hängt in erster Linie damit zusammen, dass Rhythmus an sich etwas tief Vertrautes ist. Rhythmen bestimmen ja unser Leben. Unabhängig von unserem Willen schlägt unser Herz einen rhythmischen Takt, atmen wir rhythmisch ein und aus oder bewegen unsere Muskulatur beim Gehen im gleichmäßigen Wechsel von An- und Entspannung.

Die Freude an Musik, Melodien und Tanz ist uns in die Wiege gelegt. Ein Embryo reagiert bereits im Mutterleib mit Bewegungen auf Musik und auch Säuglinge zeigen durch heftiges Strampeln an, dass sie Freude an rhythmischen Klängen haben. Leider werden diese freudvollen Emotionen in unserer Leistungsgesellschaft nach wie vor viel zu wenig Bedeutung eingeräumt. Mal aus der Reihe zu tanzen, Traumtänzer zu sein oder einen Affentanz aufzuführen und damit seinen Gefühlen Luft zu machen war und ist eher unerwünscht. Die wenigsten Erwachsenen haben noch eine Vorstellung davon, wie viel kindliche Freude und sprudelnde Lebendigkeit in ihnen stecken.

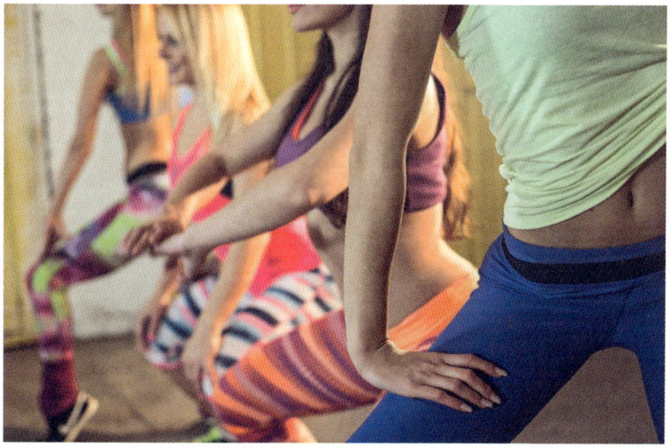

Viele Fitnessstudios bieten Dance-Aerobic-, Latin-Dance- oder Hip-Hop-Stunden an. Das Training macht Spaß, verbrennt Kalorien und trainiert auch optimal den Beckenboden.

Durch äußere Bewegung werden auch innere Bewegungen ausgelöst. Lockerheit und Aktivität im Beckenboden werden gleichermaßen gefördert. Man kann nicht tanzen, ohne sich selbst zu begegnen, den Körper zu spüren und Gefühle wahrzunehmen.

Coregasm

Als Sporttrend aus den USA kommt der Coregasm nun auch zu uns. Der Name dieser Fitness-Revolution ist eine Wortneuschöpfung aus den USA und bedeutet Orgasmus aus der Körpermitte (zum Core siehe auch Seite 54 ff.). Also Orgasmen, die durch ein hartes Workout ausgelöst werden und sich weicher, kribbeliger, aber auch etwas weniger intensiv anfühlen als ein klitoraler oder vaginaler Orgasmus, der durch Reibung ausgelöst wird.

Frauen beschreiben ihn als angenehm und sind positiv überrascht, da dieser Orgasmus plötzlich und unerwartet kommt und ihn keiner mitbekommen muss. Er kann also ganz intensiv genossen werden.

Aber wie kann überhaupt ein Orgasmus ohne intensive Reibung und ohne sexuelle Fantasien ausgelöst werden? Auslöser des Coregasm ist die Beckenboden- in Verbindung mit der Bauchmuskulatur.

Forscher in den USA haben herausgefunden, dass durch intensive Kontraktionen der Bauch- und Beckenbodenmuskulatur auch die Scheidenmuskulatur und die die Klitoris umgebenden Muskeln so stark kontrahiert werden, dass dadurch autonome Nerven aktiviert werden. Durch die gesteigerte Durchblutung und Bewegung beim Sport, besonders wenn Bauch- und Beinmuskeln gleichzeitig beansprucht werden, führt dies zu Stimulationen des vegetativen Nervensystems, der Schwellkörper und des An- und Entspannungsnervs. Dadurch kann ein Coregasm ausgelöst werden.

Im Folgenden ein paar Fakten dazu: Die Umfrage »National Survey of Sexual Health and Behaviour« der Universität Indiana hat 2014 ergeben, welche Übungen oder Sportarten Frauen am ehesten einen Orgasmus während des Trainings erleben ließen.

- Bauchmuskeltraining 20 %
- Radfahren 20 %
- Laufen 15 %
- Yoga 8 %
- Klettern, Seilspringen 7 %
- Gewichtheben 5 %
- Reiten 5 %
- Walking 3 %
- Beinheber (Übung) 3 %
- Wadenheber (Übung) 2 %
- Tanzen 2 %
- Übungen auf dem Pezziball 2 %
- Squats 2 %
- Schwimmen 2 %
- Step-Aerobic <2 %
- Matten-Workout <2 %

Wie schafft frau es also, einen Coregasm zu erleben?

Tipps für Ihren Coregasm

1. Zuallererst: Machen Sie sich keinen Stress!

 Dies gilt beim Coregasm genauso wie beim Orgasmus durch Geschlechtsverkehr. Setzen Sie sich auf dem Weg zum Höhepunkt nicht unter Druck. Lassen Sie es einfach geschehen und freuen Sie sich auch über die positiven Nebeneffekte. Ein ausdauerndes, körperintensives Training bringt Ihnen in vielen Bereichen Vorteile, zum Beispiel in puncto Figur. Außerdem werden Endorphine ausgeschüttet, Wohlfühlgefühle setzen ein, und irgendwann kommt dann der Orgasmus, wenn Sie gar nicht daran gedacht haben.

2. Ausdauertraining ist das beste Training zur Durchblutungssteigerung.

 Beginnen Sie Ihr Workout mit Cardiotraining. Laufen Sie etwa 30 bis 60 Minuten auf dem Laufband oder in freier Natur. Während dem Laufen sinkt bekanntermaßen der allgemeine Stresslevel. Lassen Sie Ihren Gedanken, Ihren Fantasien freien Lauf. Sie werden vielleicht feststellen, dass Sie schon beim Laufen durch die Reibung der Klitoris und durch die Muskelkontraktionen in Beinen und Bauch öfters an Sex denken werden. Auch wenn das Lauftraining Ihnen am Anfang schwerfällt – es lohnt sich!

3. Setzen Sie sich Trainingsziele und erfüllen Sie diese!

 Man hat herausgefunden, dass die meisten Frauen während eines Bauchmuskel-Workouts einen Orgasmus erleben. Da sich Ihr Körper immer wieder an die Trainingsbelastungen anpasst, müssen Sie also ständig neue Trainingsreize setzen und dafür die Intensität steigern. Achten Sie dabei aber bitte immer unbedingt auf Ihr gesundheitliches Befinden.

 Je mehr Bauchmuskeln Sie sich bereits antrainiert haben, umso größer ist die Wahrscheinlichkeit, einen Coregasm zu bekommen. Also – ohne Fleiß kein Preis!

4. Erweitern Sie Ihren Muskelradius!

 Ihre Bauchmuskeln sind sichtbar, Ihre Beckenbodenmuskeln spürbar. Erweitern Sie Ihre Körperwahrnehmung und erspüren Sie während des Bauchmuskel-Workouts gleichzeitig Ihre Beckenbodenmuskeln. Holen Sie sich Ihre Beckenbodenmuskeln vor Ihr geistiges Auge. Aktivieren Sie dieses Muskeltrapez in Ihrem Becken während jeder Übung und sorgen Sie anschließend für die jeweilige Entspannung: Atmen Sie tief in den Bauchraum bis ins Becken hinunter und stellen Sie sich vor, Sie möchten alle Muskelschichten mit Ihrem Atem durchströmen.

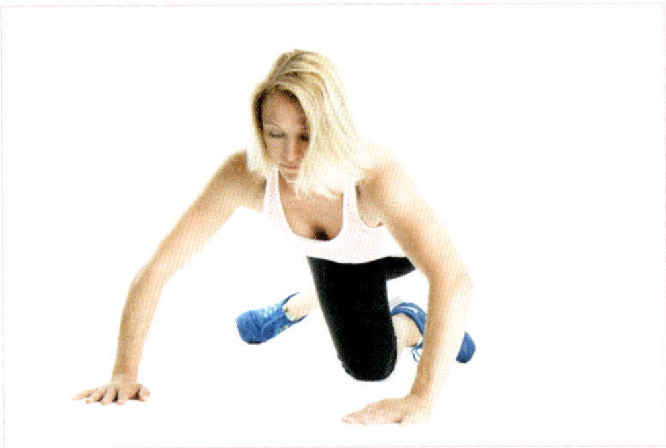

Cross Leg S. 118

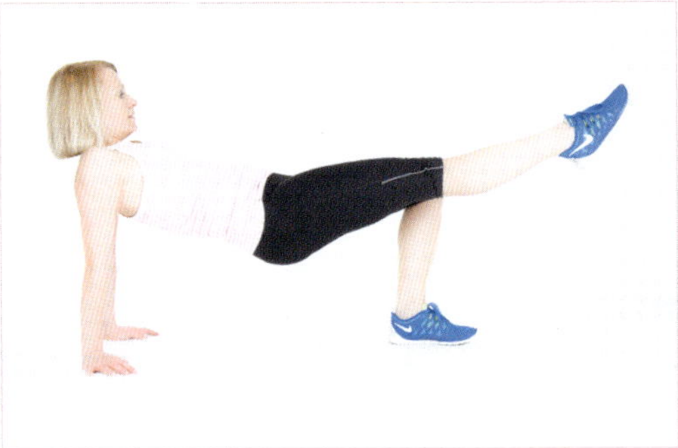

Kicking Straight Leg S. 122

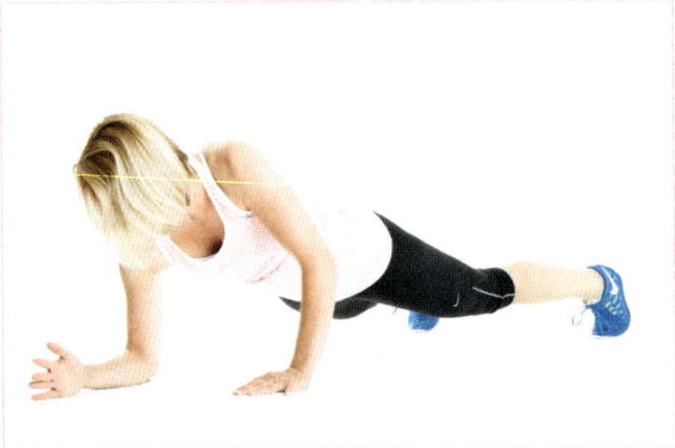

Schulterstütz S. 104

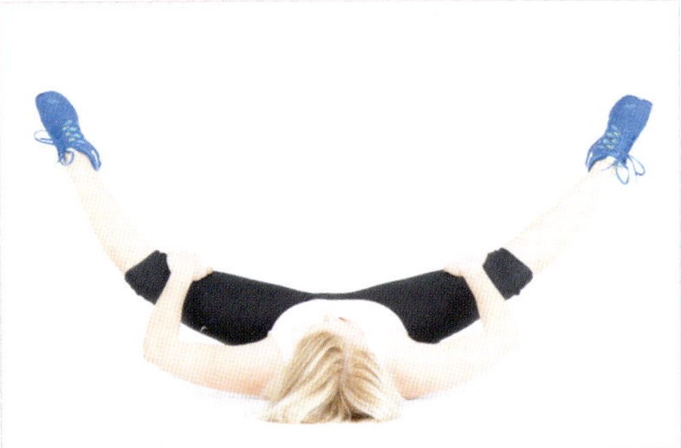

Abductor/Adductor Performer S. 134

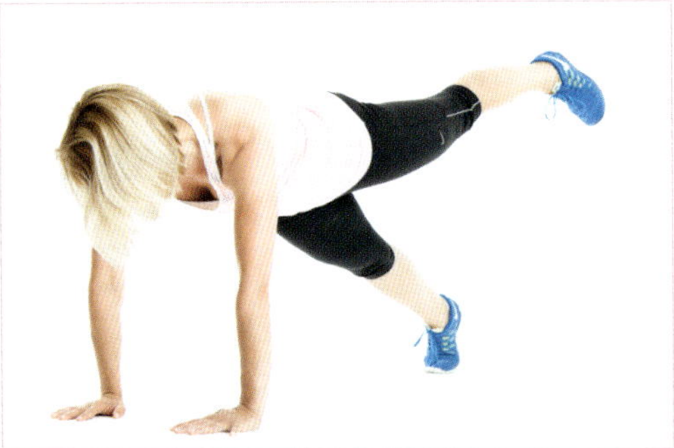

Armstütz S. 109

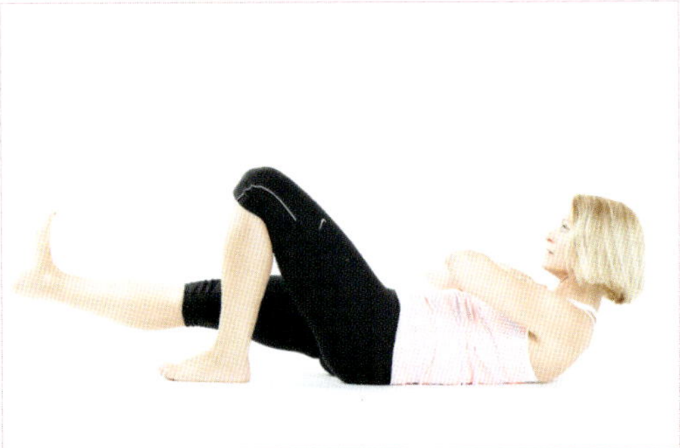

Scale S. 143

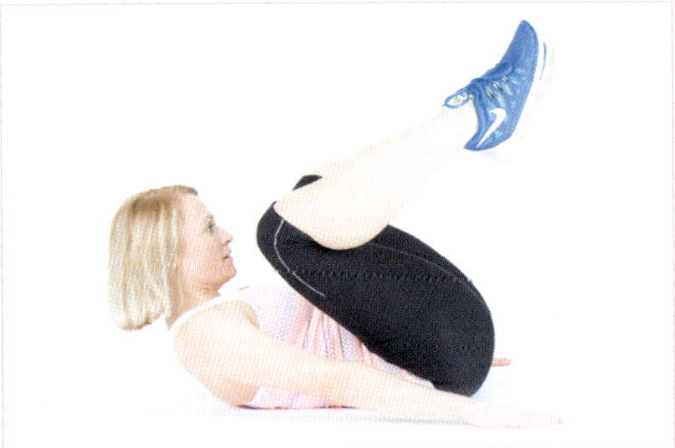

Knee Lift Crunch S. 155

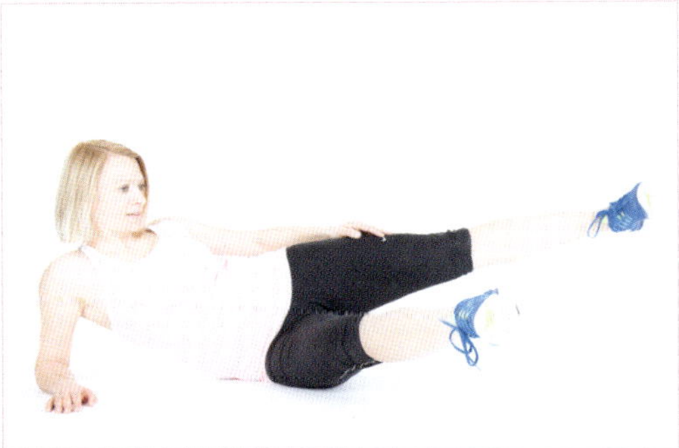

Leg Flow S. 140

5. Machen Sie sich stark!

    Trainieren Sie zusätzlich alle anderen Muskelbereiche, bei denen wiederum die Bauchmuskeln eine tragende Rolle spielen. Sehen Sie sich dazu die Übungen zur Ganzkörperstabilisation an (siehe Seite 102 ff.) – hier arbeitet der Bauch ganz klar für den Rest des Körpers, stabilisiert und balanciert Sie dabei aus. Dieses sexy Training nahezu schwebend über dem Boden sieht nicht nur sensationell aus, es fühlt sich auch so an!

    Die Übungen links sind ideal, um auf Ihren ersten Coregasm hinzuarbeiten, außerdem formen sie Ihren Körper wunderbar – Sie finden sie detailliert beschrieben im Übungsteil.

Bei all dem geht es einzig und allein um folgenden Positiv-Kreislauf: Durch ein gutes Training, bei dem Sie sich spüren und in Ihrem Körper wohlfühlen, empfinden Sie sich als sexy und sensationell. Durch das Training kommt es zu einer Ausschüttung der körpereigenen Glückshormone, und das wiederum fördert natürlich die Fähigkeit, den Coregasm zu erleben. Gehen Sie immer wieder an Ihre Belastungsgrenzen und entdecken Sie sich neu.

Versuchen Sie bei allem Bestreben, einen Coregasm zu erleben, aber immer, dieses Ziel nicht zu verkrampft anzugehen, sonst könnte es wirklich zu Verspannungen der Scheidenmuskulatur führen. Anspannung und Entspannung sollten immer im Gleichgewicht sein.

In den USA gibt es sogar schon Coregasm-Workouts in Fitnessstudios. Ein Trend zum Nachahmen? Bestimmt!

6

BECKENBODEN UND SEX – LUSTVOLLE ENERGIE

Das Wechselspiel zwischen An- und Entspannung

Im Gespräch mit vielen Frauen, vor allem mit jungen Frauen, habe ich erkannt, dass die meisten von ihnen gar nicht wissen, was die Beckenbodenmuskulatur ist, wo sie liegt und welche herausragenden Leistungen sie vollbringt: Sie hält und stabilisiert durch ihre besondere Konstruktion wie ein Auffangnetz den Urogenitaltrakt, sorgt dafür, dass die Schließmuskeln für Blase und Darm funktionieren, arbeitet mit Bauch-, Rücken- und Beinmuskeln teilweise unwillkürlich zusammen und sorgt damit für eine aufrechte Haltung.

In der Sexualität erfüllt sie eine lustbringende Funktion. Um den Penis beim Geschlechtsverkehr besonders tief und ganz aufnehmen zu können, müssen Beckenboden- und Scheidenmuskeln sich öffnen können. Dazu bedarf es der Lockerheit und Geschmeidigkeit dieser Muskeln. Diese ist auch während einer vaginalen Geburt wichtig, um das Kind durch den Geburtskanal zu entlassen.

Ein starker Beckenboden beschert zudem intensivere und häufigere Orgasmen und verbessert grundsätzlich die Orgasmusfähigkeit. Dafür ist ein Wechselspiel aus An- und Entspannung der Beckenbodenmuskulatur erforderlich.

Probieren Sie die Aktivierung des Beckenbodens also auch im Bett aus – wenn Sie es nicht schon längst getan haben. Männer empfinden es als extrem angenehm, wenn Sie durch die Kontraktion der Beckenbodenmuskeln Ihre Vagina verengen. Der Penis Ihres Partners wird dadurch zusätzlich stimuliert. Und für Sie als Frau ist das regelmäßige Training der Bauch- und Beckenbodenmuskeln ein Garant für intensivere und schneller zu erreichende Orgasmen beim Sex.

In der Plateauphase können Sie intensiv mit dem PC-Muskel *(Musculus pubococcygeus)* (siehe Seite 48 f.) arbeiten, der wie ein Ringmuskel funktioniert: »Umklammern« Sie regelrecht den Penis beim Sex, stellen Sie sich vor, Sie möchten ihn in sich festhalten, und lassen Sie wieder los. Das Anspannen dieses Beckenbodenmuskels ist ähnlich, wie wenn Sie den Harnstrahl beim Urinieren anhalten. Sie und Ihr Partner werden den Unterschied intensiv spüren! Die verstärkte Durchblutung der Vagina und die Beckenbodenmuskeln, die die Klitoris umgeben, verschaffen Ihnen einen intensiveren Orgasmus und Ihrem Partner wird das Wechselspiel zwischen An- und Entspannung überaus gefallen.

Wenn Sie den vaginalen Orgasmus überhaupt erst erlernen möchten, beziehen Sie das Anspannen und Entspannen der Beckenbodenmuskeln in Ihre Selbstbefriedigung mit ein. Stimulieren Sie Ihren G-Punkt, nutzen Sie das Spiel mit den Muskeln und bewegen Sie Ihr Becken. Mit ein bisschen Übung und durch das »Train hard – love tight«-Trainingsprogramm gestärktem Beckenboden klappt es bestimmt!

Sex – weil Sie es möchten!

Die natürliche Funktion des Geschlechtsverkehrs ist es, Kinder zu zeugen, sich fortzupflanzen, die Menschheit vor dem Aussterben zu schützen. Wie ich es im Vorwort schon erwähnt habe, haben mein Exmann und ich in der Phase unseres Kinderwunsches besonders zu Zeiten des Eisprungs täglich, sogar mehrmals täglich miteinander geschlafen. Aber wir haben nicht miteinander geschlafen, um:

- uns nah zu sein,
- Befriedigung zu erhalten,
- Entspannung zu finden,
- das Animalische in uns auszuleben,
- dem anderen zu zeigen, wie begehrenswert wir ihn finden,
- Bestätigung zu bekommen,
- Liebe zu erfahren oder
- Lust zu erleben.

Hand aufs Herz, wie viele der oben genannten Punkte treffen auf Sie zu, wenn Sie mit Ihrem langjährigen Partner Sex haben?

Sicher nicht immer jeder Punkt. Es gibt Tage, an denen haben wir überhaupt keine Lust auf Sex. Manchmal kommen die Lust und die Entspannung erst mit dem Sex, an manchen Tagen haben Sie schon beim Gedanken an Sex Lust und möchten plötzlich Ihrem Partner ganz nah sein, auch weil Sie Befriedigung, weil Sie einen Orgasmus erleben möchten, weil Sie sich öffnen wollen, weil Sie geil sind. Auf ihn, auf Sex, auf einen Höhepunkt.

Das Öffnenwollen und -können ist häufig ein Punkt, an dem Frauen Probleme haben. Um mit einem Mann zu schlafen, den erigierten Penis ohne Schmerzen oder Verkrampfung komplett in sich aufnehmen zu können, ist es wichtig, locker und entspannt zu sein. Wir lassen den Mann in uns, nicht umgekehrt. So gesehen geben wir Frauen mehr von uns als ein Mann von sich. Wir lassen ihn in uns und nehmen ihn auf. Dies erfordert vollkommenes Vertrauen, sonst hinterlässt dieser Sex ungute Gefühle und sogar Schmerzen oder Verletzungen.

Meine Umfrage unter 200 Frauen, die ein bis vier Kinder geboren haben (siehe Seite 64 f.), hat auch ergeben, dass wir Frauen öfters an Sex denken, öfters Sex haben und öfters Sex wollen, wenn wir uns gut fühlen, wenn wir uns in unserem Körper wohlfühlen und wenn wir dies auch ausstrahlen. Nicht umsonst erscheinen Frauen an den Tagen um ihren Eisprung herum attraktiver, das Gesicht ist rosiger, die Haut praller, die Augen glänzen, unsere Bewegungen erscheinen runder, weiblicher, sexy. Unser Körper spricht Bände und wir strahlen unsere Fruchtbarkeit nur so nach außen.

Auch unsere Vagina ist an diesen Tagen besonders gut durchblutet. Sie ist feuchter, es bildet sich vermehrt Zervixschleim, um beim Geschlechtsverkehr den Penis des Mannes besonders gut aufnehmen zu können. Dazu sorgt das Hormon Progesteron für den Aufbau der Gebärmutterschleimhaut, um die Spermien nach dem Orgasmus besonders gut einbetten zu können, damit im Anschluss daran eine Befruchtung mit dem »gesprungenen Ei« stattfinden kann. Diesen faszinierenden Vorgang hat die Natur so eingerichtet und er passiert im Normalfall in jedem Zyklus. Natürlich möchte nicht jede Frau schwanger werden, wenn sie Sex hat. Einige Verhütungsmethoden unterbinden allerdings hormonell diese natürliche Form der Zervixschleimbildung und auch die Lust rund um die fruchtbaren Tage, die Lust auf Sex. Aus diesem Grund sagen viele Frauen, dass sie sich mit Einnahme der Pille hormonell fremdgesteuert fühlen. Falls es Ihnen auch so geht, versuchen Sie doch, auf eine andere Form der Verhütung umzusteigen. Einfach um Ihrem Körper die Möglichkeit zu geben, natürlich zu funktionieren.

Sex an den fruchtbaren Tagen ist für Frauen deshalb besonders lustvoll, weil die Vagina durch die stärkere Durchblutung oft schon beim Gedanken an Sex pulsiert. Sie ist außerdem viel größer und praller und die Schamlippen öffnen sich von selbst. Achten Sie einmal darauf: Häufig erscheinen einem zu dieser Zeit auch sonst weniger anziehende Männer – oder Frauen – als mögliche attraktive Sexualpartner. Das alles steuert unser Körper, unser Hormonhaushalt.

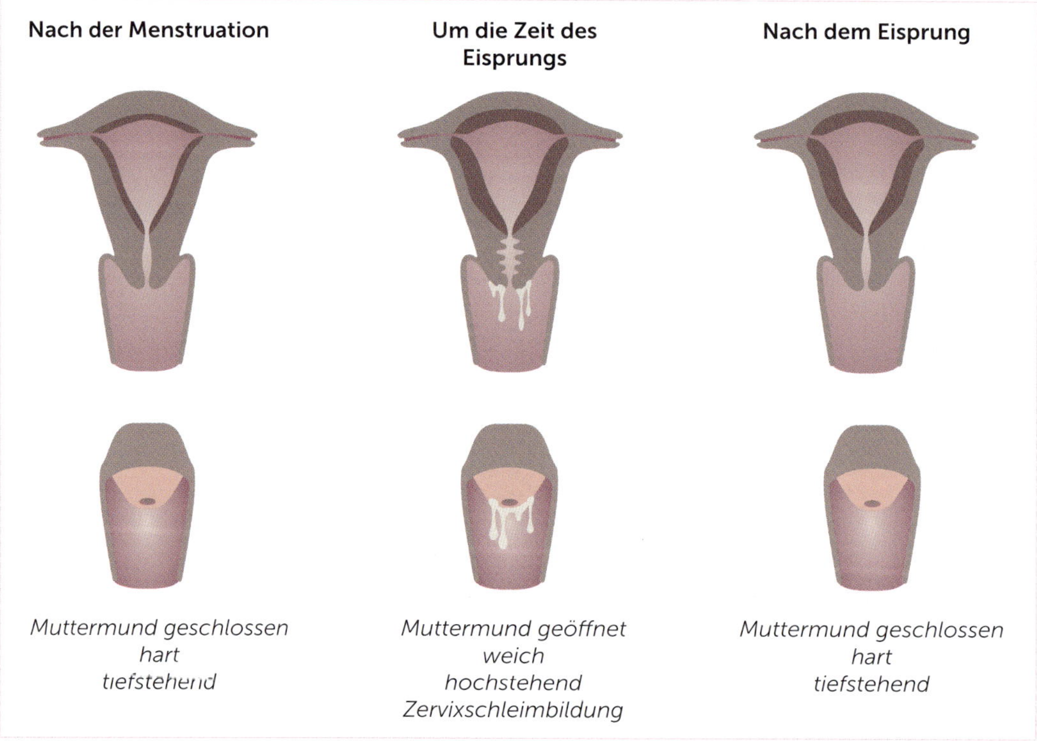

Der Muttermund verändert sich im Laufe des Zyklus. Beim Eisprung ist er weich und offen, danach verschließt er sich und wird hart. An den fruchtbaren Tagen bildet sich vermehrt Zervixschleim.

Lust

Insbesondere bei uns Frauen spielt auch der Kopf, vielmehr die Psyche eine große Rolle, wenn es um Lust, Sex und den Orgasmus geht. Nur wenn wir wirklich Lust haben, ist der Körper für Sex und für den Orgasmus bereit. Das heißt natürlich nicht, dass die Lust schon von Anfang an da sein muss.

Man hat durch verschiedene Untersuchungen und Tests herausgefunden, dass regelmäßiger Sex noch mehr Lust auf Sex macht. In langjährigen Partnerschaften mit Kind(-ern), Haushalt und Beruf verschwindet der Sex oft schleichend aus dem Leben. Frau und Mann sind Eltern. Und Eltern haben erst einmal andere Prioritäten. Sind die Kinder dann im Bett, liegt das Elternpaar müde und erschöpft auf der Couch. Jetzt noch Sex? »Bitte lass mich einfach mal nur sitzen und nichts tun«, denkt sich frau dann oft. Doch nicht nur Frauen verlieren durch Stress zu Hause oder im Beruf die Lust auf Sex, auch bei Männern kann sich eine Sexmüdigkeit einstellen, manchmal sogar in Verbindung mit Erektionsstörungen. Unter den 40- bis 49-Jährigen ist knapp jeder zehnte Mann von einer solchen erektilen Dysfunktion betroffen, unter den 60- bis 69-Jährigen bereits jeder dritte. Auch hier spielt die Psyche eine große Rolle.

Ist in Ihrer Beziehung eine solche Flaute entstanden, sollten Sie auch an dieser Stelle ansetzen und versuchen, eine Veränderung zu erarbeiten. Nehmen Sie sich Zeit füreinander. Verabreden Sie sich, machen Sie einen festen Termin für Sie als Paar aus. Im Alltag haken wir meist einen Termin nach dem anderen ab: Kinderarzt, Zahnarzt, Autowerkstatt, Kaffeetrinken mit der Freundin. Warum nicht einen Termin mit dem eigenen Partner vereinbaren?

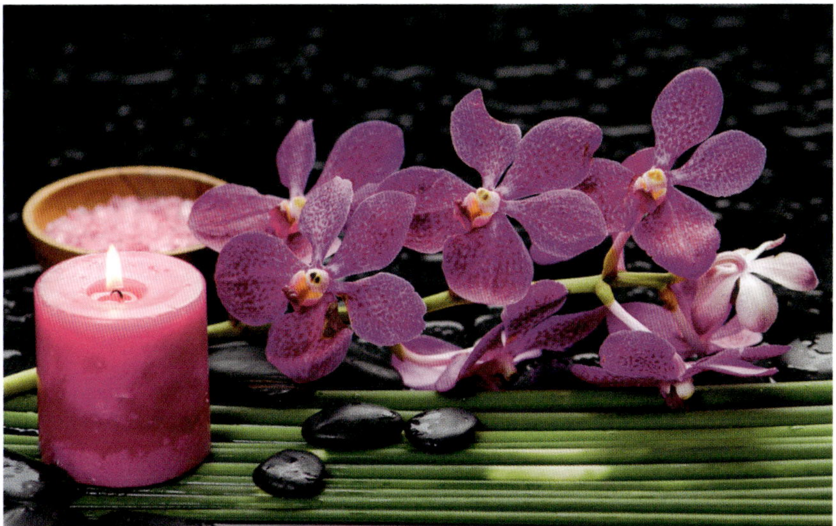

Schaffen Sie sich einen Ort der Ruhe, eine harmonische Atmosphäre, um zueinanderzufinden.

Planen Sie dafür ausreichend Zeit ein. Trinken Sie einen Tee miteinander oder ein Glas Wein, lassen Sie leise angenehme Musik laufen.

Nehmen Sie Ihren Partner wahr. Hören Sie ihm zu. Fassen Sie sich an. Streichen Sie über seine Schulter – eine kleine Geste. Schauen Sie sich in die Augen.

Wann haben Sie sich zuletzt wirklich bewusst nur mit Ihrem Partner auseinandergesetzt, sich Ihrer gegenseitigen Zuneigung versichert, sich angenähert und fallen gelassen?

Lassen Sie sich berühren, zeigen Sie, was Ihnen gefällt, was Ihnen guttut – Nackenmassage, Fußmassage, Rückenmassage. Sorgen Sie für eine entspannte und wohltuende Stimmung.

Gewöhnen Sie sich regelmäßige kleine, persönliche Rituale an. Zum Beispiel lassen Sie sich abends zehn Minuten von Ihrem Partner massieren und umgekehrt, während Sie dabei schöne Musik hören. Oder Sie planen regelmäßige gemeinsame Sporttage ein, gehen miteinander laufen oder ins Fitnessstudio. Das festigt und stärkt Ihre Paarbeziehung ungemein.

Sagen Sie Ihrem Partner, was Ihnen an ihm gefällt. Was Sie erotisch finden, was Sie geil macht. Trauen Sie sich! Er wird es sicher gerne hören und vielleicht auch Sie fragen, was Sie heiß macht.

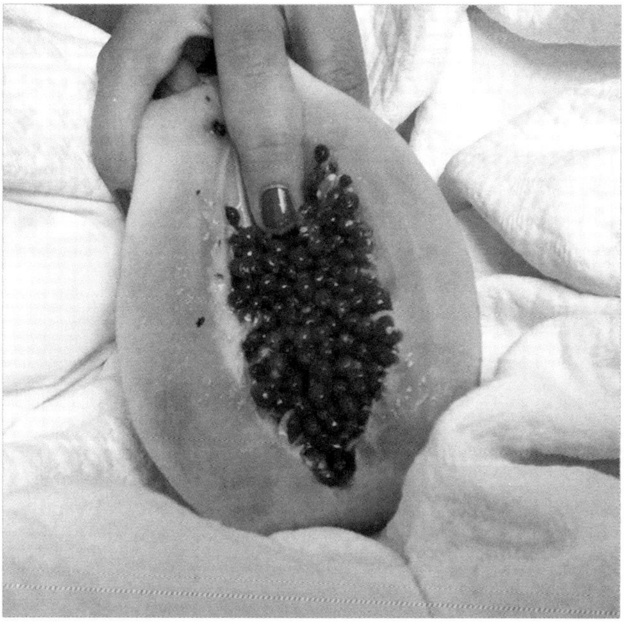

Weibliche Lust muss manchmal erst herausgekitzelt werden. Sexualität ist eine spannende lebenslange Entdeckungsreise, die uns immer wieder zu neuen Höhepunkten führt.

Tipps für ein erfülltes Sexualleben

Das Wichtigste zu Beginn: Jede Frau und jeder Mann hat eine andere Vorstellung von einem erfüllten Sexualleben und diese ist auch immer abhängig von der momentanen Lebenssituation, kann sich also im Lauf der Zeit verändern.

Entscheidend ist, dass beide Partner miteinander im Einklang sind. Dass jeder den anderen versteht und die jeweiligen Wünsche akzeptiert und mitträgt.

Häufig suggerieren uns Werbung, Beiträge im Internet oder in Zeitschriften, dass wir stets gestylt und natürlich mit absolutem Traumbody dem Partner jederzeit zur Verfügung stehen beziehungsweise im gleichen Moment ebenso unbändige Lust verspüren und rasend vor Leidenschaft übereinander herfallen sollten. Davon sollten wir uns aber nicht unter Druck setzen lassen, da dies keineswegs der Realität entspricht.

Im Gespräch mit vielen Frauen habe ich erfahren, dass sie aus ganz unterschiedlichen Gründen nicht das Sexualleben haben, von dem sie träumen:

- Viele Frauen haben große Hemmungen, sich ihrem Partner verbal zu öffnen, ihre Wünsche auszusprechen. Besonders passiert das, wenn sie mehrere Rollen erfüllen: wie Mama, Partnerin, Hausfrau und dazu noch berufstätig sind. Dieses Multitasking stresst gerade dann, wenn Frauen innerhalb kürzester Zeit in ihre verschiedenen Rollen wechseln müssen. Im Alltag brauchen die Kinder die liebevolle und aufopfernde Mama, im Beruf verlangen der Chef, die Kollegen oder Mitarbeiter eine hoch professionelle Mitarbeiterin, Kollegin oder Chefin, nachmittags wird man im Kontakt mit der eigenen Mutter wieder selbst zum Kind und abends, wenn endlich Ruhe eingekehrt ist, soll man dem Ehemann als verführerische und aufreizende Partnerin erscheinen. Dieser Spagat erfordert enorme Kraft und kann nicht immer perfekt gelingen.
- Viele Frauen sind mit sich und ihrem Körper unzufrieden. Die Schwangerschaft hat Spuren hinterlassen oder sie wiegen einfach einige Kilos zu viel. Das Hadern mit dem eigenen Körper führt dazu, dass sie sich beim Sex nicht fallenlassen können, dass sie ihn nur teilweise bekleidet oder im Dunkeln zulassen können oder dass sie auf manche Stellungen verzichten, die ihren Bauch oder die Hängebrüste noch viel unvorteilhafter erscheinen lassen.
- Etliche Frauen ärgern sich auch über die Lustlosigkeit und Fantasielosigkeit ihres Partners. Bei jedem zehnten Mann kommt es außerdem vor, dass er zu früh kommt oder keine dauerhafte Erektion halten kann.

Was können Sie nun tun, um Ihrem Sexualleben neuen Schwung zu verleihen? Geben Sie sich einen Ruck und beginnen Sie aktiv daran zu arbeiten, dass Sie und Ihr Partner im Schlafzimmer wieder zusammenfinden. Die folgenden Tipps sind ein erster Anfang.

Beraumen Sie ein Sex-Meeting an. Je häufiger Sie Sex haben, desto öfter verspüren Sie Lust dazu.

Zeigen Sie Ihrem Partner, dass Sie den Sex auch ohne Orgasmus genießen können, und setzen Sie ihn nicht unter Druck. Viele Männer sehen es als Bestätigung ihres Erfolges, wenn ihre Partnerin zum Orgasmus kommt, und sind frustriert, wenn es ihnen nicht gelingt, ihre Frau zum Höhepunkt zu bringen.

Berühren Sie sich – nutzen Sie jede Gelegenheit im Alltag, um zu signalisieren: »Ich bin gerne in deiner Nähe.« Halten Sie Händchen, streicheln Sie Ihren Partner, wann immer es passt. Und natürlich umgekehrt! Je häufiger Sie sich gegenseitig berühren, desto inniger wird Ihre Beziehung.

Bei Frischverliebten jederzeit gerne, im Beziehungsalltag eher rar: der Quickie. Ein spontaner Quickie erfrischt. Probieren Sie es einfach aus und genießen Sie das prickelnde Gefühl.

Nehmen Sie sich, was Sie brauchen – es steht Ihnen zu! Befriedigen Sie sich selbst oder sagen Sie Ihrem Partner, wie sehr Sie JETZT Lust auf ihn haben. Männer stehen drauf!

Hätten Sie gerne mehr Bestätigung? Drehen Sie doch mal den Spieß um und lassen Sie Ihrem Partner die Aufmerksamkeit und Bestätigung zukommen, die Sie sich wünschen. Seien Sie ihm ein Vorbild und zeigen Sie ihm, wie begehrenswert Sie ihn finden.

Zeigen Sie ihm, was Sie wollen und wie Sie es wollen. Führen Sie seine Hände dorthin, wo Sie es mögen.

Planen Sie genügend Zeit ein, um den bevorstehenden Sex ähnlich einem Fitness-Workout zu gestalten: Warm-up, Hauptteil, Cool-down. Massieren oder streicheln Sie sich gegenseitig, steigern Sie langsam Ihre Lust, kommen Sie zu unvergesslichen Höhepunkten und genießen Sie den gemeinsamen Ausklang mit schöner Musik und Kuscheln.

Machen Sie die Übung »Rollenvorbild« (siehe Erfahrungsbericht von Manuela Seite 208 ff.) und überlegen Sie, in welcher Rolle Sie sich gerne sehen würden und welche Veränderungen dazu nötig wären.

Haben Sie schon einmal Sextoys ausprobiert? Legen Sie alle Hemmungen ab und trauen Sie sich: Ob beim Solo-Sex oder mit Ihrem Partner, Toys bringen prickelnde, aufregende Lust und machen Appetit auf mehr!

Starten Sie mit dem »Train hard – love tight«-Trainingsprogramm! Erleben Sie persönlichen Erfolg, mentale Stärke und ein tolles Selbstbewusstsein. Fühlen Sie sich wohler mit einem fitten, geformten Körper.

Sprechen Sie darüber – sagen Sie ihm, was Sie heiß macht, und fragen Sie ihn, was ihm gefallen würde. Reden Sie über ihre Wünsche und Fantasien.

Wünsche & Verlangen

Natürlich liegt es vor allem an uns selbst, dass wir uns wohlfühlen, dass wir uns gefallen, dass wir mit uns zufrieden sind. Sicher wünschen wir uns, dass unsere Partner uns ein gutes Gefühl geben, dass wir mit Komplimenten überhäuft werden und für sie begehrenswert sind. Dies alles geschieht aber viel eher, wenn wir selbst von uns überzeugt sind!

Haben Sie schon einmal wirklich überlegt, was Sie eigentlich wollen? Warum sind Sie nicht einfach die Person, die Sie gerne sein möchten? Haben Sie auch schon andere Frauen bewundert und dabei überlegt, wie die es schaffen, sich wohlzufühlen, oder haben Sie sich gewünscht, so zu sein wie diese anderen Frauen? Wieso sind Sie es dann nicht?

Denken Sie mal darüber nach, wie Sie im Laufe Ihres Lebens geprägt wurden, wie Sie aufgewachsen sind, welche Rollenvorbilder Sie hatten. Wen haben Sie bewundert? Was hat Ihnen an dieser Person gut gefallen? Wie war diese Person?

Dazu ein kurzer Erfahrungsbericht von Manuela, 32 Jahre

Manuela fühlte sich mit einem Körpergewicht von 85 Kilogramm bei einer Körpergröße von 1,71 Metern ziemlich unwohl. Bis vor fünf Jahren hatte sie regelmäßig Volleyball gespielt und war ein- bis zweimal pro Woche laufen gegangen. Irgendwann war sie aufgrund ihres ziemlich stressigen und anspruchsvollen Berufs als Vorstandssekretärin bei einer Bank abends einfach zu kaputt, um sich noch zum Sport aufzuraffen. In den Jahren darauf nahm sie 15 Kilogramm an Gewicht zu. Seit drei Jahren war sie Single und suchte verzweifelt einen Mann. Ich erlebte Manuela in meinem Beckenboden- und Coachingseminar für Frauen als sehr neugierig und offen für alle Informationen und sie war sehr bemüht, alle Aufgaben und Übungen wie vorgegeben durchzuhalten. Im Gespräch kamen wir darauf, dass sie jene Frauen immer sehr bewunderte, die stets top gestylt, gut gelaunt, offensichtlich erfolgreich und natürlich mit guter Figur durchs Leben gingen. Sie selbst kam sich vor wie eine »dicke Hummel«, die sich mühevoll von einer Aufgabe zur nächsten hangelte. Auf meine Frage, wie sich die dicke Hummel denn fühle, antwortete sie: »Schwerfällig, behäbig, unattraktiv, unscheinbar.« Ich fragte sie nach ihren Versuchen, einen Mann zu finden. Sie war bei diversen Internet-Dating-Plattformen angemeldet und ging an den Wochenenden auch regelmäßig mit ihren Freundinnen abends in Kneipen oder Discotheken.

Nun machte ich mit Manuela eine Übung, die ich »Rollenvorbild« nenne:

Ich markierte auf dem Boden eine Position mit einem Kärtchen. Für Manuela war diese Karte »Position B«. Auf Position B stand für sie ein Model, der Inbegriff einer schönen, attrak-

tiven und begehrenswerten Frau. Eine Frau, nach der sich alle Männer verzehrten. Manuela selbst stand auf ihrer Position A. Sie sollte sich nun vorstellen, wie sich das Model auf Position B verhält, wie sie geht, wie sie riecht, wie sie aussieht, welche Kleidung sie trägt. Wie ist die Körperhaltung? Wie ist ihre Mimik, ihre Gestik, ihre innere Haltung? Wie bewegt sie sich? Wie fühlt sie sich? Anmutig? Stolz? Sexy? Attraktiv? Ich fragte Manuela, ob ihr das Model so gefiel und ob sie selbst so sein wollte.

Manuela sollte nun ihre eigene Haltung überprüfen und immer mehr von der Haltung des Models übernehmen. Wichtig dabei war, dass die eigene Persönlichkeit nicht mit einem veränderten Auftreten verwechselt wurde. Ihre Gefühle blieben die gleichen, es ging nur um die veränderte Ausstrahlung, um das neue Erscheinungsbild!

Manuela sollte prüfen, wie ihr das neue Auftreten gefallen würde. Was würde sich optisch an ihrem Auftreten, an ihrem Erscheinungsbild verändern? Manuela nannte längere Haare, leicht getönt, mit wunderbarem Glanz, eine schicke, auffällige Brille, roten Lippenstift, goldene Ohrringe, ein schönes teures Kleid und hohe Schuhe. Ihre Figur wäre schmaler und sie würde ihre wunderbaren Brüste stolz mit geradem Rücken tragen.

Manuela sollte nun überlegen, was sich bei ihr verändern würde mit diesem neuen Erscheinungsbild. Welche Folgen könnte diese optische Veränderung haben?

Manuela wollte unbedingt so sein, wie sie sich dort auf dieser Position B sah. Sie stellte sich auf die neue Position und nahm diese Haltung und den Ausdruck an, sie probierte sie an wie ein neues Outfit. Passte es ihr? Was gefiel ihr daran gut? Was wollte sie noch verändern?

Manuela empfand in dieser neuen Position ein wunderbares Glücksgefühl, als hätte sie Schmetterlinge im Bauch. Sie beschrieb es als ungewohntes und fantastisches Gefühl. Dazu kam, dass sich dieses neue Model jeden Mann aussuchen konnte, den sie wollte. So fühlte es sich für Manuela an!

Manuela stolzierte durch den Raum, als wäre sie ein völlig neuer Mensch. Manuela in einer anderen Hülle. Es gab für sie keine Zweifel mehr. Diese Manuela, die abends faul und bequem auf der Couch lag und sich tröstend Schokoriegel hineinstopfte, die wollte sie nicht mehr sein.

Manuela sollte nun noch zurücktreten und beide Positionen von außen betrachten: die neue Manuela und die momentane Manuela. Sie sollte überlegen, ob ihr für das neue Gefühl noch etwas fehlte. Wenn ja, sollte sie sich bei Position B – dem Model – bedienen. Und das jederzeit!

Wenn Sie selbst diese Übung ausprobieren und Ihre Position B als Wunschvorstellung für sich sehen, gibt Ihnen diese jederzeit die Motivation, die Sie brauchen.

Für Manuela war in dem Moment klar, was wichtig für sie war: abnehmen, sich anders kleiden, sich mehr pflegen. Diese Punkte standen schon immer auf ihrer To-do-Liste. Aber sie benötigte den Kick, sich selbst in dieser neuen Rolle zu fühlen, zu spüren, um sich für den ersten Schritt in diese neue Richtung zu entscheiden. Und ihn wirklich zu gehen!

Manuela hat den Rat beherzigt, sich immer wieder bei diesem tollen Gefühl von Position B, dem Model, zu bedienen. Sie fand heraus, dass sie nicht jeden Abend Schokoriegel brauchte. Dass sie sich stattdessen lieber aufraffen und mit dem Trainingsprogramm beginnen wollte. Sie überlegte nicht lange, setzte ihre Gedanken um, begann mit dem »Train hard – love tight«-Trainingsprogramm und nahm schließlich eine ganze Menge ab.

Der Erfolg gab ihr recht. Die Pfunde purzelten, das Beckenboden-Workout verlieh ihr ein ganz neues Selbstvertrauen und sie genießt bis heute ihr neues, leichteres Körpergefühl.

Natürlich ist Manuela kein Model geworden. Sie wollte auch nie eines sein. Aber wohler fühlen wollte sie sich. Sie wollte zufrieden und selbstbewusst in den Spiegel schauen, wollte einfach sportlicher, dynamischer, schlanker sein. Und das ist ihr gelungen.

Wie unsere (innere) Haltung unsere Sexualität beeinflusst

»Train hard – love tight« ist ein Trainingsprogramm für alle Frauen, die:

- ein neues, sensationelles und absolut wirkungsvolles Beckenbodentraining erleben und erlernen möchten,
- ihren Beckenboden bewusst in ihren Alltag und in ihre Sexualität integrieren wollen,
- ihren Beckenboden als Lustoptimierer erleben möchten,
- persönlichen Erfolg und Stärke durch die eigene Weiblichkeit erreichen wollen,
- es lieben, Frau zu sein,
- sich intensiv mit ihrer Sexualität beschäftigen möchten.

Ich möchte damit alle Frauen ansprechen, die mehr aus sich, aus ihrem Körper und aus ihrem Leben machen möchten. Das eigene Selbstwertgefühl optimieren durch einen entspannten und selbstsicheren Umgang mit der eigenen Sexualität! Denn unser Leben ist viel zu kurz, um damit mittelmäßig zufrieden zu sein.

Frauen sehnen sich nach Liebe und nach erfüllter Sexualität. Und beides schließt das jeweils andere nicht aus. Jedoch verlernen wir im Alltag häufig, unsere sexuellen Wünsche zu formulieren, nehmen uns in unseren eigenen Wünschen und Sehnsüchten zurück, weil Beruf, Kinder und andere Pflichten in den Vordergrund gerückt sind.

Frauen dürfen, sollen und wollen aber über ihr Leben, ihren Körper und ihre Sexualität selbst bestimmen.

Bücher wie *Fifty Shades of Grey* lassen erkennen, wie spannend, geheimnisvoll und doch so intim das Thema Sexualität ist. Sexuelle Wünsche und Fantasien spielen eine große Rolle im Leben einer Frau. Ob Sie nun tatsächlich Fan dieser Buchreihe oder anderer Bücher dieser Art sind oder Sexualität, ob geheimnisvoll, sadomasochistisch oder ganz natürlich, einfach gut finden, das Thema berührt alle. Sexualität ist Fortpflanzung, Entwicklung, Nähe, Körpergefühl, Nacktheit, Geilheit, Trieb, Abhängigkeit, Lust, Spaß, Freude, Sucht ... Ich könnte eine ganze Din-A4-Seite mit dazu passenden Wörtern füllen. Überlegen Sie einmal, was Ihnen Sexualität bedeutet. Es kann positiv wie negativ sein.

Schreiben Sie hier die Begriffe auf, die Ihnen zu Ihrer Sexualität/zum Sex mit Ihrem Partner/Ihrer Partnerin einfallen.

____

____

____

____

____

Und überlegen Sie nun, ob und was Sie gerne verändern möchten.

Notieren Sie hier, wie Sie Sexualität erleben möchten, und zwar wirklich nur, wie SIE es gerne möchten.

____

____

____

____

____

Sie haben es immer selbst in der Hand, ob Sie nach links oder rechts gehen, ob Sie heute langsam oder schnell fahren (und eventuell ein Knöllchen bekommen), ob Sie mit Ihrem Partner, mit Ihren Kindern geduldig und liebevoll sprechen oder genervt reagieren. Ob Sie sich zu regelmäßigem Sport aufraffen oder Ihrem Chef sagen, was für ein Idiot er ist (und damit eine Kündigung riskieren), ob Sie sich als Opfer in einer Situation sehen oder ob Sie die Fäden in die Hand nehmen: Sie entscheiden ALLES selbst!

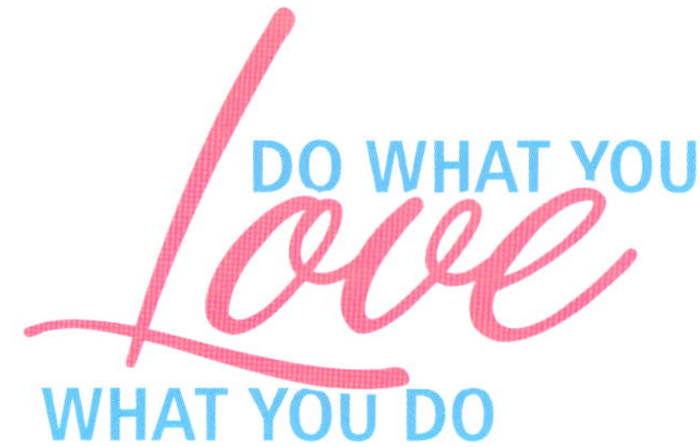

Wir müssen uns nur klar darüber werden, dass wir als Verursacher einer Handlung, als Lenker, als Entscheider, als Mentor, als Mama, als Partnerin Einfluss auf andere und die Verantwortung für uns und unsere Mitmenschen haben.

Richten Sie Ihre innere Haltung nach Ihren Wünschen aus: Do what you love. Love what you do!

Selbstbewusst und aufrecht durchs Leben gehen

Gehen Sie selbstbestimmt und aufrecht durchs Leben! Überlegen Sie einmal: Aufrecht hat etwas mit Aufrichtung zu tun. Im Kapitel »Der Beckenboden – Anatomie« (ab Seite 44) haben Sie sich mithilfe der Beckenbodenaktivierung aufgerichtet, haben Kraft, Stärke und Unterstützung aus dem Beckenboden geschöpft. Übertragen Sie diese körperliche Stärke nach innen und Sie werden bald spüren, wie Ihre Körperhaltung Ihre innere Haltung beeinflusst.

Eine kraftvolle und dynamische Körperhaltung, die geprägt ist von Stabilität, von Balance, von Muskelspannung, wird sich spürbar auf Ihre innere Stimmung, auf Ihre innere Haltung und auch auf Ihr Gegenüber übertragen. Die körperliche Haltung oder die Art und Weise, wie man sich bewegt, sagt einiges über den seelischen oder emotionalen Zustand aus. Schauen Sie sich um! Wie bewegen sich Ihre Mitmenschen? Wie stehen, gehen, sitzen sie?

Beobachten Sie sich selbst, motivieren Sie sich jeden Tag erneut, an Ihrer Haltung, äußerlich wie innerlich, zu arbeiten. Achten Sie darauf, wie sich durch Ihre veränderte, aufgerichtete, starke Körperhaltung unmittelbar Ihre Einstellung ändert. Kennen Sie den Ausdruck »über den Dingen stehen«? Wenn Sie über den Dingen stehen, fühlen Sie sich stark genug, mit unangenehmen Geschehnissen fertig zu werden. Sowohl körperlich als auch mental stark. Weil Sie wissen, dass Sie selbst die Sache in die Hand nehmen, sie verändern und verbessern können.

Mit regelmäßigem Muskel-Workout unterstützen und verbessern Sie Ihre Körperhaltung. Ihre Bewegungshandlungen beeinflussen nicht nur Ihre körperlich-motorischen Fähigkeiten, sie wirken sich gleichzeitig auf die Einstellung zum eigenen Körper, das Bild von den eigenen Fähigkeiten und die Wahrnehmung Ihrer Person aus.

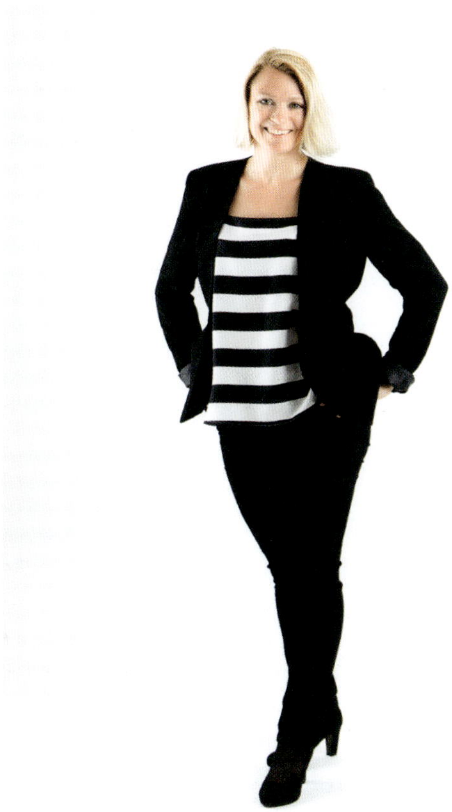

Gehen Sie selbstbestimmt durchs Leben. Sie sollten sich jeden Tag fantastisch fühlen!

Das Ziel dabei ist: sich die Themen Beckenboden, Weiblichkeit, Hingabe, Selbstbewusstsein, Sexualität, Ziele, Werte und vieles mehr bewusst zu machen. Vielleicht merken Sie es jetzt schon: Es geht in die Tiefe, darum, Ihren Körper und die eigenen Bedürfnisse wahrzunehmen, und ist eine Persönlichkeitsentwicklung. Beginnen Sie am besten schon heute damit und motivieren Sie sich, mit dem »Train hard – love tight«-Trainingsprogramm zu starten.

Selbst bestimmen: Do what you love – love what you do

Tun Sie das, was Sie lieben? Oder WÜRDEN Sie gerne tun, was Sie lieben? Lieben Sie das, was Sie tun? Sie wissen vielleicht, was Sie gerne tun würden, wenn Sie könnten, aber Sie tun es nicht.

Das klingt jetzt kompliziert und wir Frauen machen es oft noch viel komplizierter. Eigentlich würden wir gerne tun, was wir lieben, und lieben, was wir tun. Wenn wir wirklich wüssten, was wir lieben. Dann könnten wir es ja auch tun.

Oder wir tun es nicht, weil wir es nicht tun können, wie wir behaupten. Weil wir dann Dinge ändern müssten. Aber ganz ehrlich: Was hindert uns wirklich daran? Was hält uns tatsächlich davon ab, das zu tun, was wir gerne tun wollen? Oder erst herauszufinden, was uns wirklich glücklich machen würde?

Der Satz »Do what you love – love what you do« passt in alle Lebensbereiche. Vor allem für uns Frauen ist er immens wichtig. Weil wir Frauen häufig damit hadern, ob das, was wir tun, das Richtige ist. Oder wenn wir uns einmal für eine Richtung entschieden haben, fangen wir an zu zweifeln, ob wir es auch wirklich schaffen oder nicht doch wieder einen Rückzieher machen sollten.

In Gesprächen mit Frauen erlebe ich, wie viele Bedenken und Gründe gefunden werden, das Leben nicht so zu leben, wie sie es eigentlich gerne würden.

Warum ist das so? Frauen reflektieren sich ständig und häufig negativ. Sie sind oft weniger selbstbewusst und haben als Kind schon fiese Sätze gehört wie »Nimm dich nicht so wichtig«, »Stell dich nicht dauernd in den Mittelpunkt«, »Sei still« oder »Rede nicht so viel«. Dies alles sind Zurechtweisungen, die sie in vielen Momenten ihres Lebens negativ beeinflussen. Denn sie schlummern in ihrem Unterbewusstsein und hemmen sie dementsprechend.

Was das alles und was »Do what you love – love what you do« mit unserem Beckenboden zu tun hat? Eine ganze Menge!

»Train hard – love tight« ist als Beckenboden-, Ganzkörper- und mentales Training eine wunderbare Methode, um sich auf das zu konzentrieren, was man möchte. Was Sie möchten! Hören Sie in sich hinein, finden Sie heraus, was Sie gerne tun würden, und packen Sie es an. Spüren Sie, was in Ihnen ist. Fühlen Sie Ihre Beckenbodenmuskeln und was Sie damit tun können. Sie erhalten Kraft und Stärke und entwickeln gleichzeitig Weichheit und Lockerheit, eine ideale Kombination für uns Frauen. Deshalb sind wir Frauen im emotionalen Bereich auch so erfolgreich: weil wir neben der starken auch eine weiche Seite in uns haben.

Neben einem starken und belastbaren Beckenboden, der unseren Körper trägt und stabilisiert, brauchen wir auch einen weichen, entspannten Beckenboden. Einerseits sorgt das Geflecht der Beckenbodenmuskeln für unsere Rumpfstabilität, unsere aufrechte Haltung und unsere Kontinenz. Andererseits soll er nachgeben, sich öffnen können, zum Beispiel beim Geschlechtsverkehr oder wenn ein Baby geboren wird.

Aus diesem Grund: Spüren Sie bei allem, was Sie vorhaben, was Sie tun möchten, in sich hinein. Ein starker Beckenboden (wenn ich hier von einem starken Beckenboden spreche, meine ich einen Beckenboden, der tragen, halten, stabilisieren und nachgeben kann!) lässt Sie nach außen strahlen. Mit einem starken Beckenboden haben Sie das Körpergefühl, das Sie brauchen, um das zu tun, was Sie lieben! Und zu lieben, was Sie tun!

Um nun diese negativen Glaubenssätze oder Überzeugungen loszuwerden, wollen wir sie umkehren: in positive Ziele und Werte.

Positive Ziele und Werte

Innere Überzeugungen, Ziele und Werte sind mit unserer Lebensqualität eng verbunden. Wenn unsere Arbeit es uns ermöglicht, unsere Werte zu leben, macht sie uns Spaß und unsere Tätigkeiten gelingen uns viel besser. Wenn unsere Werte bei der Arbeit und im Alltag nicht gelebt werden können oder wir ihnen sogar zuwiderhandeln müssen, verlieren wir unsere innere Balance. Wir werden unzufrieden, unglücklich, haben vielleicht sogar das Gefühl, aus dieser Spirale nicht herauszukommen.

Liebe, Ehrlichkeit, Glück, Gesundheit, Familie, Erfolg, Freiheit, Gelassenheit, Zufriedenheit, Beständigkeit, Sinnlichkeit, Abenteuer, Neugier, Zielstrebigkeit, Humor, Treue, Ordnung, Weiblichkeit, Männlichkeit, Freude, Offenheit, Empathie, Freundschaft, Wohlstand, Spaß, Toleranz, Wertschätzung, Großzügigkeit, Mut usw. – überlegen Sie, welche Werte für Sie im Vordergrund stehen!

Haben Sie selbst schon einmal festgestellt, dass Sie sich in manchen Situationen verstellen? Dass Sie sich anders verhalten, als es Ihren eigentlichen Überzeugungen entspricht? Dass Sie versuchen, sich anderen anzupassen, es ihnen gleichzutun und jemand zu sein, der Sie eigentlich gar nicht sein möchten? Natürlich ist es völlig normal, sich in manchen Situationen anzupassen, wir folgen den Regeln und Normen, wie sie zum Beispiel bei der Arbeit, in einem Betrieb vorgegeben sind. Um in einer Gesellschaft klarzukommen, ist dieses Verhalten notwendig, ja überlebenswichtig!

Überlegen Sie einmal, in welchen Situationen Sie ein Verhalten zeigen, das Ihnen persönlich eigentlich nicht entspricht. Weil Sie sich Menschen oder Vorgaben anpassen, die es vielleicht nicht wert sind.

Ich habe mich selbst von Berufs wegen, um endlich für eine Beförderung vorgesehen zu werden, jahrelang angepasst. Ich habe nutzlose Vorgaben und Forderungen erfüllt, Gespräche geführt, und ich habe darunter gelitten, miesen Machtmenschen hilflos ausgesetzt zu sein. Sehr oft hatte ich den Wunsch zu kündigen, jedoch hatte ich zum damaligen Zeitpunkt schon zu viel Arbeit, Geld und Tränen in die Vorbereitung meiner Beförderung gesteckt. So einfach konnte und wollte ich das nicht aufgeben. Und ich habe durchgehalten!

Mittlerweile habe ich mein Beförderungsziel erreicht. Da ich mir aber zugleich mit meiner Seminartätigkeit eine Selbstständigkeit aufgebaut habe, habe ich es heute sogar völlig selbst in der Hand, das Leben meiner Mitmenschen, meiner Kollegen und meiner Kursteilnehmer – ebenso wie mein eigenes! – positiv zu gestalten. Auch wenn dieses Etappenziel erreicht ist, so gibt es für mich noch viele Ziele vor Augen. Und das Schönste daran ist: Der Weg ist das Ziel! Ob direkt oder immer wieder über neue (Um-)Wege, es bereichert unglaublich, neue Dinge auszuprobieren und sich sagen zu können: Ich bin es angegangen!

Liebe Frauen, häufig schieben wir irgendwelche Begründungen oder Ausreden vor, warum wir unser Leben nicht ändern können oder wollen. Weil wir meinen, von Mitmenschen beeinflusst zu sein, weil wir sogar die Schuld auf andere schieben. Viele Menschen fühlen sich besonders wohl in dieser »Opferrolle«. Aber warum?

Weil sie ansonsten zugeben müssten, selbst Verursacher ihrer eigenen Situation zu sein!

Überlegen Sie sich genau, welche Ziele Sie anstreben, ob und inwieweit es sich lohnt, sich dafür anzupassen, oder ob Sie einfach mal den imaginären Mittelfinger recken und eine andere Richtung einschlagen sollten.

Dazu ein kurzer Erfahrungsbericht von Lena, 35 Jahre

Lena war ein schlaues kleines Mädchen, das in der Grundschule ohne viel zu lernen einen Einserschnitt hatte. Sie fragte eines Tages ihren Papa, was denn passieren würde, wenn sie in der Schule immer nur Einser schreiben würde. Ihr Papa lachte und sagte: »Meine liebe Tochter, dabei wird es leider nicht bleiben! Irgendwann wirst du auch einmal schlechte Noten mit nach Hause bringen.«

Lena wurde älter, ging aufs Gymnasium, und plötzlich fiel ihr das Lernen schwer. Sie hatte das Gefühl, kaum noch Luft zum Atmen zu haben, als sie ihre erste Vier bekam. Und noch eine und noch eine ... In Lena stieg Panik auf, sie hatte das Gefühl zu versagen. Sie erinnerte sich an damals, als sie ihren Papa gefragt hatte. Offenbar bestätigte sich, was ihr Papa prophezeit hatte. Lena begann sich damit abzufinden. Vielleicht war sie doch nicht so schlau, wie sie immer gedacht hatte. Ihr Papa hatte wohl recht. Und was sagte ihre Mutter öfters? »Du meinst wohl, du bist etwas Besseres.«

Lena spielte auch Handball. Sie war ziemlich gut, sogar in eine Landesauswahl hatte sie es geschafft. Zweimal im Monat war Auswahltraining, zu dem ihre Eltern sie hinfahren mussten, da sie erst 16 Jahre alt war. Eines Tages entschlossen ihre Eltern, ihr die Fahrt zum Auswahltraining zu versagen: »So gut bist du ja nicht, dass du es bis nach oben schaffst. Und andere Vereine trainieren auch öfters als ihr. Du hast keine Chance, als Handballerin erfolgreich zu sein.« Wieder eine Absage für Lena, wieder ein geplatzter Traum. Lenas Misserfolge gingen weiter. Nachdem sie sich mehr schlecht als recht durch die Schulzeit im Gymnasium geschleppt hatte, beendete sie diese nach der 12. Klasse – ein Jahr vor dem Abitur – und begann eine Ausbildung.

Können Sie sich vorstellen, was bei Lena passiert ist?

All diese negativen Sätze haben sich in ihr festgesetzt. Die Aussagen ihrer Eltern haben es Lena selbst glauben lassen: Du bist nicht gut genug, Einser zu schreiben, erfolgreiche Handballerin zu sein, du hast keine Chance. Absagen, ausgesprochen durch ihre Eltern, die ihr damit sicher nicht schaden wollten. Im Gegenteil: Die Eltern haben es vielleicht sogar gut gemeint, wollten sie einfach nur schützen. Der Papa, der ihr nur aus seiner eigenen Erfahrung etwas mitgeben wollte, hat ihr die Illusion geraubt, dauerhaft gut in der Schule sein zu können, erfolgreich sein zu können.

Nun könnte Lena damit hadern, sie könnte ganz tief unten im Tal der Tränen sitzen und jammern. Sie könnte die Schuld auf ihre Eltern schieben, die ihr nicht zugetraut haben, erfolgreich zu werden. Doch Lena hat stattdessen entschieden, sich nicht negativ davon beeinflussen zu lassen. Sie hat ihr Schicksal selbst in die Hand genommen und alle Möglichkeiten und Chancen ausgelotet, um stark und selbstbestimmt zu leben!

Wie ging es mit Lena weiter? Sie hat ihre Ausbildung sehr gut abgeschlossen und sich in ihrem erlernten Beruf weiterentwickelt. Heute kann sie von ihrer Lebenserfahrung profitieren und gibt diese Erfahrung an andere Menschen weiter.

Lernen auch Sie aus Lenas Geschichte:

Übernehmen Sie Verantwortung für das eigene Denken und Handeln. Anderen die Schuld zu geben ist zwecklos. Widerstand im Verhalten von anderen ist ein Hinweis auf mangelnde eigene Flexibilität. Treffen Sie die Entscheidung, Sie haben jede Situation selbst in der Hand.

Es gibt immer mindestens drei Möglichkeiten. In Situationen, in denen Sie sich nicht entscheiden können, schauen Sie, ob es eine andere Option für Sie gibt. Je mehr Wahlmöglichkeiten Sie haben, desto besser, auch wenn Sie vielleicht erst mal unsicher, verwirrt oder unentschlossen sind!

Der Beckenboden, die innere Mitte, Frau sein, weiblich sein, stark sein, Sexualität leben, eigene Ziele und Werte finden und danach leben – all das bestimmt Ihre eigene Persönlichkeit. Leben Sie Ihr Leben, wie Sie es möchten! Tun Sie, was Sie lieben – lieben Sie, was Sie tun! Nur wer authentisch liebt und lebt, trägt jederzeit die Verantwortung für sich und sein Leben.

Zielformulierung – Übung

Wie lautet Ihr konkretes Ziel? Vermutlich haben Sie viele Ziele. Bei Frauen lauten diese oft:

- abnehmen,
- mehr Sport treiben,
- sich gesünder ernähren,
- sich mehr Ruhe gönnen,
- mehr Zeit mit der Familie verbringen,
- einen neuen Job finden,
- die Sexualität in der Partnerschaft intensivieren,
- mehr Lust erleben.

Dies sind nur einige Beispiele, die Ihnen vielleicht entsprechen. Fällt Ihnen an diesen Zielen etwas auf? Sie sind schwammig und unkonkret formuliert. Was heißt mehr Sport treiben für Sie? Dass Sie eine Runde länger joggen? Wie häufig wollen Sie Sport treiben? Wie viele Kilos möchten Sie abnehmen? Bis wann? Auf welche Weise? Was genau sollte sich in Ihrem Lusterleben verändern?

Um ein Ziel tatsächlich erfolgreich zu erreichen, ist es notwendig, es genau zu formulieren, sodass Sie es wirklich geZIELt angehen können!

1. Definieren Sie ein **positives**, in eigener Verantwortung **erreichbares** und **realistisches Ziel** mit einem möglichst kurzen Satz.

2. Um ein gutes Gefühl für den zu formulierenden Satz herzustellen, bauen Sie gedanklich ein **Bild** auf (wie ein inneres Foto) und stellen sich in diesem Foto **Ihre Wunschsituation** vor.

   Wie fühlen Sie sich in diesem Bild? *Sexy, stark, fit, selbstbewusst.*

   Was sehen Sie? *Ich sehe eine lachende, strahlende, attraktive Frau, die selbstbewusst ein tolles Outfit trägt und von ihrem Partner begehrt wird.*

   Was hören Sie? *Stimmen meiner Freunde, Bekannten, Arbeitskollegen, die mich bewundern und beglückwünschen, dass ich so erfolgreich mein Ziel erreicht habe.*

   Was riechen oder schmecken Sie? *Ich schmecke den Kuss meines liebenden Partners auf meinen Lippen.*

3. Überlegen Sie, in welchem **Zusammenhang** Ihr Ziel **mit anderen Personen** steht. Für wen setzen Sie Ihr Ziel um?

4. Stellen Sie sich vor, Sie haben Ihr Ziel bereits erreicht. Welche **Auswirkungen** hat dies **auf Sie und Ihr Umfeld**?

5. **Kosten** – **Nutzen**: Stellen Sie die Kosten dem Nutzen gegenüber! Was müssen Sie investieren, um dieses Ziel zu erreichen, und was bringt es Ihnen? Wenn die Kosten höher sind als der Nutzen, passen Sie Ihr Ziel entsprechend an!

6. Ihr bisheriges Verhalten hatte immer einen **positiven Beweggrund**, auch wenn Sie sich damit im Ganzen geschadet haben. Raucher zum Beispiel rauchen aus Geselligkeit oder zur Entspannung, obwohl die Zigaretten ihnen gesundheitlich schaden, ihre Haut schneller altern lässt und sehr viel Geld kosten. So gab es bestimmt auch einen positiven Grund dafür, warum Sie Ihr Ziel nicht schon früher konkretisiert und damit losgelegt haben.

7. Richten Sie Ihren Blick in die Zukunft: Haben Sie bereits ein **Bild vor Augen**? Wann, wo und mit wem sehen Sie Ihr Ziel erreicht?

Versuchen Sie, ein Bild des ersten Schrittes aufzubauen. Je besser Sie Ihr Ziel visualisieren, dazu Geräusche, Stimmen hören, Gefühle spüren, Gerüche oder einen bestimmten Geschmack dazu wahrnehmen, desto leichter fällt Ihnen der erste Schritt zu Ihrem Ziel.

Verbalisieren Sie Ihr Ziel möglichst konkret.

Beispiel für eine Zielformulierung

Unkonkretes Ziel: *Ich möchte mehr Sport treiben und dadurch fitter und selbstbewusster werden.*

Konkretes Ziel: *Ich absolviere regelmäßig alle zwei Tage mindestens 30 Minuten das Beckenboden-Workout anhand meines Trainingsplanes. Zusätzlich jogge ich montags, mittwochs und samstags jeweils sieben Kilometer und traue mich dadurch, am _______ (Datum) mit meinem sportbegeisterten Partner an einem Halbmarathon teilzunehmen.*

Legen Sie nun los und starten Sie selbstbestimmt und lustvoll in die Zukunft! Lassen Sie sich von Ihrem persönlichen Ziel leiten, unterstützen Sie Ihre wertvolle Mitte, Ihren Beckenboden und trainieren Sie ihn sexy, kraftvoll und stark. Ihr Körper, Ihre innere wie äußere Haltung werden sich verändern. Sie werden diese Stärke ausstrahlen, Sie werden es spüren!

Train hard – love tight!

Ihre Katja Hambrecht

Das komplette Workout auf einen Blick

Übung	Seite	Ausführung	Wiederholungszahl / Empfehlung
		Warm-up	
Becken mobilisieren	S. 88	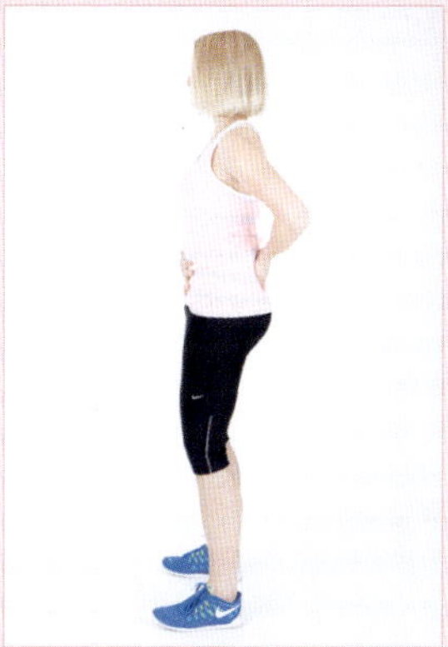	Anfängerin: 10 Wdh. Fortgeschrittene: 20 Wdh. Profi: ≥30 Wdh.
Lumbomobil	S. 89	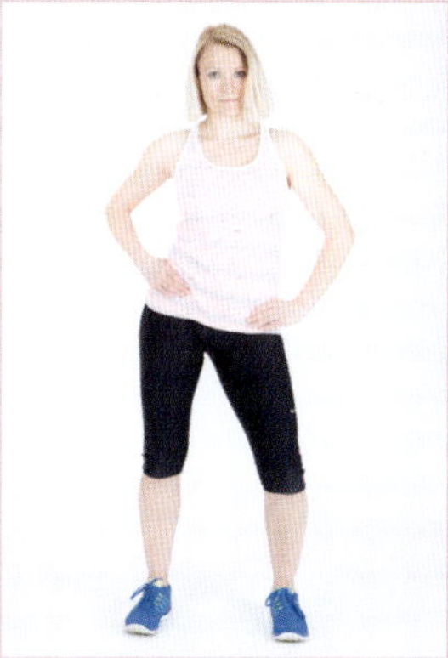	Anfängerin: 10 Wdh./Seite Fortgeschrittene: 20 Wdh./Seite Profi: ≥30 Wdh./Seite
Squat	S. 90	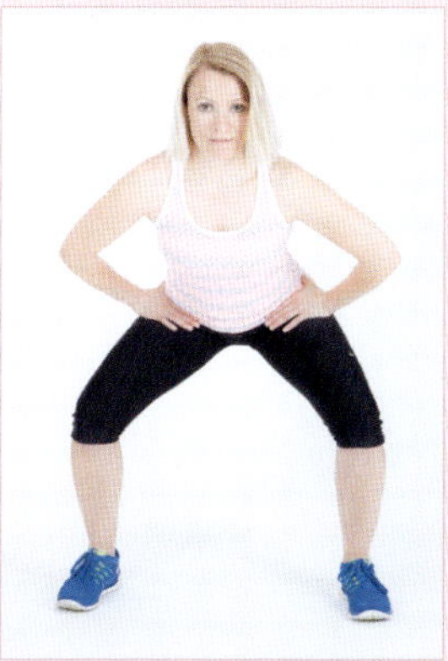	Ausführungsvariation langsam: Anfängerin: 15 Wdh. Fortgeschrittene: 25 Wdh. Profi: ≥35 Wdh. Ausführungsvariation schnell: Anfängerin: 30 Sek. Fortgeschrittene: 60 Sek. Profi: 90 Sek.

Übung	Seite	Ausführung	Wiederholungszahl / Empfehlung
Straight Leg	S. 92	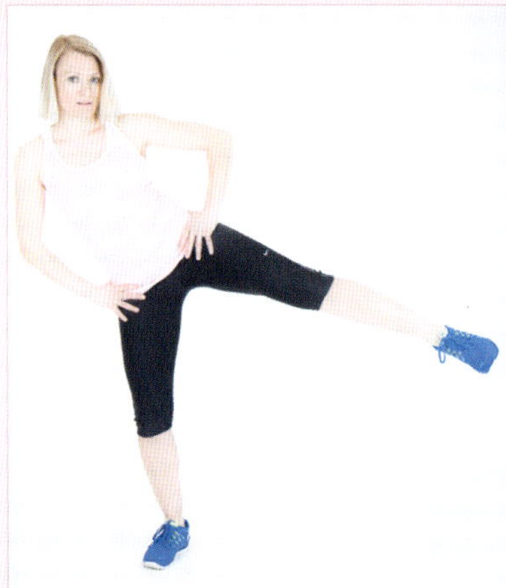	Anfängerin: 15 Wdh./Seite Fortgeschrittene: 25 Wdh./Seite Profi: ≥35 Wdh./Seite
Side Touch	S. 93	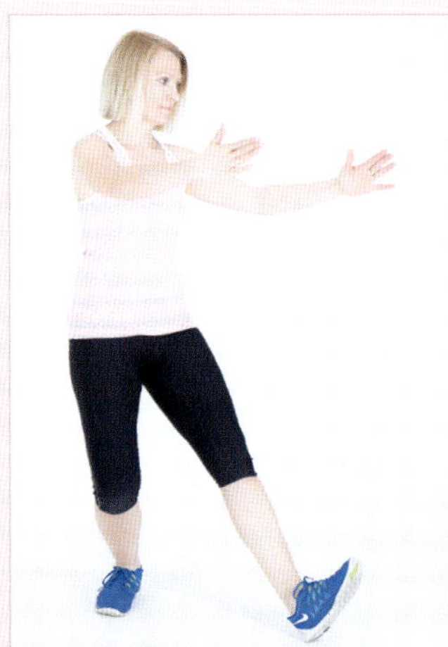	Anfängerin: 15 Wdh./Seite Fortgeschrittene: 25 Wdh./Seite Profi: ≥35 Wdh./Seite
Straight Jumping Jack	S. 94	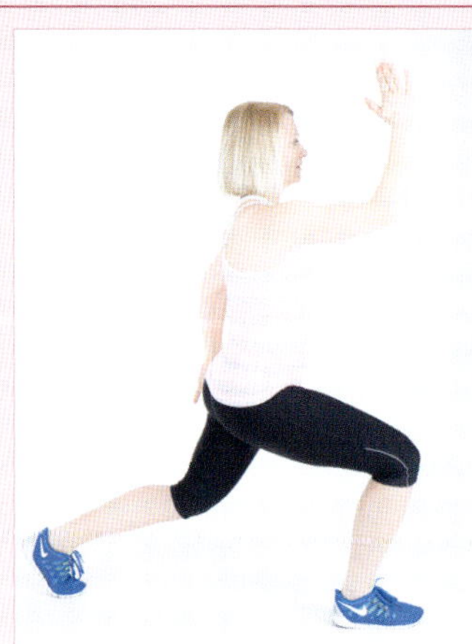	Ausführungsvariation langsam: Anfängerin: 10 Wdh./Seite Fortgeschrittene: 20 Wdh./Seite Profi: ≥30 Wdh./Seite Ausführungsvariation schnell: Anfängerin: 15 Wdh./Seite Fortgeschrittene: 30 Wdh./Seite Profi: ≥30 Wdh./Seite

Übung	Seite	Ausführung	Wiederholungszahl / Empfehlung
Knee Lift	S. 95	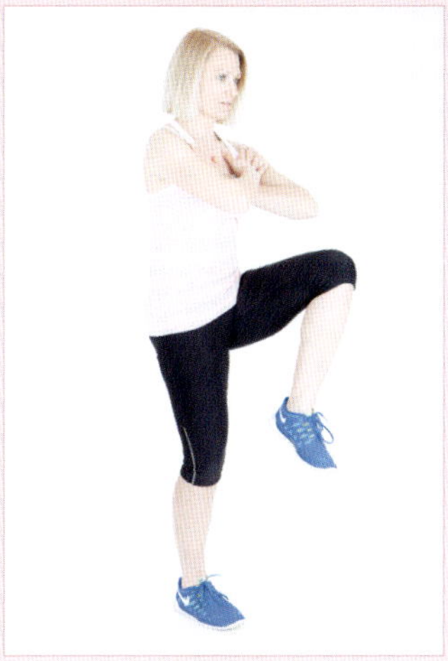	Anfängerin: 15 Wdh./Seite Fortgeschrittene: 25 Wdh./Seite Profi: ≥35 Wdh./Seite
Mambo	S. 96	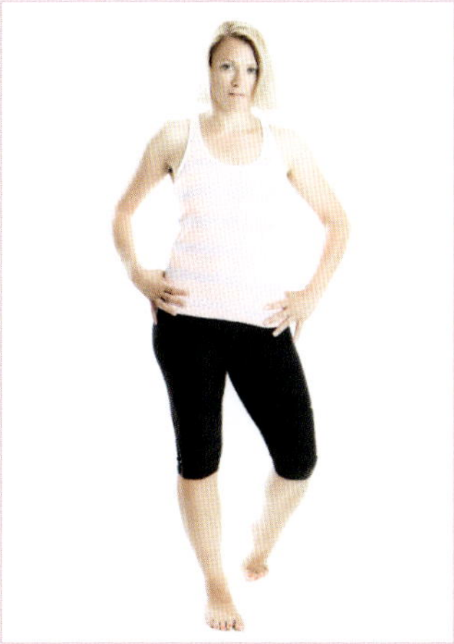	Anfängerin: 10 Wdh./Seite Fortgeschrittene: 15 Wdh./Seite Profi: ≥25 Wdh./Seite
Body Plane	S. 98	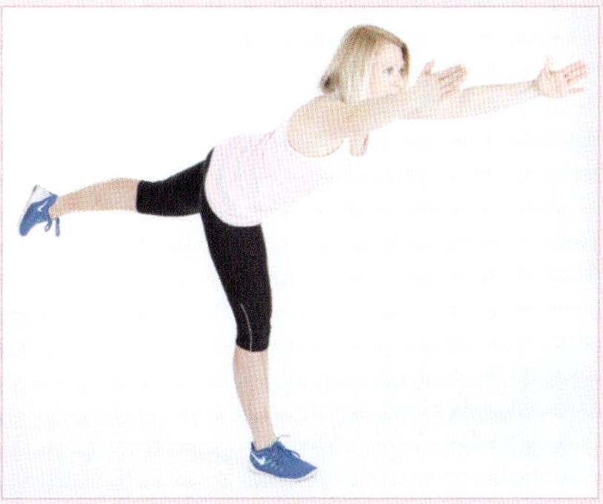	Anfängerin: 15 Wdh./Seite Fortgeschrittene: 25 Wdh./Seite Profi: ≥35 Wdh./Seite

Übung	Seite	Ausführung	Wiederholungszahl / Empfehlung
Back Stretch	S. 99	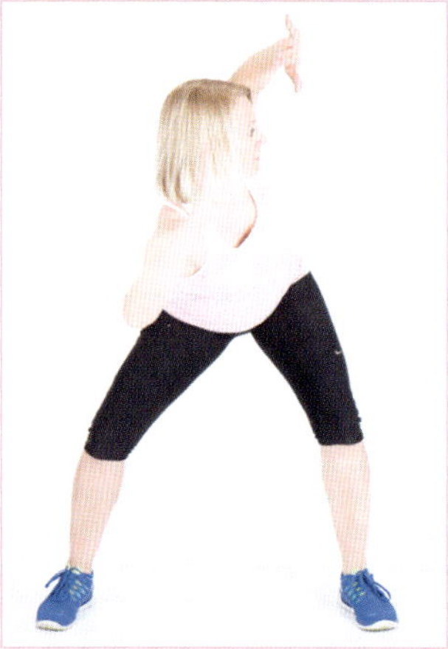	Anfängerin: 15 Wdh./Seite Fortgeschrittene: 25 Wdh./Seite Profi: ≥35 Wdh./Seite
Straight Squat	S. 100	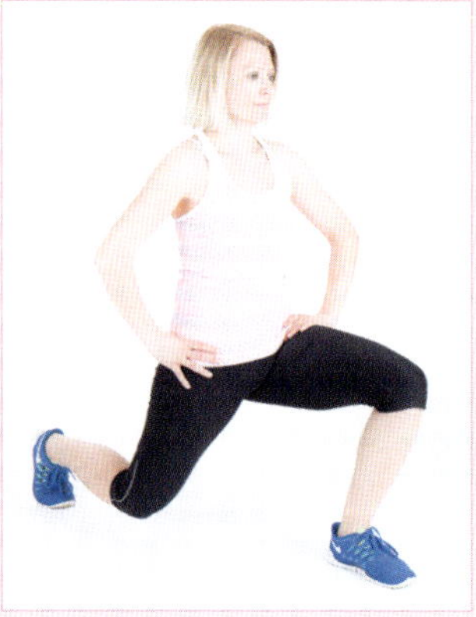	Ausführungsvariation langsam: Anfängerin: 15 Wdh./Seite Fortgeschrittene: 25 Wdh./Seite Profi: ≥35 Wdh./Seite Ausführungsvariation schnell: Anfängerin: 30 Sek./Seite Fortgeschrittene: 60 Sek./Seite Profi: 90 Sek./Seite

Übung	Seite	Ausführung	Wiederholungszahl / Empfehlung
Ganzkörperstabilisation aus dem Unterarmstütz			
Side Step	S. 103	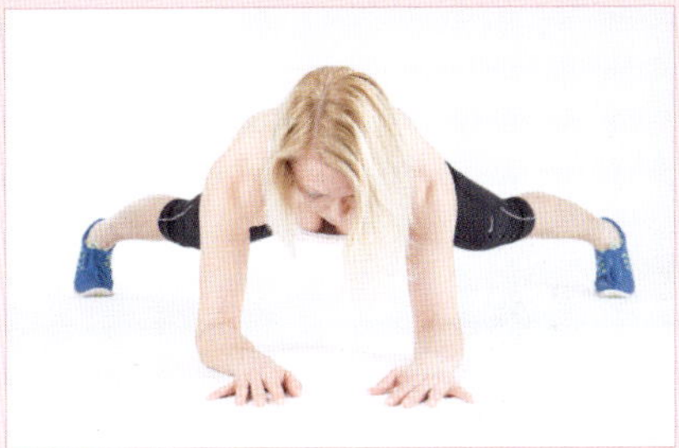	Anfängerin: 5 Wdh./Seite Fortgeschrittene: 10 Wdh./Seite Profi: ≥15 Wdh./Seite
Schulterstütz	S. 104	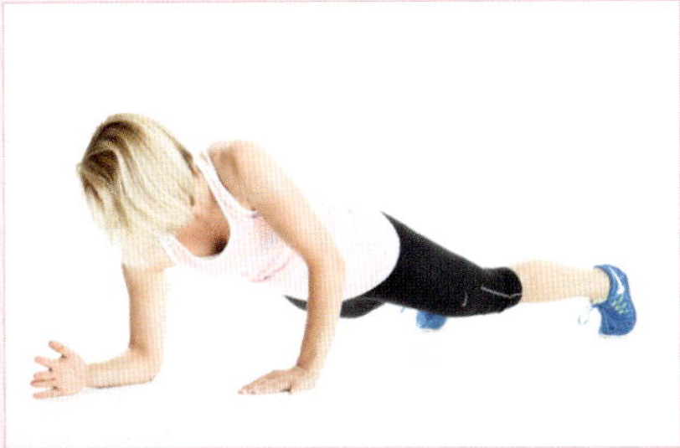	Anfängerin: 5 Wdh./Seite Fortgeschrittene: 10 Wdh./Seite Profi: ≥15 Wdh./Seite
Triangle Tent	S. 106	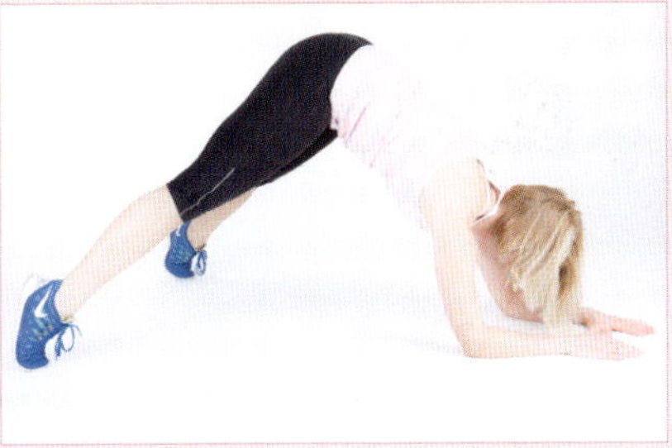	Anfängerin: 5 Wdh. Fortgeschrittene: 10 Wdh. Profi: ≥15 Wdh.
Knee Side Lift	S. 107	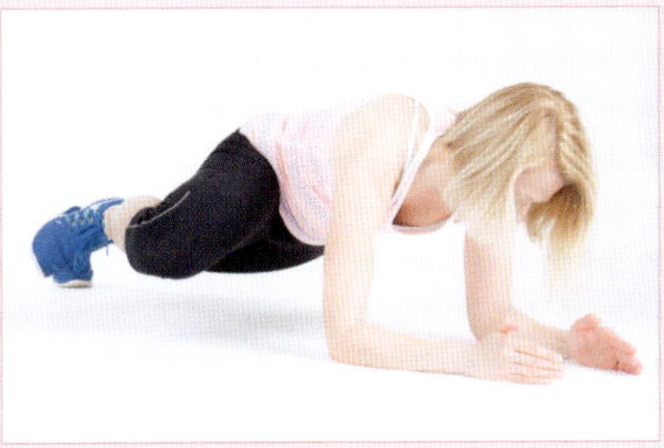	Anfängerin: 5 Wdh./Seite Fortgeschrittene: 10 Wdh./Seite Profi: ≥20 Wdh./Seite

Übung	Seite	Ausführung	Wiederholungszahl / Empfehlung
Ganzkörperstabilisation aus dem Liegestütz			
Armstütz	S. 109	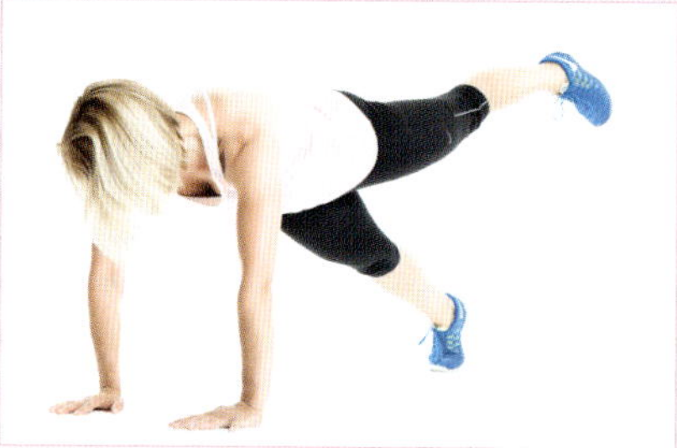	Anfängerin: 5 Wdh./Seite Fortgeschrittene: 10 Wdh./Seite Profi: ≥15 Wdh./Seite
Bergsteiger	S. 110	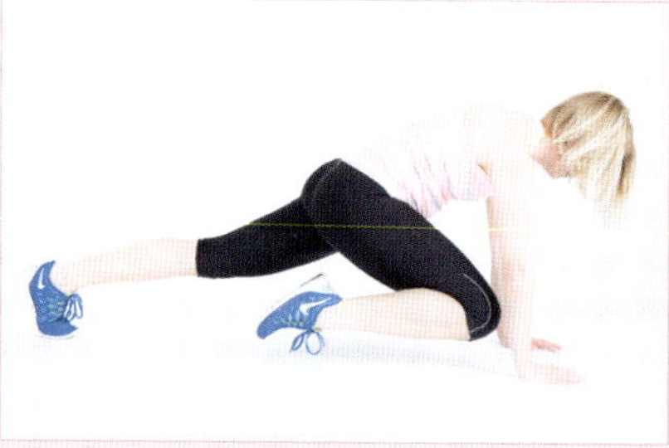	Anfängerin: 10 Wdh./Seite Fortgeschrittene: 25 Wdh./Seite Profi: ≥50 Wdh./Seite
Ganzkörperstabilisation aus dem Seitstütz			
Side Carrier	S. 112	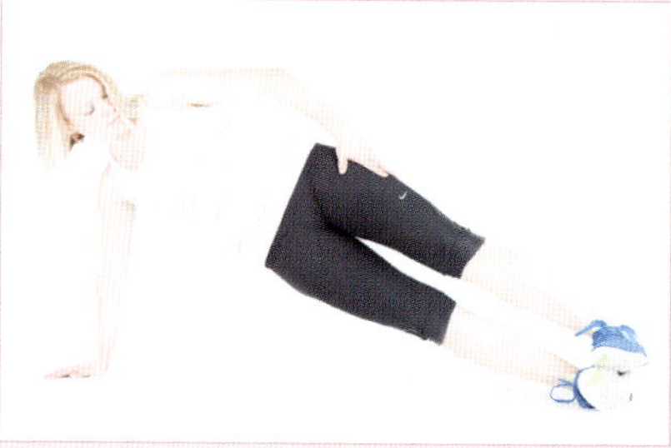	Anfängerin: 5 Wdh./Seite Fortgeschrittene: 10 Wdh./Seite Profi: ≥15 Wdh./Seite
Two Point Lift	S. 114	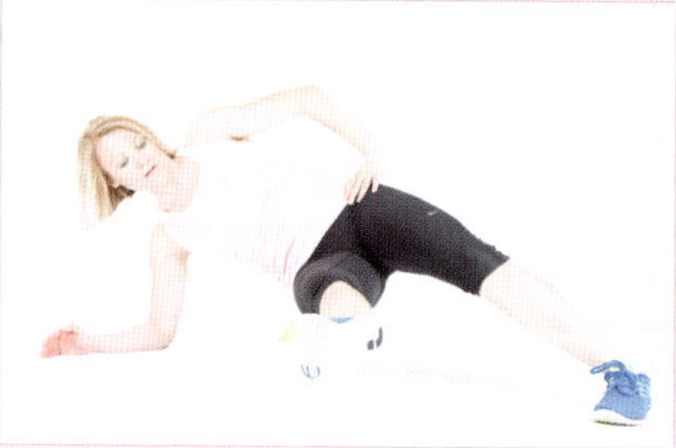	Anfängerin: 15 Wdh./Seite Fortgeschrittene: 25 Wdh./Seite Profi: ≥35 Wdh./Seite

Übung	Seite	Ausführung	Wiederholungszahl / Empfehlung
Workout für das Gesäß			
Knee Lift & Stretch	S. 116	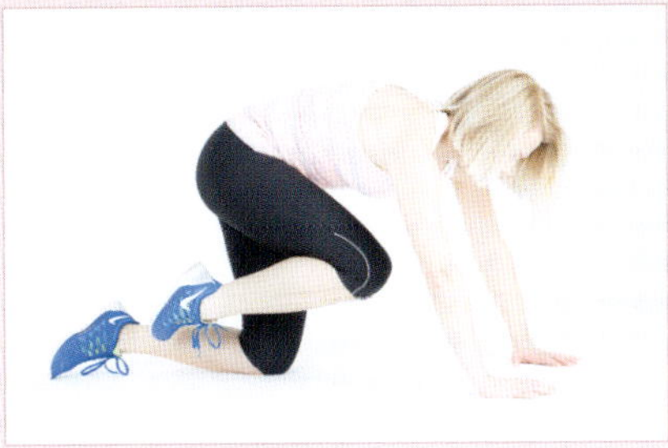 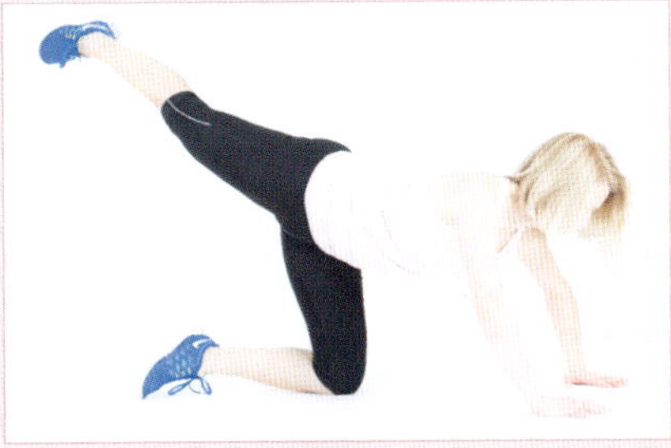	Anfängerin: 15 Wdh./Seite Fortgeschrittene: 25 Wdh./Seite Profi: ≥35 Wdh./Seite
Cross Leg	S. 118	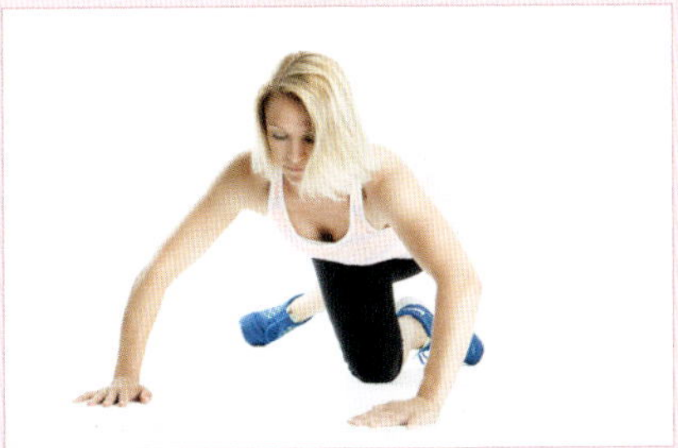 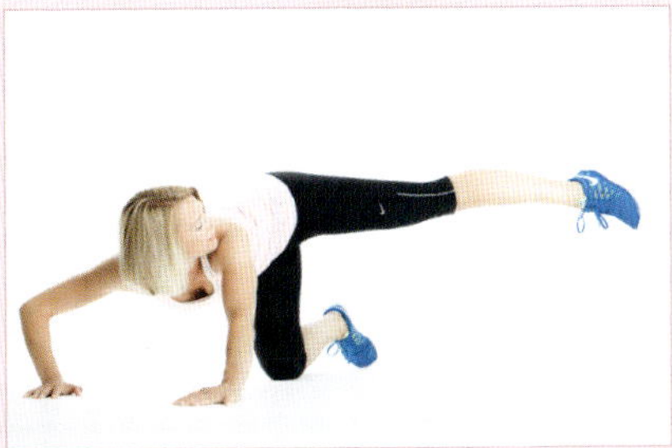	Anfängerin: 15 Wdh./Seite Fortgeschrittene: 25 Wdh./Seite Profi: ≥35 Wdh./Seite
Kicking Side Leg	S. 120	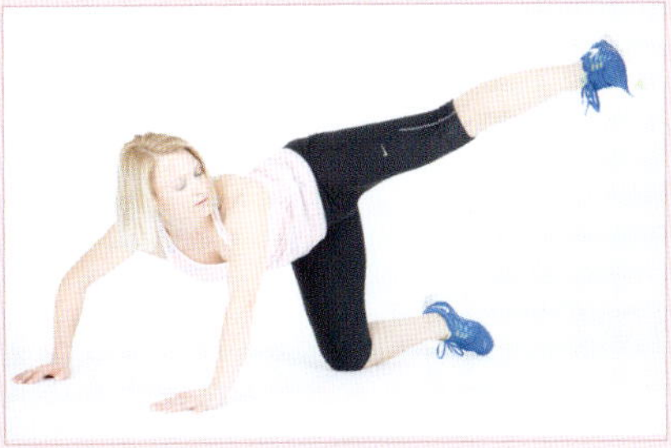	Anfängerin: 15 Wdh./Seite Fortgeschrittene: 25 Wdh./Seite Profi: ≥35 Wdh./Seite

Übung	Seite	Ausführung	Wiederholungszahl / Empfehlung
Kicking Straight Leg	S. 122	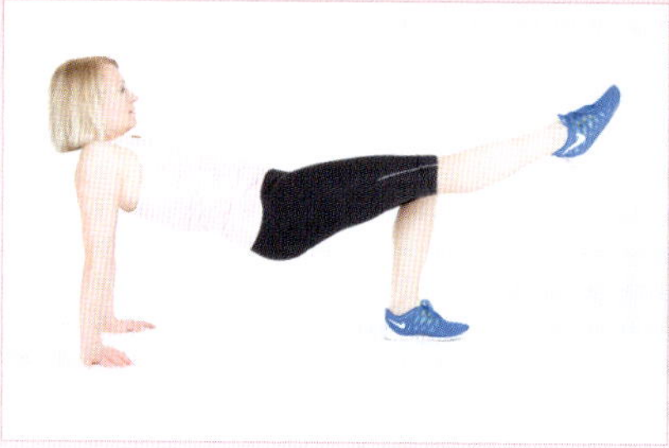	Anfängerin: 15 Wdh./Seite Fortgeschrittene: 25 Wdh./Seite Profi: ≥35 Wdh./Seite
Becken-Power	S. 124	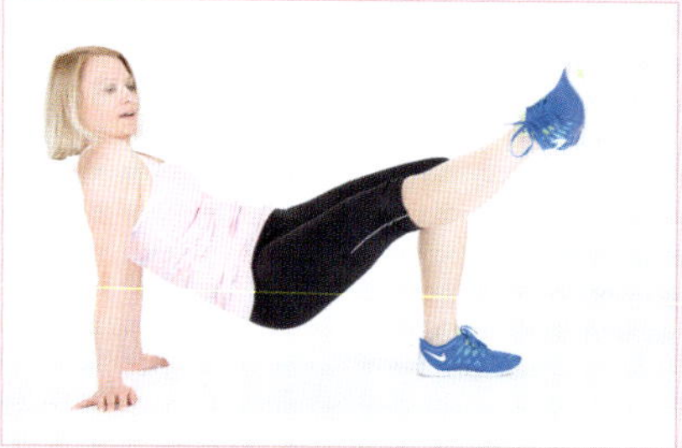	Anfängerin: 15 Wdh./Seite Fortgeschrittene: 25 Wdh./Seite Profi: ≥35 Wdh./Seite
Diagonal Crunch	S. 126	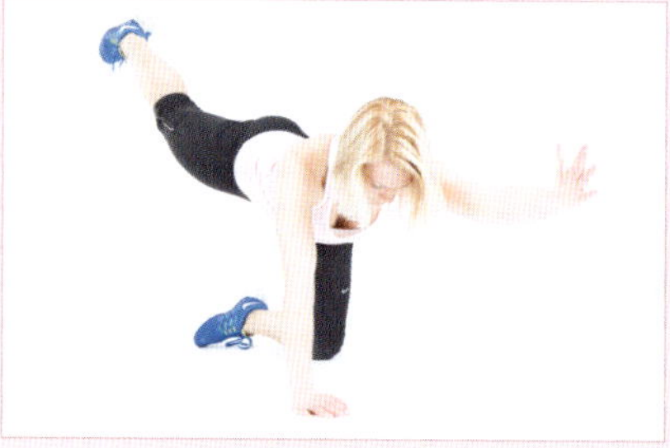	Anfängerin: 15 Wdh./Seite Fortgeschrittene: 25 Wdh./Seite Profi: ≥35 Wdh./Seite
Backside Curl	S. 128	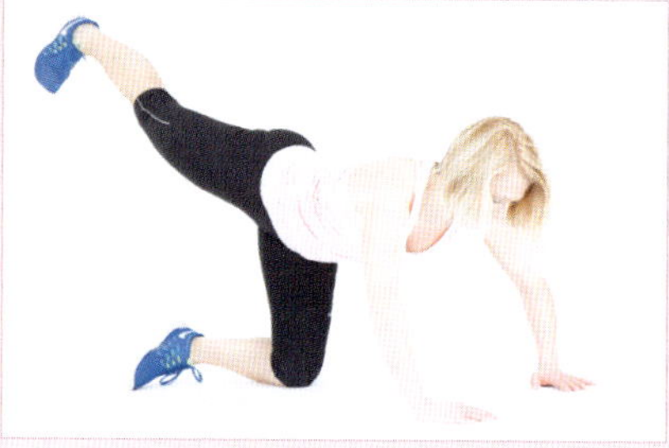	Ausführungsvariation langsam: Anfängerin: 20 Wdh./Seite Fortgeschrittene: 40 Wdh./Seite Profi: ≥60 Wdh./Seite Ausführungsvariation schnell: Anfängerin: 45 Sek. /Seite Fortgeschrittene: 90 Sek. /Seite Profi: ≥120 Sek./Seite
Knee Curl	S. 130	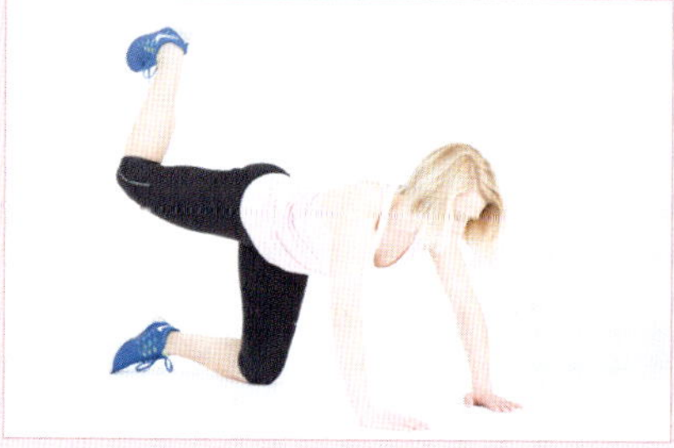	Anfängerin: 20 Wdh./Seite Fortgeschrittene: 40 Wdh./Seite Profi: ≥60 Wdh./Seite

Übung	Seite	Ausführung	Wiederholungszahl / Empfehlung
Knee Push	S. 132	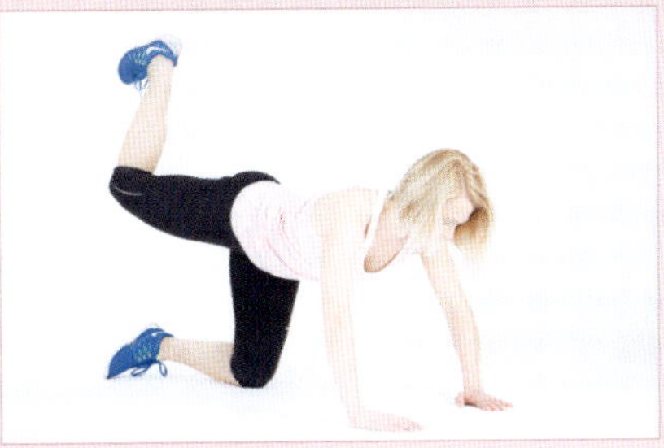	Ausführungsvariation langsam: Anfängerin: 20 Wdh./Seite Fortgeschrittene: 40 Wdh./Seite Profi: ≥60 Wdh./Seite Ausführungsvariation schnell: Anfängerin: 45 Sek. /Seite Fortgeschrittene: 90 Sek. /Seite Profi: ≥120 Sek. /Seite
		Workout für die Beine	
Abductor/ Adductor Performer	S. 134	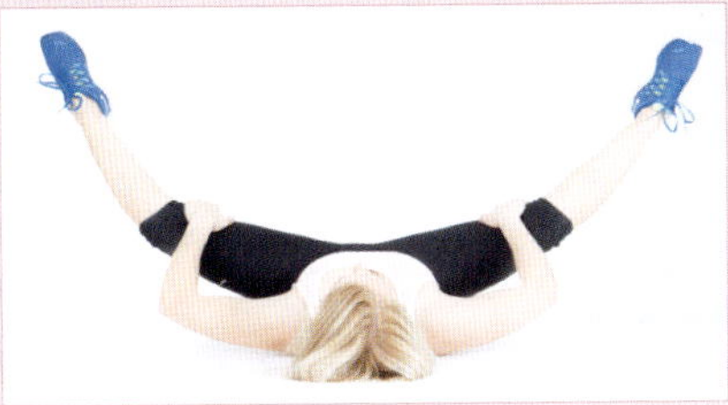	Anfängerin: 15 Wdh./Richtung Fortgeschrittene: 25 Wdh./Richtung Profi: ≥35 Wdh./Richtung
Leg Curl	S. 136	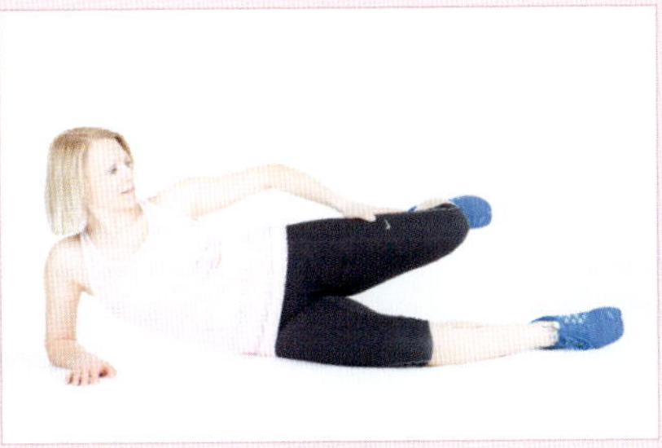	Anfängerin: 15 Wdh./Seite Fortgeschrittene: 25 Wdh./Seite Profi: ≥35 Wdh./Seite
Long Leg Lift	S. 138	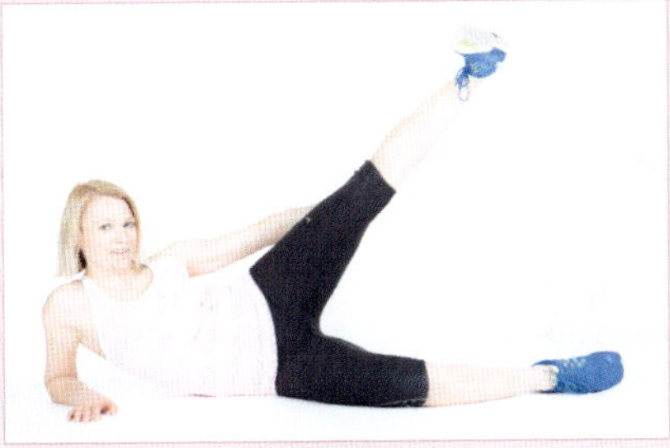	Anfängerin: 15 Wdh./Seite Fortgeschrittene: 25 Wdh./Seite Profi: ≥35 Wdh./Seite
Leg Flow	S. 140	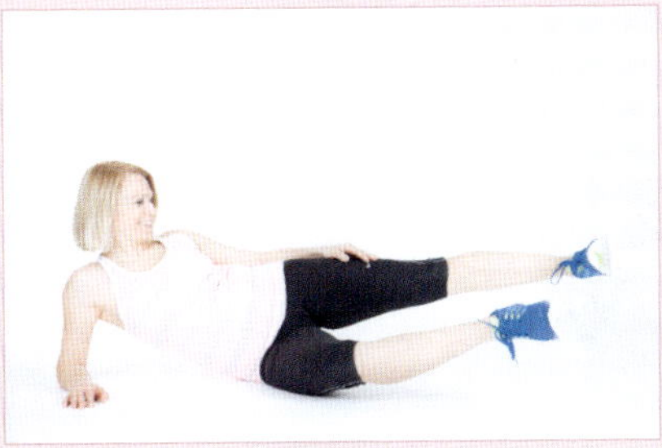	Anfängerin: 15 Wdh./Seite Fortgeschrittene: 25 Wdh./Seite Profi: ≥35 Wdh./Seite

Übung	Seite	Ausführung	Wiederholungszahl / Empfehlung
Workout für den Bauch			
Scale	S. 143	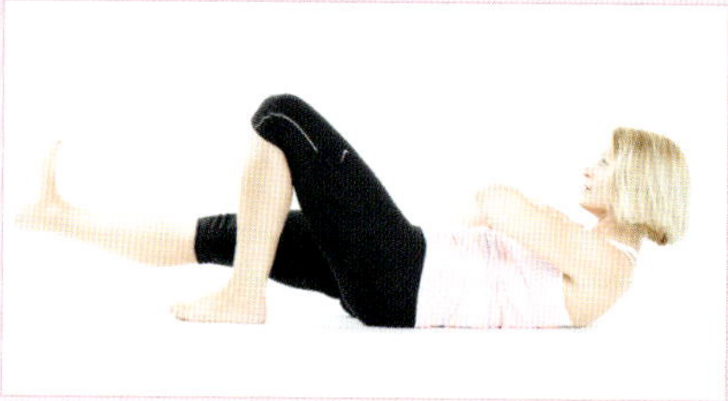	Anfängerin: 15 Wdh./Seite Fortgeschrittene: 25 Wdh./Seite Profi: ≥35 Wdh./Seite
Leg Cross Crunch	S. 144	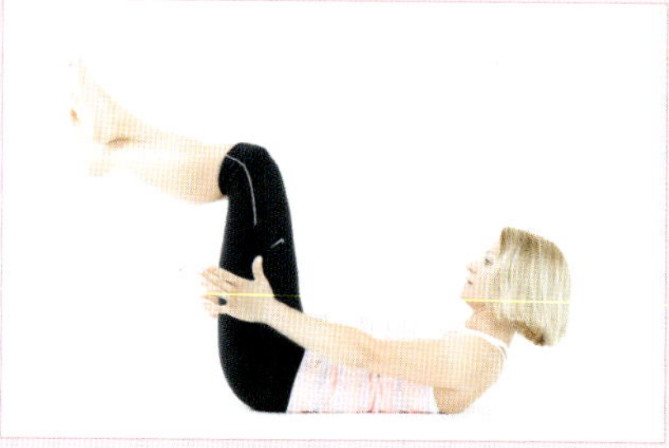	Anfängerin: 15 Wdh. Fortgeschrittene: 25 Wdh. Profi: ≥35 Wdh.
Side Crunch 1	S. 145	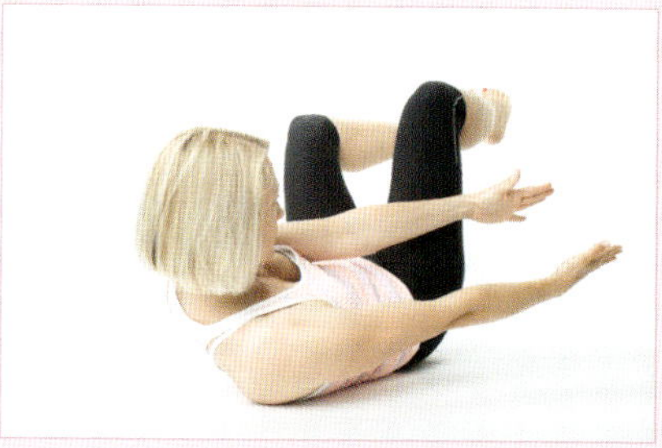	Anfängerin: 15 Wdh./Seite Fortgeschrittene: 25 Wdh./Seite Profi: ≥35 Wdh./Seite
Side Crunch 2	S. 146	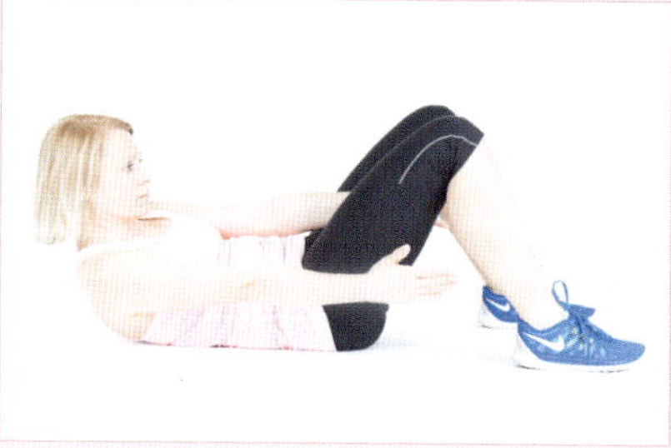	Anfängerin: 15 Wdh./Seite Fortgeschrittene: 25 Wdh./Seite Profi: ≥35 Wdh./Seite
Stair Crunch	S. 147	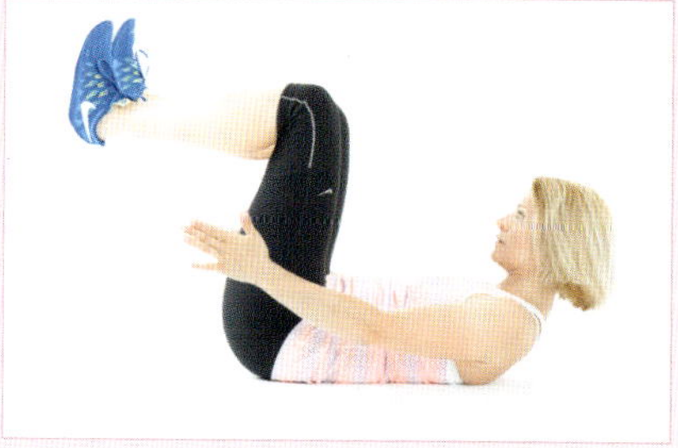	Anfängerin: 15 Wdh. Fortgeschrittene: 25 Wdh. Profi: ≥35 Wdh.

Übung	Seite	Ausführung	Wiederholungszahl / Empfehlung
Straddle Crunch	S. 148	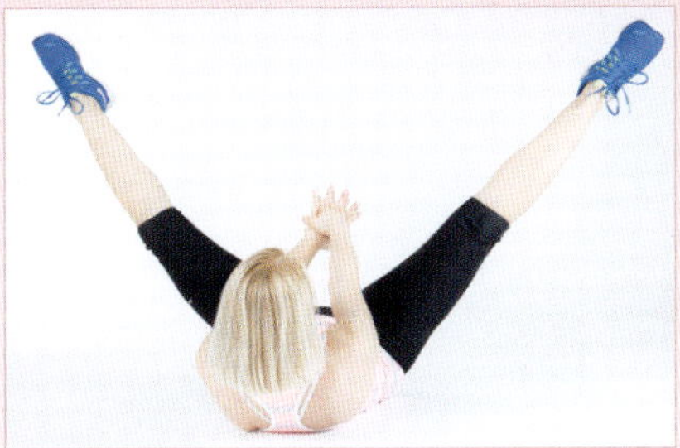	Anfängerin: 15 Wdh. Fortgeschrittene: 25 Wdh. Profi: ≥35 Wdh.
Master Crunch	S. 149	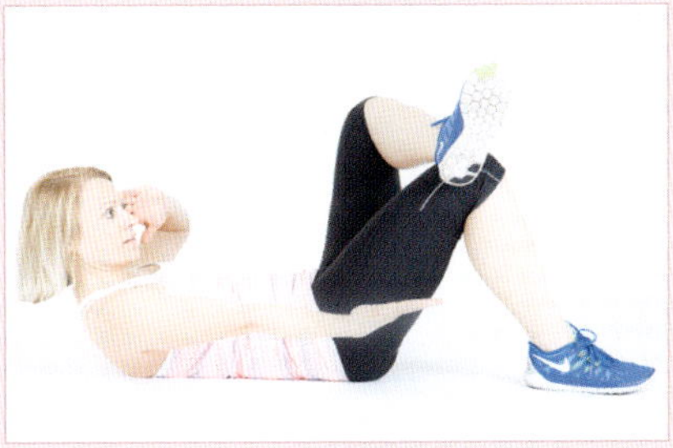	Anfängerin: 15 Wdh./Seite Fortgeschrittene: 25 Wdh./Seite Profi: ≥35 Wdh./Seite
Body Stretch	S. 150	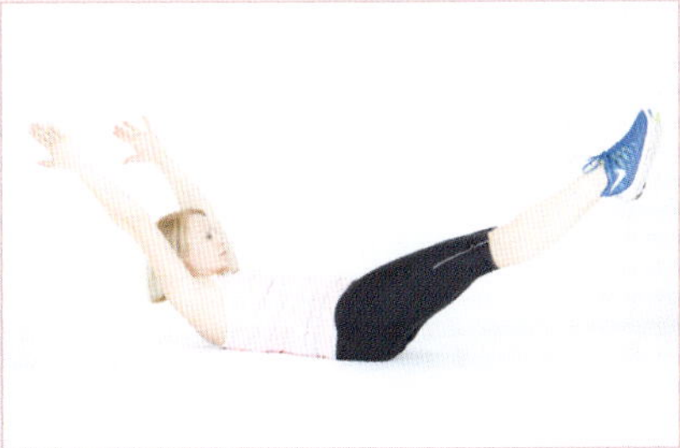	Anfängerin: 5 Wdh./Seite Fortgeschrittene: 10 Wdh./Seite Profi: ≥15 Wdh./Seite
Scissors	S. 152	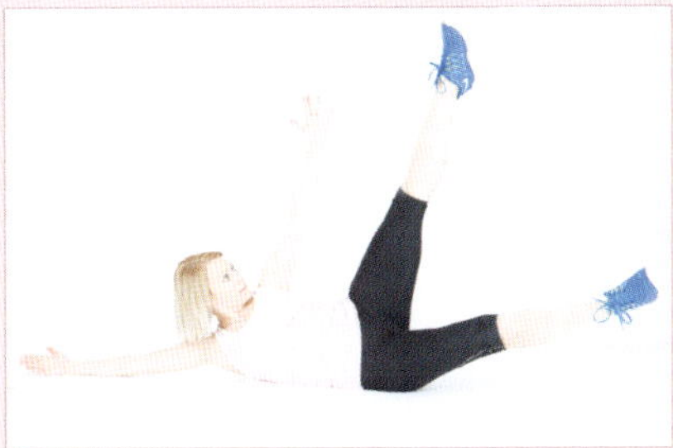	Anfängerin: 15 Wdh./Seite Fortgeschrittene: 25 Wdh./Seite Profi: ≥35 Wdh./Seite
Diagonal Side Crunch	S. 153	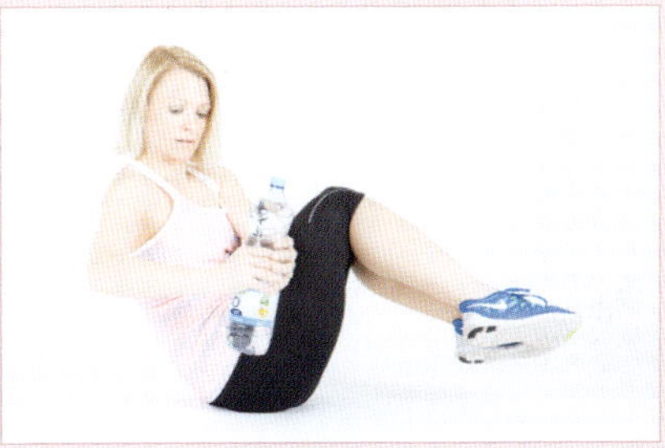	Anfängerin: 15 Wdh./Seite Fortgeschrittene: 25 Wdh./Seite Profi: ≥35 Wdh./Seite

Übung	Seite	Ausführung	Wiederholungszahl / Empfehlung
Weighted Body Stretch	S. 154	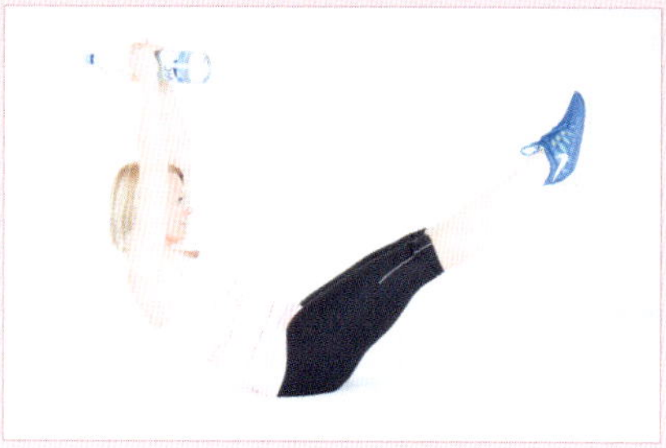	Anfängerin: 15 Wdh. Fortgeschrittene: 25 Wdh. Profi: ≥35 Wdh.
Knee Lift Crunch	S. 155	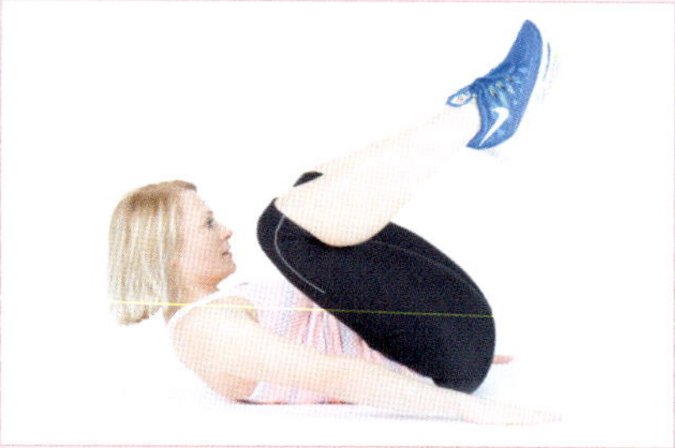	Anfängerin: 15 Wdh. Fortgeschrittene: 25 Wdh. Profi: ≥35 Wdh.
Diagonal Weighted Stretch	S. 156	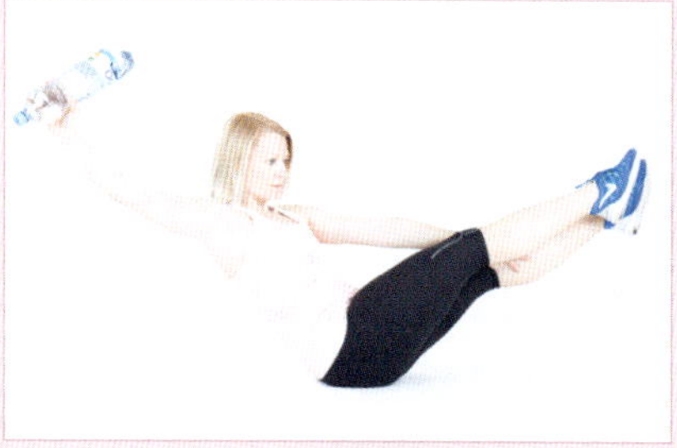	Anfängerin: 15 Wdh./Seite Fortgeschrittene: 25 Wdh./Seite Profi: ≥35 Wdh./Seite
Dehnen – smooth mooves!			
Adduktoren im Stand	S. 159	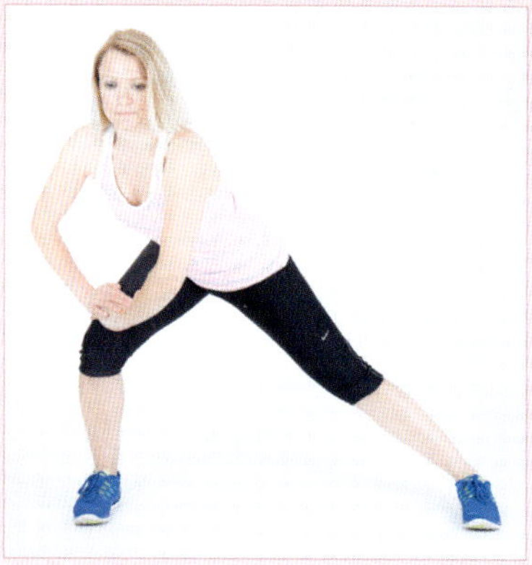	etwa 20–30 Sek./Seite dehnen

Übung	Seite	Ausführung	Wiederholungszahl / Empfehlung
Wade im Ausfallschritt	S. 160	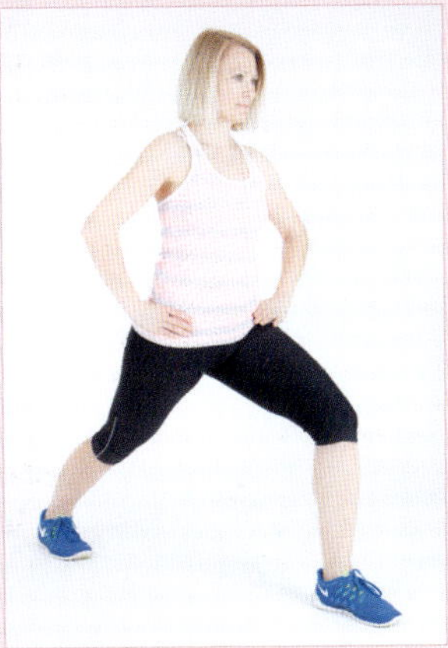	etwa 20–30 Sek./Seite dehnen
Iliopsoas und Oberschenkelvorderseite im Stand	S. 161	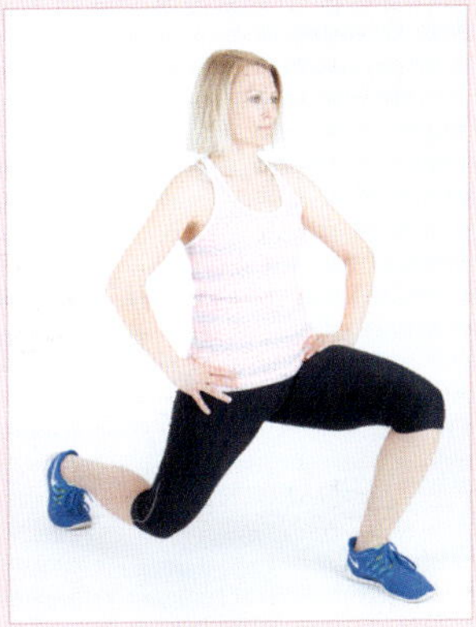	etwa 20–30 Sek./Seite dehnen
Iliopsoas – Hüftbeuger	S. 162	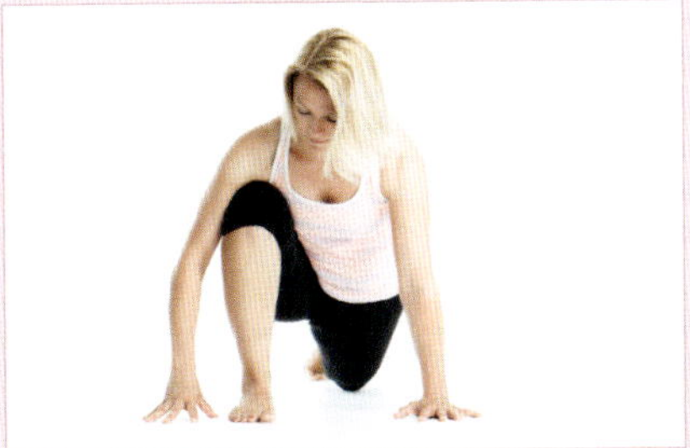	etwa 20–30 Sek./Seite dehnen
Oberschenkelrückseite	S. 163	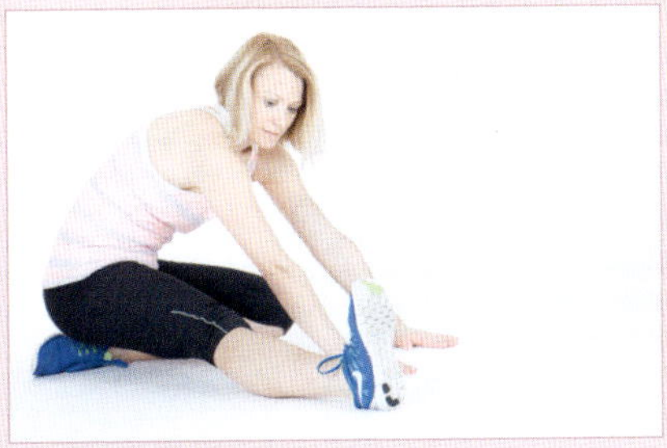	etwa 20–30 Sek./Seite dehnen

Übung	Seite	Ausführung	Wiederholungszahl / Empfehlung
Adduktoren im Sitzen	S. 164	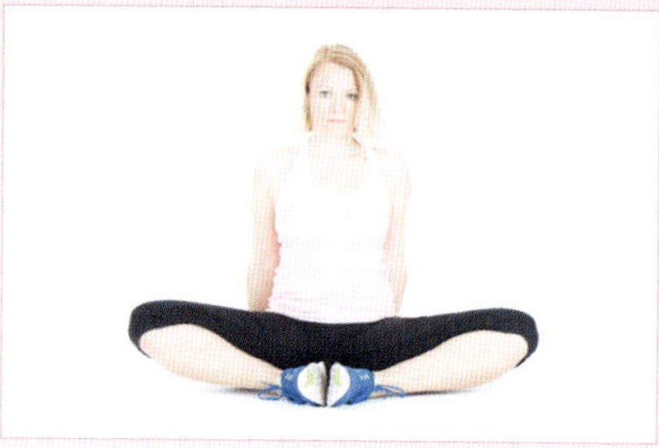	etwa 20–30 Sek. dehnen
Oberschenkelrückseite und Wade in Rückenlage	S. 165	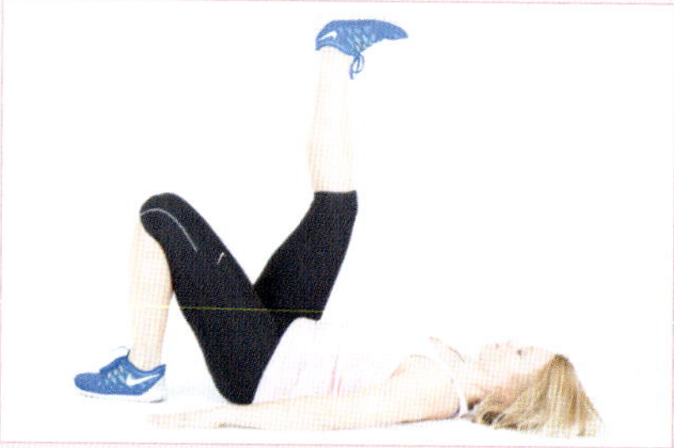	etwa 20–30 Sek./Seite dehnen
Adduktoren in Rückenlage	S. 166	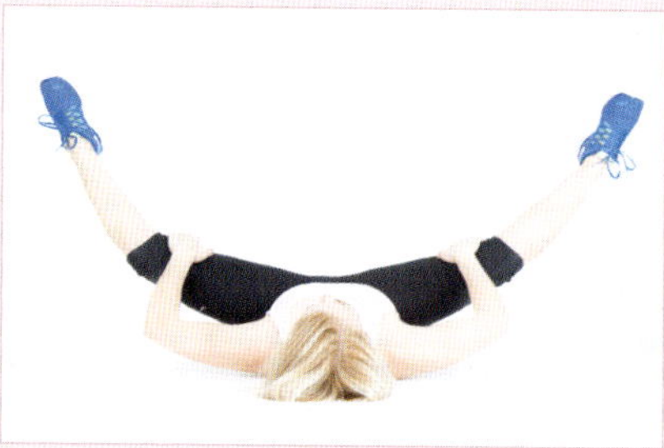	zweimal etwa 20–30 Sek. dehnen
Lendenwirbelsäule und Gesäßmuskulatur	S. 167	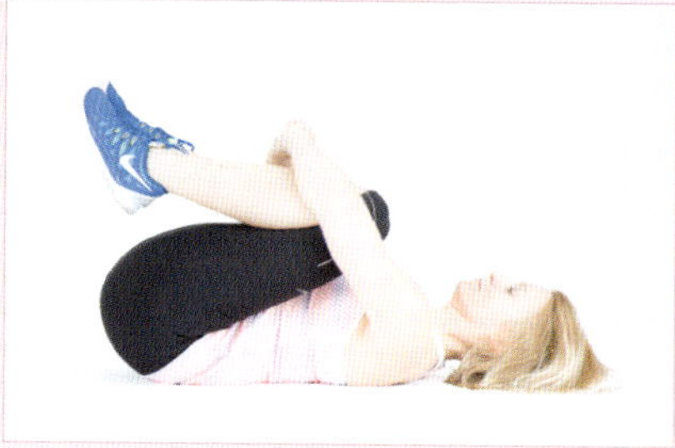 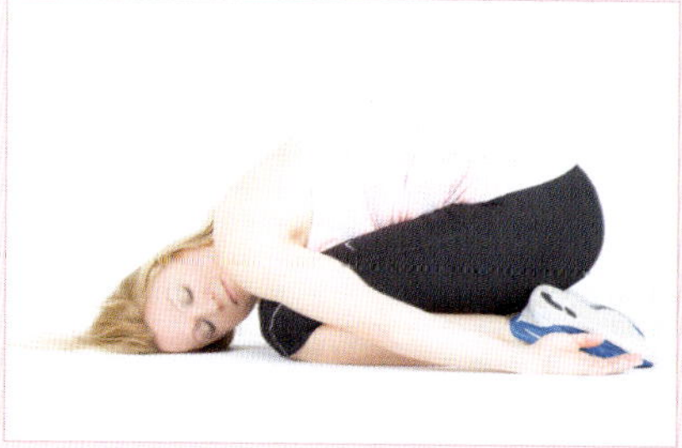	beide Positionen etwa 20–30 Sek. dehnen

Die Autorin

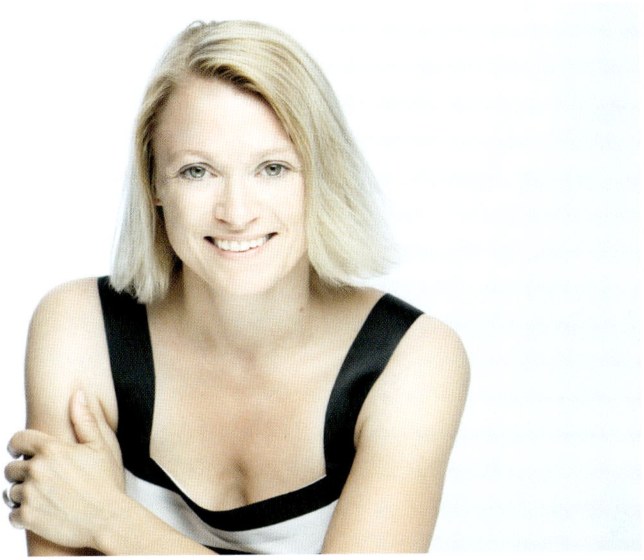

Katja Hambrecht ist staatlich anerkannte Sport- und Gymnastiklehrerin und Sporttherapeutin DVGS. Sie arbeitet als Coach, Trainerin und Ausbilderin für Fitness, Training und Kommunikation selbständig in ihrem Unternehmen Movecomm. Dort leitet sie Seminare und Weiterbildungen zur Persönlichkeitsentwicklung, zu Beckenboden- und Fitnesstraining. Ihre Seminare machen Lust auf den eigenen Körper und darauf, die eigenen Träume und Ziele zu verwirklichen. Sie unterrichtet außerdem als Dozentin an einer Berufsfachschule für Physiotherapie und fliegt als Purser für eine große Airline um die Welt. Katja Hambrecht lebt mit ihrer Familie in Sinsheim, Baden-Württemberg.

Mehr über Katja unter www.movecomm.de und www.katjahambrecht.de.

Literaturverzeichnis

Gilboa, S.: *Vier Männer und eine Frau*. Goldmann Verlag, München 2002.

Goeschen, K.; Petros, P.: *Der weibliche Beckenboden*. Springer Medizin Verlag, Heidelberg 2009.

Hambrecht, K.; Gerstner-Mühleck, I.: *Rückengymnastik mit dem Overball*. Meyer & Meyer Verlag, Aachen 2010.

Herbenick, D.: *The Coregasm Workout*. Seal Press, Berkeley 2015.

Knörr, K.: *Lehrbuch der Geburtshilfe und Gynäkologie*. Springer Verlag, Berlin 1982.

Kutschera, G.: *Sich wieder neu begehren*. Kösel Verlag, München 2004.

Liebman, H.: *Core – The Trainer's Inside Guide to Your Workout*. Hinkler Books, Heatherton Victoria 2013.

Bildnachweis

Alle Übungsfotos: PHOTODESIGN-SPARR

S. 18: Sigrid Drechsler

S. 24: riva Verlag/Marc Fischer

S. 27: Wikipedia, Creative Commons1.0, © Amphis

S. 28: Katja Hambrecht

S. 29: riva Verlag/Ryan Sanktjohanser

S. 31: iStock.com/Medical Art Inc.

S. 41: Shutterstock.com/bombardir7

S. 44, 45: Sigrid Drechsler

S. 46: Fotolia.com/Dmitry Vereshchagin

S. 47 oben: Shutterstock.com/GraphicsRF und Shutterstock.com/GraphicsRF, bearbeitet von riva Verlag/Marc Fischer

S. 47 unten bis 51: Sigrid Drechsler

S. 53–55: Shutterstock.com/Randall Reed

S. 56: Shutterstock.com/Alexander Makatserchyk

S. 58: Fotolia.com/bilderzwerg

S. 59: SI-BONE Deutschland GmbH

S. 60: aus The Vital Psoas Muscle von Jo Ann Staugaard-Jones, Lotus Publishing 2012

S. 61: Fotolia.com/AlexMaster

S. 67: riva Verlag/Ryan Sanktjohanser

S. 68: riva Verlag/Marc Fischer

S. 69: BeckenbodenKlinik Hamburg, Altonaer Straße 57–59, 20357 Hamburg

S. 70: Shutterstock.com/Blamb

S. 72: riva Verlag/Marc Fischer

S. 75–77: Sigrid Drechsler

S. 84 unten: riva Verlag/Ryan Sanktjohanser

S. 179 links: Katja Hambrecht

S. 179 rechts: GRÜNSPECHT Naturprodukte GmbH

S. 181: Katja Hambrecht

S. 193: iStock.com/South_agency

S. 202: riva Verlag/Ryan Sanktjohanser

S. 203: fotolia.com/Mee Ting

S. 204: Katja Hambrecht

S. 212: riva Verlag/Isabella Dorsch

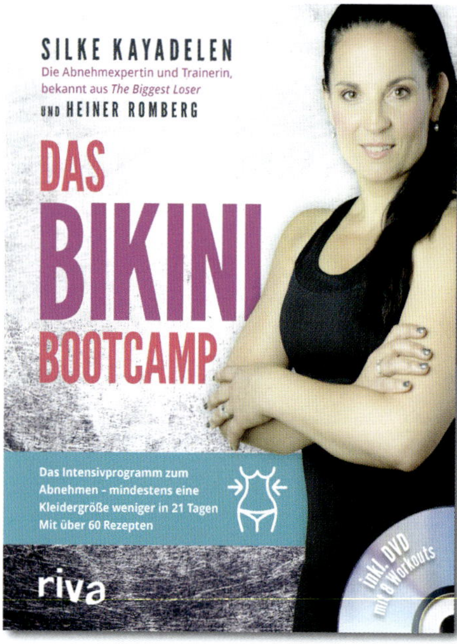

Auch als **E-Book** erhältlich

224 Seiten
22,00 € (D) | 22,70 € (A)
ISBN: 978-3-86883-760-5

Silke Kayadelen, Dr. Heiner Romberg

Das Bikini-Bootcamp

Das Intensivprogramm zum Abnehmen – mindestens eine Kleidergröße weniger in 21 Tagen

Sie möchten gerne Ihre Kleidung eine Nummer kleiner tragen und sind bereit, sich drei Wochen lang ganz diesem Ziel zu verschreiben? Dann ist das Bikini-Bootcamp genau das Richtige für Sie. Nur 21 Tage trennen Sie von Ihrer Wunschgröße und auch wenn Sie sich in dieser Zeit an ein striktes Trainings- und Ernährungsprogramm halten müssen, sind Spaß und Genuss nicht passé!
Silke Kayadelen, die als Abnehmcoach an fünf Staffeln des TV-Erfolgsformats The Biggest Loser teilnahm, und der Mediziner Heiner Romberg beweisen mit diesem Buch, dass man mit der richtigen Anleitung ganz leicht und schnell in Form kommen kann. Wer sich an die Vorgaben des ***Bikini-Bootcamps*** hält, wird maximalen Gewichtsverlust und eine deutlich verbesserte Körperzusammensetzung erzielen. Die leckeren Mahlzeiten werden genau vorgegeben und es wird jeden Tag trainiert, wobei stets eine Auswahl an Übungen aus dem bebilderten Kraftworkout und einige der 10-Minuten-Workouts zum Zug kommen.

riva